中德合作双元制老年护理专业人才培养精品教材

老年健康评估

主　编	姚月荣 王秀琴 王　芃	
副主编	苏　晗 王　莹 范　华	
编　者	（按姓氏笔画排序）	
王　芃	天津医学高等专科学校	
王　莹	盘锦职业技术学院	
王　硕	盘锦职业技术学院	
王秀琴	盘锦职业技术学院	
关　凌	盘锦职业技术学院	
苏　晗	盘锦职业技术学院	
范　华	盘锦职业技术学院	
姚月荣	盘锦职业技术学院	

U0278707

华中科技大学出版社
http://www.hustp.com
中国·武汉

内 容 简 介

本教材是中德合作双元制老年护理专业人才培养精品教材。

本教材共分七个项目,主要内容包括老年健康史采集及功能状态评估、老年躯体评估、老年心理健康评估、老年社会健康评估、老年实验室检查评估、老年器械检查评估、老年健康评估护理文书书写。

本教材可供护理专业人员使用,也可供广大护理教师参考。

图书在版编目(CIP)数据

老年健康评估/姚月荣,王秀琴,王芃主编.—武汉:华中科技大学出版社,2021.1(2023.1 重印)
ISBN 978-7-5680-0712-2

Ⅰ.①老…　Ⅱ.①姚…　②王…　③王…　Ⅲ.①老年人-健康状况-评估-教材　Ⅳ.①R161.7

中国版本图书馆 CIP 数据核字(2020)第 260160 号

老年健康评估　　　　　　　　　　　　　　　　　　　　姚月荣　王秀琴　王　芃　主编
Laonian Jiankang Pinggu

策划编辑:居　颖
责任编辑:丁　平　郭逸贤
封面设计:廖亚萍
责任校对:李　弋
责任监印:徐　露
出版发行:华中科技大学出版社(中国·武汉)　　　电话:(027)81321913
　　　　　武汉市东湖新技术开发区华工科技园　　　邮编:430223
录　　排:华中科技大学惠友文印中心
印　　刷:武汉科源印刷设计有限公司
开　　本:889mm×1194mm　1/16
印　　张:11.5
字　　数:358 千字
版　　次:2023 年 1 月第 1 版第 5 次印刷
定　　价:46.00 元

网络增值服务使用说明

欢迎使用华中科技大学出版社医学资源网yixue.hustp.com

1.教师使用流程

（1）登录网址：http://yixue.hustp.com （注册时请选择教师用户）

（2）审核通过后，您可以在网站使用以下功能：

管理学生

建立课程　　　　　　　　　布置作业

下载教学
资源　　　　　教师　　　　查询学生学习
　　　　　　　　　　　　　记录等

2.学员使用流程

建议学员在PC端完成注册、登录、完善个人信息的操作。

（1）PC端学员操作步骤

①登录网址：http://yixue.hustp.com （注册时请选择普通用户）

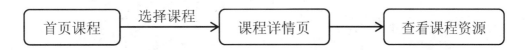

②查看课程资源

如有学习码，请在个人中心-学习码验证中先验证，再进行操作。

首页课程	选择课程 →	课程详情页	→	查看课程资源

（2）手机端扫码操作步骤

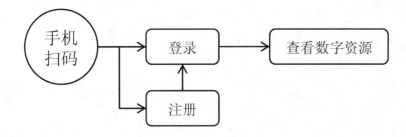

　　"老年健康评估"是研究、处理老年人对现存的和潜在的健康问题的反应的一门课程,即从生理、心理、社会文化等方面对老年人健康进行评估,对老年人健康问题进行护理与预防的一门学科,也是适应老龄化社会,适应健康观念转变,体现以"健康自理、健康促进"为理念而紧跟时代需求的一门课程。该课程主要以老年人为中心,以现代护理观为指导,以护理程序为基础框架进行课程设置。本课程的目标主要是培养学生护理专业核心能力,重点强调学生在老年护理领域应该具备的知识、能力和素质。本教材从知识与技能、过程与方法、情感态度与价值观三个方面阐述课程的目标,强调以老年护理理论和老年护理技术为主,体现现阶段老年护理特点,满足老年人对护理的需求,注重对学生学习效果的评价,重视学生实践能力的培养。

　　在进行广泛的市场调研、专家咨询、毕业生访谈及课程教学团队论证的基础上,编者结合"老年健康评估"课程的特点和培养目标,以及学生的认知特点及可持续发展的需要,确定基本教学内容,形成以老年躯体评估、老年心理健康评估、老年社会健康评估为主要内容的老年健康评估典型工作任务。

　　本教材秉承"三基五性",在基本知识、基本理论、基本技能三个方面进一步强化夯实学生基础,体现"敬佑生命、救死扶伤、甘于奉献、大爱无疆"的卫生与健康工作者精神,将政治素养和医德医技培养贯穿于编写及教材使用全过程;注重人文实践,坚持以学生为本,以人的健康为中心;引导学生利用教材中学到的理论、方法去观察病情、发现问题、解决问题;体现融合创新,体现卫生健康及职业教育与新技术的融合成果,创新教材呈现形式。

姚月荣

目 录
MULU

项目一　老年健康史采集及功能状态评估

　　任务一　老年健康评估指导　　　　　　　　　　/1
　　任务二　老年健康史采集　　　　　　　　　　　/3
　　任务三　老年功能状态评估　　　　　　　　　　/6

项目二　老年躯体评估

　　任务一　常见症状检查评估　　　　　　　　　　/9
　　任务二　一般状态检查评估　　　　　　　　　　/29
　　任务三　皮肤与浅表淋巴结检查评估　　　　　　/36
　　任务四　头部及头部器官检查评估　　　　　　　/40
　　任务五　颈部检查评估　　　　　　　　　　　　/45
　　任务六　胸部检查评估　　　　　　　　　　　　/48
　　任务七　腹部检查评估　　　　　　　　　　　　/73
　　任务八　脊柱与四肢检查评估　　　　　　　　　/83
　　任务九　神经系统检查评估　　　　　　　　　　/85

项目三　老年心理健康评估

　　任务一　情绪与情感的评估　　　　　　　　　　/91
　　任务二　认知的评估　　　　　　　　　　　　　/94
　　任务三　压力与压力应对的评估　　　　　　　　/95

项目四　老年社会健康评估

　　任务一　角色功能评估　　　　　　　　　　　　/102
　　任务二　所处环境评估　　　　　　　　　　　　/103
　　任务三　文化背景评估　　　　　　　　　　　　/104
　　任务四　家庭状况评估　　　　　　　　　　　　/106

项目五　老年实验室检查评估

　　任务一　血液一般检查　　　　　　　　　　　　/109

任务二　尿液检查　　　　　　　　　　　　　　　　　　　/117

任务三　粪便检查　　　　　　　　　　　　　　　　　　　/121

任务四　痰液检查　　　　　　　　　　　　　　　　　　　/125

任务五　肝功能检查评估　　　　　　　　　　　　　　　　/127

任务六　肾功能检查评估　　　　　　　　　　　　　　　　/131

任务七　骨髓检查评估　　　　　　　　　　　　　　　　　/134

任务八　生化检查评估　　　　　　　　　　　　　　　　　/137

任务九　浆膜腔积液检查评估　　　　　　　　　　　　　　/142

项目六　老年器械检查评估

任务一　心电图检查评估　　　　　　　　　　　　　　　　/147

任务二　X线检查评估　　　　　　　　　　　　　　　　　/159

项目七　老年健康评估护理文书书写

任务一　老年健康资料的分析与护理诊断的提出　　　　　/163

任务二　老年健康评估护理文书的书写　　　　　　　　　/169

参考文献

　　　　　　　　　　　　　　　　　　　　　　　　　　/175

项目一　老年健康史采集及功能状态评估

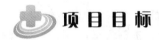

项目目标

知识目标

1. 掌握老年健康史采集的内容。
2. 熟悉老年功能状态的评估。
3. 了解老年健康史采集技巧。

能力目标

能运用所学理论对老年人进行健康史采集及功能状态评估。

素质目标

严守职业道德,培养尊老爱老的品格。

任务一　老年健康评估指导

老年人随着年龄的日益增长,生理功能逐渐衰退,导致感官功能缺损以及认知功能改变,接受信息和沟通的能力均有所下降。而且老年人患病又有其自身的特点,同一种疾病在不同的个体表现出很大的差异。所以我们在采集老年人的健康史时,应注意交谈的技巧,通过观察及身体状况评估获得正确的评估资料,准确判断老年人的健康状况。

老年健康评估是通过与老年人交谈、询问,有目的、有计划、系统地收集被评估者的健康史,运用相关的评估技巧,全面、客观地对资料进行判断的过程。

一、老年健康评估的内容

护理人员对老年人进行健康评估时,应全面考虑,不仅要处理已经发生的问题,而且要预防可能发生的潜在问题。

二、老年健康评估原则

老年人具有机体老化和患各种慢性疾病比例较高等特点,在对其进行健康评估的过程中,护理人员应该根据老年人的特点,遵循以下评估原则。

(一)了解老年人身心变化特点

护理人员必须了解老年人生理性改变和病理性改变的特点,全面、客观地收集老年人的健康史。生理性改变是指随着年龄的增长,机体必然发生的分子、细胞、器官和全身各系统的各种退行性改变,这些变化是正常的,属于生理性的改变;病理性改变则是指由于生物的、物理的或化学的因素所导致的老年性疾病引起的变化,这些变化是异常的。在多数老年人身上,这两种变化往往同时存在,相互影响,有时难以严格区分,这就需要护理人员认真实施健康评估,确定与年龄相关的正常改变,区分正常老化和现存或潜在的健康问题,采取适宜的措施予以干预。

老年人心理变化有以下特点:身心变化不同步,心理发展具有潜能和可塑性,个体差异大。智力方面,反应速度减慢,在限定的时间内学习新知识、接受新事物的能力较年轻人低;记忆方面,记忆能力变慢、下降,以有意识记忆为主,无意识记忆为辅;思维方面,个体差异较大;特性或个性方面,会出现孤独、任性、把握不住现状而产生怀旧、焦虑、烦躁;老年人的情感与意志变化相对稳定。

(二)正确解读辅助检查结果

护理人员应正确解读老年人的辅助检查数据。老年人辅助检查结果的异常有以下 3 种情况:①由疾病引起的异常改变;②正常的老年期变化;③受老年人服用的某些药物的影响。目前关于老年人辅助检查结果标准值的资料很少。老年人辅助检查结果标准值可通过年龄校正可信区间或参照范围的方法确定,但对每个临床病例都应个别看待。护理人员应通过长期观察和反复检查,正确解读老年人的辅助检查数据,结合病情变化,确认辅助检查结果的异常是生理性改变,还是病理性改变所致,采取适当的处理方式,避免延误诊断或处理不当造成严重后果。

(三)注意疾病非典型性临床表现

老年人感受性降低,加上常并发多种疾病,因而发病后往往没有典型的症状和体征,称为非典型性临床表现。例如,老年人患肺炎时常无症状,或仅表现为食欲差、全身无力、脱水,或突然意识障碍,而无呼吸系统的症状;阑尾炎导致肠穿孔的老年人,临床表现可能没有腹膜炎体征,或仅主诉轻微疼痛。这种非典型性临床表现的特点,给老年人疾病的诊治带来了一定的困难,容易出现漏诊、误诊。因此,要重视老年人的客观检查,对体温、脉搏、血压及意识的评估极为重要。

三、老年健康评估方法

护理人员对老年人进行健康评估的方法主要包括以下几种。

1. 交谈 通过与老年人、亲友、照护者及相关的医务人员进行谈话沟通,了解老年人的健康状况。在交谈中,护理人员应运用有效的沟通技巧,与老年人及相关人员建立良好的信任关系,有效获取老年人的相关健康史和信息。

2. 观察 运用感觉器官获取老年人的健康史和信息。护理人员可通过视、听、嗅、触等多种感觉器官,观察老年人的各种身体症状、体征、精神状态、心理反应及其所处的环境,以便发现潜在的健康问题。在观察的过程中,必要时可采用辅助仪器,以增强观察效果。

3. 体格检查 运用视诊、触诊、叩诊、听诊等检查方法,对老年人进行有目的的全面检查。

4. 阅读 通过查阅病历、各种医疗与护理记录、辅助检查结果等资料,获取老年人的健康信息。

5. 测试 用标准化的量表或问卷,测量老年人的身心状况。量表或问卷的选择必须根据老年人的具体情况来确定,并且需要考虑量表或问卷的信度及效度。

四、老年健康评估的注意事项

在对老年人进行健康评估的过程中,结合其身心变化的特点,护理人员应特别注意以下事项。

(一)提供安静、舒适的环境

老年人的感觉功能下降,血流缓慢、代谢及体温调节功能降低,容易受凉感冒,所以体检时应注意调节室内温度,保持室内温度在 22～24 ℃。老年人视力和听力下降,评估时应避免光线直接照射老年人,环境尽可能保持安静,注意保护老年人的隐私。

(二)安排充足的时间

老年人由于感觉器官的老化,反应较慢,行动较迟缓,思维能力有所下降,评估所需时间较长。老年人往往患有多种慢性疾病,很容易感到疲劳。护理人员应根据老年人的具体情况,安排足够的时间对老年人进行评估,让其有时间回忆过去发生的事件,这样既可以避免老年人疲惫,又能获得详细的健康史。

(三)选择合适的体位、方法

对老年人进行躯体评估时,应根据评估的要求,选择适当的体位,检查时尽量做到在一个体位做较多的检查,避免让老年人过度疲劳,重点检查易发生皮损的部位,如长期卧床的老年人,哪些部位容易发生压疮。对瘫痪的老年人,可采取合适的体位。检查口腔时,要取下义齿;检查耳部时,要取下助听器。有些老年人部分触觉功能消失,需要较强的刺激才能引起反应,在进行感知觉检查,特别是痛觉和温觉检查时,注意不要使老年人受伤。

(四)运用沟通的技巧

老年人听觉、视觉功能逐渐衰退,认知能力下降,因此,交谈时会有不同程度的沟通障碍。为了使沟通顺利进行,护理人员应尊重、关心老年人。询问时,语速要减慢,语音要清晰,选用通俗易懂的语言,注意适当地加以停顿和重复。耐心倾听,运用恰当的非语言性技巧,增进与老年人的情感交流,以便收集到完整而准确的资料。收集认知功能障碍老年人的资料时,询问要简洁、易懂,必要时可由其家属或照顾者协助提供资料。

(五)获取客观的资料

对老年人进行健康评估时,应在细致全面收集资料的基础上,进行客观准确的判断分析,避免因为护理人员的主观判断引起偏差。尤其是在进行功能状态评估时,护理人员应通过直接观察进行合理判断,避免受老年人自身评估的影响。

(姚月荣)

任务二 老年健康史采集

一、健康史采集方法与技巧

(一)交谈(会谈)

交谈(interview)是采集健康史最重要的手段。它既不是一个简单信息传递的过程,也不是一个通过询问或一连串问题来填写护理病历的过程,而是发生在评估者和被评估者之间的、复杂的、目标明确的、正式的和有序的交谈过程。交谈是获取主观资料最重要的途径,成功的交谈是确保健康史完整、准确的关键,是每位护理人员必须掌握的基本功。

1. 会谈的方式

(1)开放式交谈:提出的问题没有可供选择的答案,护理对象对有关问题进行详细的描述,如"您一般在什么时候发热?""您最近的睡眠情况如何?"其缺点是如果护理对象偏离主题,甚至离题太远会占用大量时间。

(2)闭合式交谈:提出的问题可用简单的一两个词或"是""否"回答,如"年龄""您吸烟吗?"等。其缺点是不利于护理对象充分表达自己的感受及提供全面的信息,使收集的资料不够全面、准确,若使用过多,还可使护理对象产生压抑感,不利于交谈。

2. 交谈的时间 一般在老年人入院事项安排就绪后进行,时间以 20～30 分钟为宜,不宜在老年人就餐或其他不便时间内进行,危重老年人则需在病情稍稳定后进行。

(二)交谈技巧

首先要有礼貌地称呼对方,可根据护理对象的年龄、性别、职业、文化背景不同而有所选择,避免以床号称呼对方。其次要做自我介绍,并说明交谈的目的是采集有关老年人健康的信息以便提供全面的护理,解释除收集有关老年人身体、心理的健康资料外,还需要获得有关个人和社会背景的资料,以使老年人的护理计划个体化。应向老年人做出病史内容保密的承诺。这些举措对顺利进行交谈十分重要。

（1）会谈:一般从主诉开始,有目的、有序地进行,提问应先选择易于回答的开放性问题,如"您感到哪里不舒服?""您病了多长时间了?",然后耐心地听老年人叙述,再通过一系列问题逐步深入了解本次疾病的原因、经过、有关症状的特点。

（2）会谈中:注意主诉和现病史中症状或体征出现的时间顺序,应问清症状出现的确切时间,跟踪首发症状至目前的演变过程。根据时间顺序追溯症状的演变,以避免遗漏重要的资料,有时环境的变化或药物的使用可能就是病情减轻或加重的因素。护理人员可用"……以后怎样?""然后又……"的提问方式提问。

（3）提问中:应避免套问或诱问,如"您是下午发热吗?",可以改为"您一般在什么时间发热?"以免老年人顺口称是,影响病史的真实性;同时也应避免医学术语如"里急后重""持续性疼痛、阵发性加重"等,以免老年人难以理解,无法回答。

（4）交谈中:经常遇到护理对象偏离主题或试图避免谈及某项问题等情况,如果断然中断交谈或改变话题,是很不礼貌的行为,会令对方感觉不舒服甚至产生敌对情绪而使交谈无法进行,此时应运用相应的技巧帮助对方回到原来的主题,并就重点问题开展描述,如"我很愿意在稍后的时间与您讨论这些问题,现在先请您谈谈这次腹痛的情况好吗?"

（5）整个会谈过程中:护理人员应对老年人的回答显示出感兴趣和关心的态度,对老年人的陈述表示理解、认可和同情。当老年人回答不确切时,要耐心启发,如"请再想一想,能不能再确切些"等,注意给老年人充分的时间回答问题。

（6）交谈时:护理人员应注意非语言的沟通,如始终保持与老年人眼睛的接触,必要的手势及良好的体态语言,适时点头或应答,避免分散老年人注意力,否则会使老年人感到交谈者对其回答的内容不感兴趣,漫不经心,从而影响交谈。

（三）影响交谈的主要因素与交谈的注意事项

交谈受很多因素的影响,主要有交谈时双方的融洽程度、文化语言的差异、交谈技巧、交谈环境、被评估者的年龄和健康状况等。要使交谈能够有效进行,以达到预期目的,获得真实可靠的资料,必须注意对这些影响因素进行处理。为了使交谈顺利、成功,应注意以下事项。

（1）尊重对方,认真倾听。

（2）适当选用非语言性沟通技巧;适宜的服饰;合适的交谈距离;良好的姿势、仪态及眼神接触;触摸;沉默等。

（3）避免暗示性提问。

（4）使用通俗的语言。

（5）注意文化背景:护理人员应熟悉自己与他人文化间的差异,使交谈过程中的语言和行为能充分体现出对他人文化的理解和尊重。

（6）健康状况:一般老年人应在入院 24 小时内完成健康史采集。

二、健康史采集内容

老年人的健康史是指老年人过去和现在的健康状况,老年人对自身健康的认识以及日常生活能力和社会活动能力等方面的资料。

（一）基本资料

基本资料包括老年人的姓名、性别、年龄、婚姻状况、民族、职业、籍贯、家庭住址与联系方式、文化程度、宗教信仰、医疗费用的支付方式、入院时间及记录日期等。

（二）健康状况

1.目前的健康状况 目前有无急慢性疾病,疾病发生的时间,主要症状有无加重,治疗情况及恢复程度,目前疾病的严重程度,对日常生活能力和社会活动能力的影响。

(1)主诉:目前最明显的症状和体征。主诉要求简明扼要,一般用一到两句话加以概括,并同时注明自发生到就诊的时间,如"畏寒、发热、右胸痛、咳嗽3天""活动后心悸气短2年,下肢水肿2周""呕吐咖啡样胃内容物1次,约200 mL,伴头晕3小时",如当前无症状,诊断和入院目的又十分明确时,可记录为"白血病复发2周,要求入院化疗"或"发现胆囊结石2个月,入院接受手术治疗"。

(2)现病史:健康史中的主体部分,按症状出现的先后,详细记录从起病到就诊时疾病的发生发展及其变化的经过和诊疗情况。其内容主要包括以下几个方面。

①起病情况。起病情况包括发病的时间、起病缓急、有无前驱症状或诱因(必要时包括起病前的一些情况)。

②主要症状(或体征)。主要症状的询问要点为症状出现的部位、性质、起病情况、持续时间和发作频率、严重程度及有无使其加重或减轻的因素等病情演变过程。例如消化性溃疡,主要症状为上腹痛,其性质为灼痛(或胀痛、隐痛),可持续数日或数周,在数年中反复发作或缓解,秋末春初加重等。

③伴随症状:与主要症状同时或随后出现的其他症状,应问清其与主要症状之间的关系及其后来的演变。对具有鉴别诊断意义的重要阳性和阴性症状(或体征)亦应加以说明。

④诊疗和护理经过。诊疗和护理经过包括发病后曾于何时、在何地接受过哪些检查,或药物、饮食、精神、心理等治疗、护理及其结果。

⑤发病以来的一般情况,如精神、食欲、食量、睡眠、大小便、体力和体重的变化等。

⑥疾病对老年人生活的影响:评估对象对自己目前健康状况的评价,有关健康问题对其生理、心理、社会各方面所带来的影响等。如对日常生活能力的影响,对工作、学习的影响,心理情绪的变化,以及给家庭带来的负担等。疾病尤其是慢性病患者,可通过询问患者如下问题获取这方面的资料:"您所说的不适是否影响了您目前的工作?""哪些事您过去能做而现在不能做了?""您的家庭生活怎么样?""您的社会活动情况如何?""作为家长、丈夫或妻子,您的角色有何改变?"

2. 既往的健康状况 既往史是指评估对象本次发病以前的健康和疾病情况及其对过去健康问题的了解及评价,特别是与现病史有密切关系的疾病,按时间先后记录。其目的是了解患者过去主要的健康问题、求治经验及对自身健康的态度。其内容主要包括以下几个方面。

(1)与现病史有关的成人期所患疾病。

(2)有无外伤、手术史。

(3)有无过敏史,包括食物、药物、环境因素中已知的过敏物质,机体特殊反应及脱敏方法。

(4)既往住院病史,包括住院原因、住院时间、治疗及护理情况等。

3. 用药史 用药史是指曾用过哪些药物,包括药物名称、剂型、用药时间、用药方法、剂量以及效果与不良反应。这些情况有助于对被评估者进行适当的指导,以免发生用药过量以及预防发生药物毒性反应;同时借此评估其自我照顾能力。

4. 成长发展史 不同的年龄阶段有着不同的成长发展任务,个体的成长发展史亦是反映其健康状况的重要指标之一。运用相应的成长发展理论,根据评估对象所处的不同成长发展阶段,确定其是否存在成长发展障碍。

(1)成长发育史(growth history):主要了解儿童期的生长发育及成长经历情况。判断老年人有无成长发育障碍。

(2)月经史(menstrual history):老年女性应询问其月经情况,如初潮年龄、月经周期、行经天数、经血的量和颜色、有无痛经、白带情况(多少及性状)、末次月经日期(LMP)及绝经年龄等。记录格式为:初潮年龄$\dfrac{行经天数(天)}{月经周期(天)}$末次月经时间(LMP)或绝经年龄。

(3)婚姻史(marital history):婚姻状况、结婚年龄、配偶健康状况、夫妻关系等。

(4)生育史(childbearing history):妊娠与生育次数及计划生育措施等情况。

(5)个人史(personal history):出生地、居住地和居住时间(尤其是疫源地和地方病流行区)、受教育程度、经济生活和业余爱好等社会经历;工种、劳动环境、对工业毒物的接触情况及时间等;起居与卫生习惯、饮食的规律与质量。烟酒嗜好的时间与摄入量,以及摄入其他异嗜物和麻醉药品、毒品等习惯。

5.活动能力 参与日常活动和社会活动的能力情况。

6.营养状况 有无因消化吸收功能下降导致食欲下降、咀嚼困难、吞咽困难;以及有无因摄食能力下降,肠蠕动缓慢,导致营养不良。

7.家族史 家庭史包括有无遗传性疾病,家人的死亡年龄和原因,家庭成员对其关心照顾情况,特别是老伴、子女的状况。

(姚月荣)

任务三　老年功能状态评估

功能状态主要是指老年人处理日常生活的能力,其能力的高低影响老年人的生活质量。老化和慢性病的影响,可导致老年人丧失一些功能。因此,对老年人进行功能状态的评估,有助于了解老年人生活起居,判断其功能缺失,可作为制订护理措施的依据,从而提高老年人生活的独立性。

一、功能状态评估的内容

老年人的功能状态受年龄、视力、躯体疾病、运动功能、情绪等多种因素的影响。因此,对老年人功能状态的评估要全面结合躯体健康、心理健康及社会健康状态。功能状态的评估包括日常生活能力、功能性日常生活能力、高级日常生活能力三个方面。

(一)日常生活能力

老年人最基本的自理能力,是老年人自我照顾和从事每天必需的日常生活的能力。如衣(穿脱衣、鞋,戴帽,修饰打扮)、食(进餐)、行(行走、变换体位、上下楼)、个人卫生(洗漱、沐浴、如厕、控制大小便),如果这一层次的功能受限,将影响老年人基本生活需要的满足。所以,日常生活能力不仅是评估老年人功能状态的指标,也是评估老年人是否需要补偿服务或评估老年人残疾率的指标。

(二)功能性日常生活能力

功能性日常生活能力又称独居生活能力,是指个体单独生活需要的一些基本能力和要素。主要包括购物、做家务、打电话、做饭菜、洗衣、使用交通工具、服药、处理自己钱财等,这一层次的功能提示老年人是否能独立生活并具备良好的日常生活能力。

(三)高级日常生活能力

高级日常生活能力是指与生活质量相关的一些活动,反映老年人的智能能动性和社会角色功能,包括主动参加社交、娱乐、职业活动等。由于老年人受到生理变化或疾病的困扰,这种能力可能会逐渐丧失。高级日常生活能力的缺失,要比日常生活能力和功能性日常生活能力的缺失出现得早,一旦出现,就预示着更严重的功能下降。如发现老年人有高级日常生活能力的下降,就需要做进一步的功能性评估,包括日常生活能力和功能性日常生活能力的评估。

二、常用的评估工具

在医院、社区、康复中心等地开展老年护理时,有多种标准化的评估量表可供护理人员使用。常用的评估量表包括 Katz 日常生活功能指数评价量表、Lawton 功能性日常生活能力量表等。

(一)Katz 日常生活功能指数评价量表

Katz 等人设计制订的 Katz 日常生活功能指数评价量表,可用于测量、评价慢性疾病的严重程度及治疗效果,也可用于预测某些疾病的发展(表 1-3-1)。

表 1-3-1　Katz 日常生活功能指数评价量表

日常生活能力	项　　目	分　值
1.进食	自行进食,无须帮助	2
	需帮助备餐,能自己进食	1
	进食或经静脉给予营养时需要帮助	0
2.更衣(取衣、穿衣、扣扣子、系鞋带)	完全独立完成	2
	仅需要帮助系鞋带	1
	取衣、穿衣需要协助	0
3.沐浴(擦浴、盆浴或淋浴)	独立完成	2
	仅需要部分帮助(如背部)	1
	需要帮助(不能自行沐浴)	0
4.移动(起床、卧床、从椅子上站立或坐下)	自如(可以使用手杖等辅助器具)	2
	需要帮助	1
	不能起床	0
5.如厕(如厕大小便,便后自洁及整理衣裤)	无须帮助,或能借助辅助器具进出厕所	2
	需帮助进出厕所、便后清洁或整理衣裤	1
	不能自行进出厕所完成排泄过程	0
6.控制大小便	能完全控制	2
	偶尔大小便失控	1
	排尿、排便需别人帮助,需用导尿管或失禁	0

说明:此量表将日常生活能力分为 6 个方面,即进食、更衣、沐浴、移动、如厕和控制大小便,以决定各项能力完成的独立程度。评定方法:通过与被评估者、护理人员交谈或被评估者自填问卷,确定各项评分,计算总分值。评分标准:总分值的范围是 0～12 分,分值越高,提示被评估者的日常生活能力越高。

(二) Lawton 功能性日常生活能力量表

Lawton 功能性日常生活能力量表由美国的 Lawton 等人制订(表 1-3-2)。

表 1-3-2　Lawton 功能性日常生活能力量表

生 活 能 力	项　　目	分　值
1.你能自己做饭吗?	无须帮助	2
	需要一些帮助	1
	完全不能自己做饭	0
2.你能自己做家务或勤杂工作吗?	无须帮助	2
	需要一些帮助	1
	完全不能自己做家务	0
3.你能自己服药吗?	无须帮助(能准时服药、剂量准确)	2
	需要一些帮助(别人帮助备药、和/或提醒服药)	1
	没有帮助时,完全不能自己服药	0

生 活 能 力	项　目	分　值
4.你能去超过步行距离的地方吗?	无须帮助	2
	需要一些帮助	1
	除非做特别安排,否则完全不能旅行	0
5.你能去购物吗?	无须帮助	2
	需要一些帮助	1
	完全不能自己出去购物	0
6.你能自己理财吗?	无须帮助	2
	需要一些帮助	1
	完全不能自己理财	0
7.你能打电话吗?	无须帮助	2
	需要一些帮助	1
	完全不能自己打电话	0

说明:此量表将功能性日常生活能力分为7个方面,主要用于评定被评估者的功能性日常生活能力。评定方法:通过与被评估者、家属或护理人员等知情人交谈或被评估者自填问卷,确定各项评分,计算总分值。评分标准:总分值的范围是0~14分,分值越高,提示被评估者功能性日常生活能力越高。

目 标 检 测

参考答案

一、填空题

老年健康评估的原则有_____、_____、_____。

二、单选题

1.下列关于老年健康评估的描述错误的是(　　)。

A.室温在22~24 ℃　　　　B.可进行分次评估　　　　C.注意沟通的技巧

D.主要由家属提供资料　　　　E.要选择合适的体位

2.对有记忆功能障碍的老年人采集健康史时,应采用以下哪种方法进行?(　　)

A.文字或图画书面形式交谈

B.耐心倾听,不要催促

C.向家属或陪伴者了解详细情况

D.始终保持与老年人的目光接触

E.以不同的表达方式重复老年人所说的内容

三、简答题

老年健康评估的注意事项有哪些?

(姚月荣)

项目二 老年躯体评估

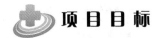 **项目目标**

知识目标

1.掌握老年躯体评估的基本方法。

2.熟悉常见症状、一般状态、皮肤黏膜与浅表淋巴结、头部及头部器官、颈部、胸部、腹部、脊柱及四肢、神经系统等评估的方法和内容。

3.了解常见异常体征的临床意义。

能力目标

能初步进行老年躯体评估方法的操作。

素质目标

1.培养科学严谨的工作作风。

2.树立求实创新的学习态度,关心、爱护、体贴老年人。

躯体评估是评估者运用自己的感觉器官或借助于传统的检查工具(如听诊器、叩诊锤等)来了解被评估者身体状况。躯体评估一般于采集健康史之后开始。躯体评估时的注意事项有以下几个方面。

(1)评估者应端庄大方,态度和蔼,评估前向被评估者说明评估的目的,取得其信任和配合。

(2)评估的环境应安静舒适,具有私密性,最好以自然光线为宜。

(3)被评估者取卧位时,评估者位于其右侧,用右手进行检查。

(4)检查前先洗手,避免医源性交叉感染。

(5)按一定顺序进行评估,通常是先观察一般状况,然后依次进行皮肤、淋巴结、头、颈、胸、腹、脊柱、四肢、神经系统评估,以免遗漏。

(6)操作应轻柔细致、精确规范、系统全面、突出重点。

(7)检查中应手脑并用,边检查边思考其解剖位置关系及病理生理意义。

任务一 常见症状检查评估

症状(symptom)是指患者主观感受到的不适或某些病态改变,如发热、咳嗽等。体征(signs)是指医生或他人在检查患者时的客观发现,如肺部啰音、心脏杂音等。广义的症状包括体征。同样的疾病,在不同的患者症状可表现不一;同样的症状因疾病种类不同,也有其不同特点。结合基础医学理论知识对症状特点进行分析,认识和分析症状的意义,并将其用于护理,称为症状评估。症状是在病理改变的基础上产生的,通过临床表现对个体进行评估,并初步分析、判断可能病因和相关护理诊断,可为躯体评估提供重要线索,亦是我们认识疾病的向导,从而为老年健康评估奠定基础。

<h1 align="center">子任务一　发　热</h1>

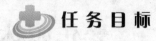

知识目标

1. 了解发热的病因和发病机制。

2. 熟悉发热的临床特点。

3. 掌握发热的护理评估要点。

能力目标

运用所学的知识结合临床病例正确提出发热患者的护理评估。

素质目标

1. 关心、体贴患者,密切观察患者体温变化。

2. 以诚挚的态度为发热患者进行评估。

体温泛指机体内部的温度。人的体温受大脑皮质和下丘脑体温调节中枢控制,并通过神经、体液因素调节,使产热和散热过程处于动态平衡,保持体温在相对恒定范围内,通常为36~37 ℃。体温常因年龄、性别、运动及内外环境的影响稍有波动,一般在下午、剧烈运动、进餐后体温略有升高。当机体在热原作用下或各种原因引起体温调节中枢的功能紊乱时,体温升高超过正常范围,称为发热(fever)。

一、病因和发病机制

(一) 常见病因

引起发热的原因有很多,分为感染性发热和非感染性发热两大类。

1. 感染性发热(infective fever)　感染性发热是临床上最常见的原因,各种病原体,如细菌、病毒、真菌、支原体、立克次体、螺旋体、寄生虫等所引起的急性或慢性、局限性或全身性感染均可引起发热。

2. 非感染性发热(noninfective fever)

①无菌坏死物质的吸收:理化因素致组织损伤,如大面积损伤、大手术后组织损伤、心肌梗死或肢体坏死、恶性肿瘤等可致组织细胞坏死。坏死物质被吸收,引起发热,称吸收热,一般不超过38.5 ℃。

②免疫性疾病:变态反应所形成的抗原-抗体复合物可致发热,如风湿病、药物热、系统性红斑狼疮等。

③内分泌及代谢障碍:如甲状腺功能亢进患者产热增多引起发热,严重脱水患者散热减少。

④体温调节中枢功能失调:如中暑、安眠药中毒、脑出血、脑外伤等,又称为中枢性发热。

⑤皮肤疾病:见于广泛性皮炎、鱼鳞病等。大量失血和严重脱水时散热也减少。

⑥自主神经系统功能紊乱:多为低热,如夏季低热、生理性低热、感染后低热等。

(二) 发病机制

大多数发热是由于热原的作用,热原分为外源性热原与内源性热原两大类。外源性热原包括各种病原体及其代谢产物、炎性渗出物、无菌性坏死组织及抗原-抗体复合物等,多为大分子物质,不能通过血脑屏障直接作用于体温调节中枢,但可激活血液中的中性粒细胞、单核细胞、嗜酸性粒细胞等,使之形成并释放白介素、肿瘤坏死因子和干扰素等内源性热原。内源性热原分子量小,可通过血脑屏障,直接作用于体温调节中枢,使体温调定点上移。体温调节中枢一方面通过交感神经作用,使皮肤血管收缩及竖毛肌收缩、排汗减少,散热减少;另一方面通过垂体内分泌因素致代谢增加及骨骼肌阵挛,使产热增多,导致产热大于散热而发热(图2-1-1)。

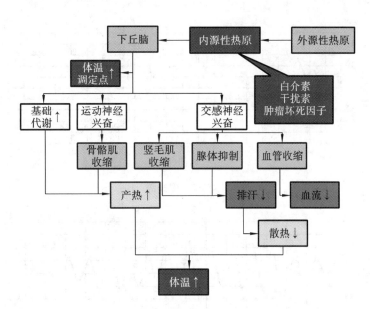

图 2-1-1 发热机制

二、临床特点

（一）发热分度

根据体温上升的程度可将发热分为低热、中热、高热、超高热。

低热为 37.3～38 ℃；中热为 38.1～39 ℃；高热为 39.1～41 ℃；超高热为 41 ℃以上。

（二）发热过程

发热过程一般分为三期。

1. 体温上升期 体温上升方式有两种：①骤升型：体温急剧升高，于几十分钟到几小时就达到高峰，常伴有寒战，见于肺炎球菌性肺炎、败血症、疟疾、急性肾盂肾炎、流行性感冒及输液反应等。②缓升型：体温缓慢上升，于数日内才达高峰，多不伴有寒战，见于伤寒、结核病、布鲁氏菌病等。患者一般出现畏寒或寒战、疲乏无力、肌肉酸痛、皮肤苍白、干燥无汗等。

2. 高热期 体温达到高峰后，患者可出现皮肤潮红、呼吸加快、脉搏细速、出汗等表现。因疾病不同，高热期持续时间不同，如疟疾持续数小时，肺炎球菌性肺炎持续数天，伤寒持续数周。

3. 体温下降期 体温下降常有两种形式：①骤降型：体温数小时内降至正常水平，常伴有大汗淋漓，见于疟疾、肺炎球菌性肺炎、输液反应等；由于大量出汗和末梢血管扩张，血压可轻度下降甚至出现休克。②缓降型：体温下降缓慢，数天内逐渐降至正常，如伤寒、结核病、风湿热等。

（三）热型

把不同时间测得的体温数值记录在体温单上，并把它们连接起来形成的体温曲线的形态称为热型（fever type）。常见热型有以下几种。

1. 稽留热 体温维持在 39 ℃以上，24 小时内体温波动不超过 1 ℃，持续数天或数周。见于伤寒、肺炎球菌性肺炎等的高热期（图 2-1-2）。

2. 弛张热 体温在 39 ℃以上，24 小时波动范围超过 2 ℃，体温最低时仍高于正常，见于败血症、风湿热、重症肺结核及肝脓肿等（图 2-1-3）。

3. 间歇热 体温骤升骤降，体温达高峰后持续数小时，无热期可持续 1 天或数天，见于疟疾、急性肾盂肾炎等（图 2-1-4）。

4. 波状热 体温数小时内逐渐上升达 39 ℃以上，数天后又逐渐降至正常，如此反复多次，体温呈波状起伏，常见于布鲁氏菌病（图 2-1-5）。

5. 不规则热 体温曲线无任何规律。见于结核病、风湿热、支气管肺炎等（图 2-1-6）。

11

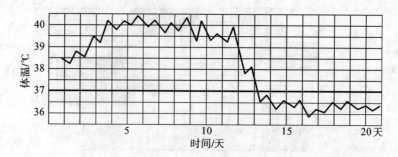

图 2-1-2　稽留热

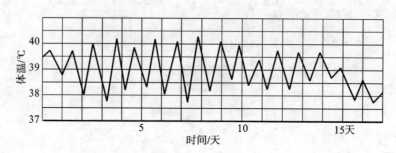

图 2-1-3　弛张热

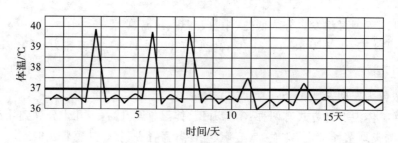

图 2-1-4　间歇热

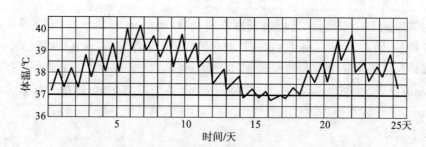

图 2-1-5　波状热

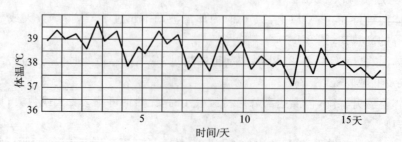

图 2-1-6　不规则热

三、护理评估要点

（一）发热程度、临床特点及热型

根据患者体温判断患者属于低热、中热、高热还是超高热,注意观察患者的临床特点,根据体温判断患者属于哪种热型。

（二）体温受生理性变化的影响

机体剧烈运动、情绪激动、精神紧张等可致体温升高;妇女在月经前和妊娠期体温稍高于正常;老年人的体温略低于儿童和青壮年。

（三）伴随症状

1.伴寒战 见于败血症、肺炎球菌性肺炎、急性胆囊炎、肾盂肾炎、急性溶血等。

2.伴肝、脾肿大 见于病毒性肝炎、疟疾、急性血吸虫病、白血病、淋巴瘤等。

3.伴皮疹 见于某些传染病或药物过敏等,见于麻疹、水痘、药物热等。

4.伴昏迷 见于中枢神经系统的感染,如脑炎。

（四）机体反应

患者代谢增加,耗氧增加,呼吸加深、加快;体温上升期患者心率增快,血压升高,还可出现食欲减退、尿量减少、口渴等现象;高热期患者神经系统兴奋性增高,可出现烦躁不安、谵妄等表现。

目 标 检 测

单选题

1.体温突然升高达 39 ℃以上,持续数小时又迅速降至正常,经过数小时或数天后,体温又突然升高,如此反复交替,为(　　)。

　A.稽留热　　　　B.弛张热　　　　C.回归热　　　　D.间歇热　　　　E.波状热

2.发热患者,体温在 39 ℃以上,每日波动 2～2.5 ℃,最低温度 37.6 ℃,应诊断为(　　)。

　A.稽留热　　　　B.弛张热　　　　C.回归热　　　　D.间歇热　　　　E.波状热

3.发热最常见的病因是(　　)。

　A.无菌性坏死组织吸收　　　　　　　　　　　B.变态反应

　C.自主神经系统功能紊乱　　　　　　　　　　D.病原体感染

　E.内分泌与代谢性疾病

4.肺炎球菌性肺炎的典型热型为(　　)。

　A.波状热　　　　B.回归热　　　　C.弛张热　　　　D.稽留热　　　　E.间歇热

5.间歇热多见于(　　)。

　A.疟疾　　　　　B.败血症　　　　C.典型伤寒　　　　D.结核病　　　　E.布鲁氏菌病

（王莹）

子任务二　呼吸困难

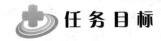 任 务 目 标

知识目标

1.了解呼吸困难的病因和发病机制。

Note

2.熟悉呼吸困难的临床特点。

3.掌握呼吸困难的护理评估要点。

能力目标

运用所学的知识结合临床病例对呼吸困难患者进行护理评估。

素质目标

1.关心、体贴患者,密切观察患者呼吸频率、节律及深度变化。

2.以诚挚的态度做好呼吸困难患者的评估。

呼吸困难(dyspnea)指患者主观感到空气不足、呼吸费力,客观表现为用力呼吸,严重时出现鼻翼扇动、张口呼吸、端坐呼吸甚至发绀,辅助呼吸肌参与呼吸运动,并伴有呼吸频率、节律及深度的改变。

一、病因和发病机制

（一）病因

引起呼吸困难的原因很多,其中以呼吸系统和循环系统疾病常见。

1.呼吸系统疾病

①呼吸道阻塞:如支气管哮喘、慢性阻塞性肺气肿、异物、肿瘤等。

②肺部疾病:如肺结核、肺炎、肺脓肿、肺不张等。

③胸廓与胸膜疾病:如胸廓畸形、胸腔积液、气胸等。

④呼吸肌运动障碍:如脊髓灰质炎、重症肌无力、膈肌麻痹、大量腹腔积液等。

2.循环系统疾病　如各种心脏疾病引起的心功能不全、心包积液等。

3.中毒　如尿毒症、糖尿病酮症酸中毒、一氧化碳中毒、吗啡类药物中毒等。

4.血液系统疾病　如重度贫血、高铁血红蛋白血症及硫化血红蛋白血症。

5.神经精神因素　如颅脑外伤、脑出血、脑肿瘤、情绪激动等。

（二）发病机制

1.肺源性呼吸困难　呼吸系统疾病引起肺通气、换气功能障碍,导致缺氧和(或)二氧化碳潴留,刺激呼吸中枢引起呼吸困难。

2.心源性呼吸困难　主要由左心衰竭和(或)右心衰竭引起,左心衰竭引起的呼吸困难比较严重,是由肺淤血所致;右心衰竭引起的呼吸困难是由体循环淤血所致。

3.中毒性呼吸困难　各种原因中毒引起呼吸困难。

4.血源性呼吸困难　血红蛋白量减少或结构异常导致红细胞携氧量减少,血氧含量降低,导致呼吸困难。

5.神经精神性呼吸困难　呼吸中枢因血流量减少,直接受颅内高压刺激或心理因素影响所致。

二、临床特点

（一）肺源性呼吸困难

1.吸气性呼吸困难　见于喉、气管及大支气管的狭窄或阻塞,如喉炎、气管内异物、气管肿瘤等。特点是吸气困难,吸气时间明显延长,可有干咳及哮鸣音。严重者出现"三凹征",吸气时胸骨上窝、锁骨上窝、肋间隙明显凹陷(图2-1-7)。

2.呼气性呼吸困难　由肺泡弹性减弱及小支气管痉挛所致。特点是呼气费力,呼气时间延长,常伴有哮鸣音,多见于慢性阻塞性肺气肿、支气管哮喘等。

3.混合性呼吸困难　广泛肺部病变或受压,呼吸面积减小,影响换气功能导致吸气和呼气都费力,呼吸浅快。混合性呼吸困难见于重症肺炎、肺结核、胸腔积液或气胸等。

（二）心源性呼吸困难

1.左心功能不全　肺淤血导致肺组织弹性减弱,肺泡和毛细血管气体交换障碍。

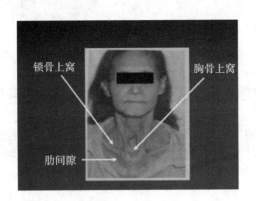

图 2-1-7 三凹征

由循环系统疾病所引起,多见于左心功能不全,按呼吸困难严重程度,分为以下几种。

(1)劳力性呼吸困难:最早出现的呼吸困难,体力活动时发生,休息后缓解。

(2)夜间阵发性呼吸困难:左心衰竭最典型的症状,常发生在夜间,患者于睡眠中突然憋醒,被迫坐起。严重者出现极度呼吸困难,40～50次/分,端坐呼吸,咳嗽,咳粉红色泡沫样痰,伴烦躁不安、口唇发绀、大汗淋漓,两肺可闻及湿啰音和哮鸣音,心率加快等,又称为心源性哮喘。

(3)端坐呼吸:发生于严重心力衰竭患者,休息时感觉呼吸困难,不能平卧,被迫采取坐位或半卧位以减轻呼吸困难(图 2-1-8)。

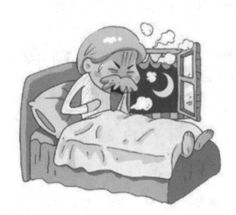

图 2-1-8 端坐呼吸

2.右心功能不全 由于体循环淤血等,呼吸运动受限,发生呼吸困难。主要见于慢性肺源性心脏病。

（三）中毒性呼吸困难

酸中毒患者血液酸性代谢产物强烈刺激呼吸中枢,引起深而规则呼吸,伴鼾声,呈酸中毒大呼吸(库斯莫尔呼吸)。吗啡、有机磷农药中毒时抑制呼吸中枢,呼吸缓慢、变浅,可出现潮式呼吸(又称陈-施呼吸)或间停呼吸(又称比奥呼吸)。一氧化碳中毒时,氧合血红蛋白减少,引起呼吸浅快。

（四）血源性呼吸困难

重度贫血、高铁血红蛋白血症等原因导致血红蛋白减少,红细胞携氧减少,血氧降低,从而引起呼吸加快,常伴有心率增快。

（五）神经精神性呼吸困难

呼吸中枢因血流减少或受颅内高压刺激,呼吸深而慢,常伴呼吸节律改变,如脑外伤、脑膜炎、脑出血等。癔病患者受精神和心理因素的影响,呼吸快而表浅,呈叹息样呼吸,因过度通气可引起呼吸性碱中毒。

三、护理评估要点

(一)病史

详细询问患者或其家属有无胸廓、气管及支气管、肺、心脏、肾及神经精神病史等,有无过敏、粉尘接触、异物吸入、药物中毒史。

注意观察患者呼吸节律、频率和深度的变化,确定呼吸困难的严重程度,如出现潮式呼吸、间停呼吸等呼吸节律改变,提示患者有呼吸中枢衰竭;若呼吸频率<5 次/分或呼吸频率>40 次/分提示患者的病情严重。

(二)呼吸困难特点

注意观察患者呼吸节律、频率和深度的变化,确定呼吸困难的严重程度;询问呼吸困难起病时间、发作的缓急,如支气管哮喘、气胸等引起的呼吸困难常于数分钟或数小时内发生,而数天或数周才出现的呼吸困难常与心功能不全、胸腔积液等有关。

(三)伴随症状

1. 伴发热　常见于呼吸道感染性疾病,如肺炎、胸膜炎等。

2. 伴胸痛　常见于气胸、胸腔积液、心肌梗死等。

3. 伴咯血　常见于肺结核、支气管肺癌等。

4. 伴昏迷　常见于脑出血、肺性脑病、吗啡及有机磷中毒等。

(四)机体反应

患者呼吸困难时,可有呼吸频率、节律、深度的改变;患者可出现心率增快、血压升高、心悸、食欲减退等现象;严重呼吸困难者,可有明显发绀、神志不清等表现。

 目 标 检 测

参考答案

单选题

1.患者,65 岁,原有糖尿病 10 余年,近一周来发热、咳黄痰,两天来不思饮食,呕吐,呼吸深大而规则,可能为(　　)。

　　A. 神经性呼吸困难　　　　　　　　B. 精神性呼吸困难　　　　　　　C. 中毒性呼吸困难

　　D. 肺源性呼吸困难　　　　　　　　E. 心源性呼吸困难

2.严重吸气性呼吸困难的特征性表现为(　　)。

　　A. 鼻翼扇动　　　　　　　　　　　B. 端坐呼吸　　　　　　　　　　C. 呼吸加深、加快

　　D. 两肺广泛哮鸣音　　　　　　　　E. 三凹征

3.左心衰竭患者最先出现的呼吸困难是(　　)。

　　A. 夜间阵发性呼吸困难　　　　　　B. 端坐呼吸　　　　　　　　　　C. 劳力性呼吸困难

　　D. 心源性哮喘　　　　　　　　　　E. 急性肺水肿

4.呼气性呼吸困难常见于(　　)。

　　A. 喉痉挛　　　　B. 支气管异物　　C. 重症肺炎　　　　D. 支气管肿瘤　　E. 支气管哮喘

5.患者,男,70 岁,一年来阵发性胸闷均持续几分钟后自行缓解,3 天来常于夜间熟睡时因呼吸困难突然憋醒,被迫坐起,十余分钟后症状逐渐缓解,既往无类似发作史,可能为(　　)。

　　A. 支气管哮喘　　　　　　　　　　B. 慢性支气管炎　　　　　　　　C. 肺气肿

　　D. 气管异物　　　　　　　　　　　E. 左心功能不全

(王莹)

子任务三 咯 血

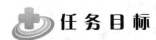

任务目标

知识目标

1. 了解咯血的病因和发病机制。
2. 熟悉咯血的临床特点。
3. 掌握咯血的护理评估要点。

能力目标

运用所学的知识结合临床病例对咯血患者进行护理评估。

素质目标

1. 善良仁爱、富同情心，密切观察患者咯血量的多少。
2. 以诚挚的态度做好咯血患者的评估。

咯血(hemoptysis)指喉及喉部以下呼吸道或肺组织的出血，经咳嗽由口排出。根据咯血量的多少，可表现为痰中带血，小量、中量、大量咯血。大量咯血时因出血量大，可引起窒息和休克，危及生命。

一、病因和发病机制

（一）病因

1. 呼吸系统疾病

（1）支气管疾病：见于支气管肺癌、支气管扩张。
（2）肺部疾病：咯血常见于肺结核、肺炎、肺脓肿、肺吸虫病等。

2. 心血管系统疾病 常见于风湿性心脏病、二尖瓣狭窄、主动脉瓣狭窄。

3. 其他 血液系统疾病如白血病等，急性传染病如钩端螺旋体病、流行性出血热。

（二）发病机制

1. 支气管疾病 主要是炎症、肿瘤导致支气管黏膜或病灶处毛细血管通透性增高或黏膜下血管破裂所致。

2. 肺部疾病 由于病变的侵袭，毛细血管通透性增高，血液渗出表现为痰中带血或小血块；若病变侵袭小血管，管壁破溃可引起中等量咯血；若空洞壁肺动脉分支形成的小动脉瘤破裂，可致大出血甚至危及生命。

3. 心血管疾病 肺淤血致肺泡壁或支气管黏膜毛细血管破裂，可导致小量咯血或痰中带血；若支气管黏膜下层静脉曲张破裂可引起大量咯血。

二、临床特点

（一）年龄特征

青壮年咯血多见于肺结核、支气管扩张、风湿性心脏病、二尖瓣狭窄等。40岁以上有长期大量吸烟史的咯血者，除见于慢性支气管炎外，应考虑支气管肺癌的可能。

（二）咯血量

24小时咯血量在100 mL以内为小量咯血；100～500 mL为中量咯血；500 mL以上，或一次咯血量在300 mL以上为大量咯血。大量咯血时，患者出现情绪紧张、面色灰暗、胸闷气促、咯血不畅等窒息先兆；若病情继续加重，会出现咯血量突然减少或停止、呼吸急促、表情恐怖、张口瞪目、双手乱抓、大汗淋漓、意识丧失等窒息的现象。

（三）颜色和性状

（1）肺结核、支气管扩张、肺脓肿、出血性疾病等患者咯血为鲜红色。

（2）肺炎球菌性肺炎患者咯血为铁锈色。

（3）肺炎克雷伯菌肺炎患者的血痰为砖红色胶冻样。

（4）左心衰竭、肺水肿患者咳粉红色泡沫样痰。

三、护理评估要点

（一）病史

询问诱因、生活习惯及既往史，如是否有结核病接触史、吸烟史等。

（二）咯血与呕血

咯血与呕血的鉴别见表 2-1-1。

表 2-1-1 咯血与呕血的鉴别

项　目	咯　血	呕　血
病因	多有呼吸（肺结核、肺癌）或循环系统疾病（风湿性心脏病、二尖瓣狭窄）	多为消化系统疾病（消化性溃疡、肝硬化、胃癌等）
先兆症状	喉痒、胸闷、咳嗽等	上腹部不适、恶心、呕吐等
出血方式	咯出	呕出
出血颜色	鲜红	咖啡色、暗红色
血中混合物	痰、泡沫	食物残渣、胃液
黑便	无	柏油样便，呕血停止后仍可持续数日
出血后痰性状	痰中带血	无痰

（三）伴随症状

1. 伴发热 见于肺炎、肺结核、肺脓肿等。

2. 伴胸痛 见于肺炎球菌性肺炎、支气管肺癌、肺结核、肺梗死等。

3. 伴脓痰 见于肺脓肿、支气管扩张、慢性纤维空洞型肺结核合并感染等。

（四）机体反应

咯血量多少的不同，可产生不同程度的心理反应和身体反应，如窒息、休克等。小量咯血常致精神不安、失眠，大量咯血可产生恐惧感，引起交感神经兴奋，可出现心跳加快、血压升高、呼吸浅快、皮肤潮红或苍白、出冷汗等。

目 标 检 测

单选题

1. 引起咯血最常见的原因是（　　　）。

A. 慢性支气管炎　　　　　　　B. 肺脓肿　　　　　　　　C. 肺结核

D. 肺炎　　　　　　　　　　　E. 肺不张

2. 患者，23 岁，喉发痒，突然吐鲜红色血，吐出的血呈碱性反应，应首先考虑为（　　　）。

A. 消化性溃疡呕血　　　　　　B. 肝硬化呕血　　　　　　C. 肺癌咯血

D. 支气管扩张咯血　　　　　　E. 肺栓塞咯血

3. 肺部疾病引起咯血最常见于（　　　）。

A.肺炎球菌性肺炎   B.肺结核   C.血小板减少性紫癜

D.肺梗死   E.肺炎克雷伯菌肺炎

4.下列描述中与咯血不符合的特点是(　　)。

A.咯血前有喉部痒感   B.血呈暗红色或咖啡色   C.呈碱性

D.血中混有泡沫或痰   E.一般没有柏油样便

5.李某,男性,50岁。因咳嗽、咳痰,并痰中带血一月余伴低热入院。首先考虑为(　　)。

A.肺结核   B.支气管扩张   C.支原体肺炎

D.肺炎克雷伯菌肺炎   E.二尖瓣狭窄

(王莹)

子任务四　发　绀

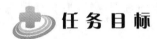

任务目标

知识目标

1.了解发绀的病因和发病机制。

2.熟悉发绀的临床特点。

3.掌握发绀的护理评估要点。

能力目标

运用所学的知识结合临床病例正确提出发绀患者的相关护理诊断。

素质目标

1.善良仁爱,富同情心,密切观察患者发绀程度。

2.以诚挚的态度做好发绀患者的评估。

发绀(cyanosis)又称紫绀,指血液中还原血红蛋白增多(超过 50 g/L)或血中因含有异常血红蛋白衍生物所致的皮肤黏膜呈现青紫色的现象。发生在皮肤较薄、色素较少和毛细血管丰富的末梢部位,舌、口唇、鼻尖、颊部和甲床等处较明显。

一、病因与发病机制

(一)血液中还原血红蛋白(Hb)增多

1.中心性发绀　由心、肺疾病引起呼吸衰竭、肺通气和换气功能障碍、肺氧合作用不足导致血氧饱和度(SaO_2)降低所致,可分为以下几种情况。

(1)肺性发绀:由于呼吸系统疾病导致肺通气、换气障碍,毛细血管中还原血红蛋白增多而引起发绀;常见于各种严重呼吸系统疾病,如肺炎、肺气肿等。

(2)心性发绀:由于心肌大血管间存在异常通道,部分静脉血未经肺氧合作用,经异常通道进入体循环,使血中还原血红蛋白增多,分流量达心输出量的 1/3 时即发绀,如法洛四联症。

2.周围性发绀　由周围循环血流障碍所致,可分为以下几种情况。

(1)淤血性周围性发绀:因体循环淤血、周围血流缓慢,氧在组织中消耗过多,还原血红蛋白增多所致,多见于右心衰竭、缩窄性心包炎、上腔静脉阻塞综合征等。

(2)缺血性周围性发绀:因心输出量减少、循环血容量不足、周围组织血流灌注不足所致,见于严重休克、雷诺病等。

3.混合性发绀　中心性发绀和周围性发绀同时存在,见于心功能不全。

(二)血液中存在异常血红蛋白衍生物

1.高铁血红蛋白血症　血红蛋白分子中 Fe^{2+} 被 Fe^{3+} 所取代导致其失去与氧结合的能力而发绀,由服用药物(如苯胺、磺胺类、伯氨喹)和进食大量含有亚硝酸盐的变质蔬菜引起。高铁血红蛋白>30 g/L。

2.硫化血红蛋白血症 服用硫化物或便秘可引起硫化血红蛋白血症,使部分血红蛋白丧失携氧能力而发绀。硫化血红蛋白>5 g/L。

二、临床特点

(一)中心性发绀

特点:全身性发绀,除四肢和颜面外,也累及躯干和皮肤黏膜,受累部位的皮肤是温暖的,氧疗有效。

(二)周围性发绀

特点:①常见于肢体末梢与下垂部位,如肢端、耳垂与鼻尖;②发绀部位皮肤冰冷;③局部加热或按摩后发绀可减轻或消失。

(三)血液中含有异常血红蛋白衍生物

1.高铁血红蛋白血症 其特点是发绀急骤,静脉血呈深棕色,氧疗无效。抢救措施:静脉注射亚甲蓝、硫代硫酸钠、大剂量维生素 C,发绀可消退。分光镜检查可证明血中存在高铁血红蛋白。

2.硫化血红蛋白血症 临床上较少见,其特点是发绀持续时间长,达数月或更久,患者血液呈蓝褐色,氧疗无效。分光镜检查可确定血中硫化血红蛋白的存在。

三、护理评估要点

(一)病史

询问患者是否有既往发绀病史,有无服用特殊药物及食物中毒史,有无心、肺疾病等病史。

(二)发绀的特点

仔细观察患者发绀的部位、受累部位皮肤温度、按摩或加热后发绀能否消失,发绀患者血液的颜色、经治疗处理后的反应等。

(三)伴随症状

1.伴呼吸困难 见于严重心、肺疾病。

2.伴意识障碍 见于有关药物或某些化合物急性中毒、休克、呼吸衰竭、急性心力衰竭等。

3.伴杵状指 提示发绀时间长,主要见于先天性心脏病、某些慢性肺部疾病等。

(四)机体反应

发绀患者大多数会出现呼吸困难、心率增快、血压上升、注意力不集中、定向力障碍,病情严重时可致烦躁不安、神志恍惚、谵妄、昏迷等。

 目 标 检 测

单选题

1.形成发绀的最主要原因是(　　　)。

　A. 黑色素增多　　　　　　　　B. 血红蛋白增多　　　　　　　C.还原血红蛋白增多

　D. 氧合血红蛋白增多　　　　　E. 血细胞血红蛋白含量过低

2.常先生,70 岁,重症休克,检查见四肢发绀,主要原因是(　　　)。

　A.淤血性周围性发绀　　　　　B.缺血性周围性发绀　　　　　C.肺性发绀

　D.心性混合性发绀　　　　　　E.混合性发绀

3.当毛细血管血液的还原血红蛋白超过下列何值时,皮肤黏膜会发绀?(　　　　)

　A. 30 g/L　　　　B. 40 g/L　　　　C. 50 g/L　　　　D. 60 g/L　　　　E. 70 g/L

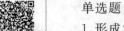

4.下列可引起中心性发绀的是(　　)。

A.肺水肿　　　　　　　　B.全心功能不全　　　　　　　　C.严重休克

D.右心功能不全　　　　　E.心包积液

5.临床上容易观察到发绀的部位是(　　)。

A.手掌　　　　B.口唇　　　　C.胸部　　　　D.腹部　　　　E.四肢

(王莹)

子任务五　黄　疸

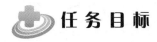

任务目标

知识目标

1.了解黄疸的病因和发病机制。

2.熟悉黄疸的临床特点。

3.掌握黄疸的护理评估要点。

能力目标

运用所学的知识结合临床病例正确对黄疸患者进行护理评估。

素质目标

1.培养敏锐的观察能力,密切观察患者黄疸程度。

2.以诚挚的态度做好黄疸患者的症状评估。

血清中胆红素浓度升高,导致巩膜、皮肤、黏膜发黄的现象,称为黄疸(jaundice)。正常血清总胆红素(TB)为 1.7~17.1 μmol/L,总胆红素分为直接胆红素和间接胆红素,正常情况下,直接胆红素为 0~3.42 μmol/L,间接胆红素为 1.7~13.68 μmol/L。当血清总胆红素超过 34.2 μmol/L 即出现显性黄疸。当血清总胆红素升高至 17.1~34.2 μmol/L,临床不易察觉,称隐性黄疸(图 2-1-9)。

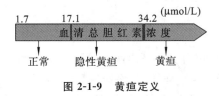

图 2-1-9　黄疸定义

一、胆红素的正常代谢

体内的胆红素主要来源于血红蛋白。正常红细胞的平均寿命为 120 天,血液循环中衰老的红细胞经单核-吞噬细胞系统破坏和分解形成游离胆红素,又称非结合胆红素或间接胆红素,占总胆红素的 80%~85%。间接胆红素为脂溶性,不溶于水,不能从肾小球滤出,故尿液中不出现间接胆红素。间接胆红素与血清蛋白结合而输送,通过血液循环至肝脏后,被肝脏所摄取,经葡萄糖醛酸转移酶催化,与葡萄糖醛酸结合,形成结合胆红素,又称直接胆红素,为水溶性,可通过肾小球滤过从尿中排出。生成的结合胆红素随胆汁排入肠道后,经肠道细菌的脱氢作用还原为尿胆原,大部分随粪便排出,称为粪胆原;小部分尿胆原(10%~20%)在回肠下段或结肠重吸收,通过门静脉回到肝,大部分转变为直接胆红素,又随胆汁排入肠内形成胆红素的肝肠循环,被吸收回肝的小部分尿胆原经体循环由肾排出(图 2-1-10)。

二、病因和发病机制

正常情况下,胆红素进入或离开血液循环保持动态平衡,故血中胆红素的浓度保持相对恒定;当胆红素来源增加或清除减少,血中胆红素的浓度就会升高,临床上将黄疸分为溶血性黄疸、肝细胞性黄疸

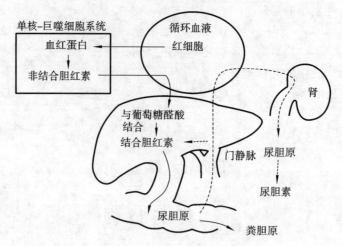

图 2-1-10　胆红素正常代谢示意图

与胆汁淤积性黄疸三类。

（一）溶血性黄疸

1.病因　凡能引起红细胞大量破坏而产生溶血的疾病都可导致溶血性黄疸。

（1）先天性溶血性贫血：如地中海贫血、遗传性球形红细胞增多症。

（2）后天获得性溶血性贫血：自身免疫性溶血、新生儿溶血、不同血型输血后溶血、蚕豆病等。

2.发生机制　大量红细胞破坏后形成大量非结合胆红素，超过肝细胞的代谢能力。这样会使非结合胆红素在血中潴留，超过正常的水平而出现黄疸。

（二）肝细胞性黄疸

1.病因　引起肝细胞广泛损害的疾病：病毒性肝炎、肝硬化、肝癌、钩端螺旋体病。

2.发病机制　肝细胞的损伤使它对胆红素的处理能力下降，因而血中非结合胆红素增加，未损伤的肝细胞仍能将非结合胆红素转变为结合胆红素。一部分结合胆红素经毛细胆管从胆道排泄，另一部分结合胆红素则受肝细胞肿胀压迫、炎性细胞浸润或胆栓的阻塞，使胆汁排泄受阻而反流入血，致血中结合胆红素增加而出现黄疸。

（三）胆汁淤积性黄疸

1.病因和分类　根据阻塞的部位可分为肝内胆汁淤积性黄疸和肝外胆汁淤积性黄疸。

（1）肝内胆汁淤积性黄疸：肝内泥沙样结石、癌栓、病毒性肝炎、肝硬化、药物性胆汁淤积等。

（2）肝外胆汁淤积性黄疸：胆总管狭窄、结石、肿瘤、炎性水肿、胆道蛔虫等。

2.发病机制　一方面胆道阻塞，阻塞上方的压力升高，胆管扩张，最后导致小胆管与毛细胆管破裂，胆汁中的胆红素反流入血使血中结合胆红素升高。另一方面，胆汁分泌功能障碍，毛细胆管的通透性增加，胆汁浓缩而流量减少，导致胆道内胆盐沉淀与胆栓形成，从而引起黄疸(图 2-1-11)。

三、临床特点

（一）溶血性黄疸

患者黄疸较轻，皮肤呈浅柠檬黄色，不伴皮肤瘙痒。急性溶血时，伴有寒战、高热、头痛、呕吐、腰痛和不同程度的贫血。可出现酱油色的血红蛋白尿。慢性溶血多为先天性，可伴有贫血和脾大。

（二）肝细胞性黄疸

患者皮肤黏膜呈浅黄色至深黄色不等，伴有轻度皮肤瘙痒；可有乏力、恶心、呕吐、食欲减退、腹胀、肝区胀痛、腹腔积液，严重者可有出血倾向等肝功能减退的表现。可出现浓茶样深黄色胆红素尿。

（三）胆汁淤积性黄疸

患者黄疸较深，皮肤呈暗黄色，严重者呈黄绿色；因血中胆盐潴留，常有皮肤瘙痒，心动过缓，会出现

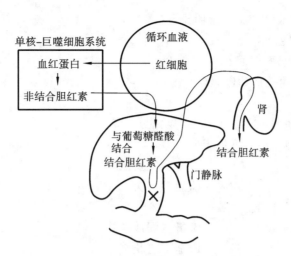

图 2-1-11　胆汁淤积性黄疸发病机制

浓茶样深黄色胆红素尿,粪便颜色变浅或呈白陶土色。

四、护理评估要点

(一)病史

询问患者既往有无溶血性疾病、肝病、胆石症、胆道蛔虫及胆道手术等相关病史;有无与肝炎患者密切接触史或近期内血液制品输注史;有无长期用药史或大量饮酒史等。

(二)黄疸特点

仔细观察患者皮肤黏膜和巩膜黄染的色泽深浅,粪尿颜色的变化,结合有关实验室检查结果,确定黄疸的类型。注意与假性黄疸相鉴别,进食过多的胡萝卜、南瓜、橘子等可致血中胡萝卜素增加而引起皮肤黏膜黄染,长期服用呋喃类等含黄色素的药物也可引起皮肤黏膜、巩膜黄染。

(三)伴随症状

1.伴发热　见于急性胆管炎、肝脓肿、钩端螺旋体病、败血症等。

2.伴腹痛　见于胆管结石、胆道蛔虫症等。

3.伴腹腔积液　见于重症肝炎、肝硬化失代偿期、肝癌等。

4.伴肝、脾肿大　见于肝硬化、肝癌、病毒性肝炎等。

5.伴消化道出血　见于肝硬化、重症肝炎等。

(四)机体反应

患者可有恶心、呕吐、腹胀、腹泻、皮肤瘙痒、鼻出血、牙龈出血等表现,应注意其出血倾向、皮肤瘙痒等的程度,严重者会影响睡眠。

 目标检测

单选题

1.血中总胆红素量为(　　)时,临床出现黄疸。

A. <3.4 μmol/L　　　　　　　　B.3.4～17.1 μmol/L　　　　　　　　C.17.1～34.2 μmol/L

D. >34.2 μmol/L　　　　　　　　E.3.4～6.8 μmol/L

2.下列关于黄疸的论述,正确的是(　　)。

A.溶血性黄疸时,血中结合胆红素明显升高

B.肝细胞性黄疸时,血中结合胆红素、非结合胆红素均升高

参考答案

Note

23

C. 梗阻性黄疸时,血中非结合胆红素明显升高

D. 梗阻性黄疸时,尿颜色变浅

E. 在灯光下最易辨别黄疸

3. 贫血伴轻度黄疸,最可能的诊断是( )。

A. 再生障碍性贫血   B. 急性白血病   C. 溶血性贫血

D. 特发性血小板减少性紫癜   E. 脾功能亢进

4. 全身黄疸,粪便呈白陶土色,可见于( )。

A. 胰头癌   B. 溶血性贫血   C. 钩端螺旋体病

D. 肝硬化   E. 重症肝炎

5. 下列哪种疾病可引起肝细胞性黄疸?( )

A. 病毒性肝炎   B. 肝内泥沙样结石   C. 溶血性贫血

D. 原发性胆汁性肝硬化   E. 胆总管狭窄

(王莹)

子任务六   水   肿

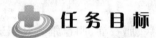

任 务 目 标

知识目标

1. 了解水肿的病因和发病机制。

2. 熟悉水肿的临床特点。

3. 掌握水肿的护理评估要点。

能力目标

运用所学的知识结合临床病例对水肿患者进行正确的护理评估。

素质目标

1. 应具有良好的沟通能力,全面掌握患者水肿程度。

2. 以诚挚的态度做好水肿患者的症状评估。

水肿(edema)是指人体组织间隙中有过多液体积聚致组织肿胀。体腔内液体积聚过多称为积液,如胸腔积液、腹腔积液和心包积液等,为水肿的特殊形式。水肿按发生的部位分为全身性水肿与局部性水肿;按性质可分为凹陷性水肿与非凹陷性水肿。

一、病因和发病机制

(一)病因

1. 全身性水肿

(1)心源性水肿:如右心衰竭、心包炎等。

(2)肾源性水肿:如慢性肾炎、肾病综合征、肾衰竭。

(3)肝源性水肿:如肝硬化。

(4)营养不良性水肿:如癌症、重度烧伤等。

(5)其他:如甲状腺功能减退引起的黏液性水肿、药物性水肿等。

2. 局部性水肿

(1)静脉回流受阻:如上、下腔静脉阻塞综合征。

(2)淋巴回流受阻:如丝虫病等。

(3)炎症性水肿:如疖、痈等。

（4）血管性水肿：如变态反应性疾病等。

（二）发病机制

人体依靠正常生理机制与神经体液因素来维持体内液体的动态平衡。正常组织液与毛细血管内液体保持动态平衡。维持这种动态平衡的主要因素：毛细血管静水压、血浆胶体渗透压、组织间隙静水压、组织液的胶体渗透压。当维持体液平衡的因素发生障碍，导致组织间隙液体的生成大于吸收，则产生水肿。主要机制：①水钠潴留，如继发性醛固酮增多症、肾炎等；②毛细血管静水压升高，如右心衰竭；③毛细血管通透性增高，如急性炎症、创伤及过敏所致的血管神经性水肿等；④血清白蛋白减少，血浆胶体渗透压下降，如肾病综合征；⑤淋巴液或静脉回流受阻，如丝虫病等。

二、临床特点

（一）全身性水肿

液体在机体组织间隙呈弥漫性分布，称全身性水肿。短时间内液体潴留使体重增加超过10%，指压凹陷明显，称显性水肿；体重增加在10%以下，早期水肿多不明显，称隐性水肿。

1. 心源性水肿　主要见于右心衰竭，水肿首先出现在身体下垂部位，患者站立位或坐位时水肿首先发生在双下肢，患者长期卧床时水肿首先发生在腰骶部；同时伴有颈静脉怒张、肝大、肝颈静脉回流征阳性等，甚至出现胸腔积液、腹腔积液等。

2. 肾源性水肿　肾小球滤过率下降导致体内水钠潴留而引起不同程度水肿，水肿特点是患者晨起眼睑与颜面部水肿，以后迅速发展为全身水肿，同时伴有蛋白尿、血尿等症状。

3. 肝源性水肿　见于肝硬化失代偿期患者。主要表现为腹腔积液，可出现下肢或全身性水肿。其水肿发生缓慢，先出现于足、踝部，呈上行性而至全身，头面部及上肢常无水肿。

4. 营养不良性水肿　常见于慢性消耗性疾病、长期营养缺乏、严重烧伤等。水肿先从下垂部位开始，立位时下肢明显，水肿出现前先有消瘦及体重下降等表现，个别患者伴有浆膜腔积液以及低蛋白血症。

5. 其他

（1）黏液性水肿：因甲状腺功能减退而产生，水肿以颜面及下肢较明显，为非凹陷性水肿。

（2）特发性水肿：原因不明，大多数为女性，水肿与体位有明显关系，劳累后出现或加重，休息后减轻或消失。

（3）药物性水肿：用药（如肾上腺皮质激素、雌激素、胰岛素等）后出现轻度水肿，停药后逐渐消退。

（二）局限性水肿

液体积聚于身体局部组织间隙，称为局限性水肿。常见原因为静脉回流或淋巴回流受阻、毛细血管通透性增加等。如疖、痈等局部炎症，上、下腔静脉阻塞综合征，丝虫病、血管过敏反应等。

三、护理评估要点

（一）病史

询问患者有无循环、消化、泌尿系统疾病史；营养与进食情况；女性患者的月经史；近期是否服用药物，服用具体药物情况等。

（二）水肿特点

注意患者水肿出现的时间、部位、程度、进展速度、变化情况、与活动及体位的关系。

（三）记录出入液体量

观察患者的尿量，记录24小时出入液体量，判断出入液体量是否平衡，饮食中严格控制钠盐的摄入。

（四）伴随症状

1. 伴肝大　多见于心源性水肿、肝源性水肿，若同时伴有颈静脉怒张、肝颈静脉回流征阳性为心源性水肿;若同时伴有恶心、呕吐、食欲不振、蜘蛛痣、黄疸为肝源性水肿。

2.伴尿液改变 多见于肾源性水肿。

3.伴消瘦、体重减轻 多见于营养不良性水肿。

4.伴呼吸困难 多见于上腔静脉阻塞综合征。

（五）机体反应

评估患者体温、脉搏、呼吸、血压等基本生命体征;监测患者体重,注意水肿部位皮肤有无渗液、破溃或继发感染等。

 目 标 检 测

单选题

1.患者全身水肿,颈静脉怒张,肝大,应考虑（ ）。

A.肾源性水肿 　　　　　　 B.心源性水肿 　　　　　　 C.肝源性水肿

D.内分泌性水肿 　　　　　　 E.营养不良性水肿

2.下列哪种水肿为非凹陷性水肿?（ ）

A.炎性水肿 　　　　　　 B.黏液性水肿 　　　　　　 C.特发性水肿

D.血管神经性水肿 　　　　　　 E.药物性水肿

3.肝源性水肿的主要表现是（ ）。

A.晨起可见颜面及眼睑水肿 　　　　 B.颈静脉怒张 　　　　 C.腹腔积液

D.头面部水肿 　　　　　　 E.水肿前常有消瘦

4.白先生,70岁,活动后气短7年,3天前受凉后咳痰,夜间不能平卧,伴双下肢水肿。应首先考虑的是（ ）。

A.营养不良性水肿 　　　　 B.肝源性水肿 　　　　 C.心源性水肿

D.肾源性水肿 　　　　　　 E.其他原因

5.下列哪种疾病可引起局部性水肿?（ ）

A.肝硬化 　　 B.丝虫病 　　 C.右心衰竭 　　 D.营养不良 　　 E.尿毒症

（王莹）

子任务七　意识障碍

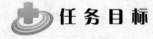 **任 务 目 标**

知识目标

1.了解意识障碍的病因和发病机制。

2.熟悉意识障碍的临床特点。

3.掌握意识障碍的护理评估要点。

能力目标

运用所学的知识结合临床病例正确提出意识障碍患者的相关护理诊断。

素质目标

1.工作严谨、敏捷、实事求是,密切观察患者意识障碍程度。

2.以诚挚的态度做好意识障碍患者的症状评估。

 Note

意识障碍（disturbance of consciousness）是指人体对周围环境及自身状态的识别和察觉能力出现

障碍的一种精神状态,多由高级神经中枢功能活动受损引起,可表现为嗜睡、意识模糊、昏睡、昏迷。

一、病因和发病机制

(一)病因

1. 感染性因素

(1)颅内感染:如脑炎、脑膜炎、脑型血吸虫病等。

(2)全身严重感染:如败血症、伤寒、肺炎、中毒性细菌性痢疾等。

2. 非感染性因素

(1)颅脑疾病:如脑血管疾病(脑出血、脑血栓)、高血压脑病、脑肿瘤、脑外伤、癫痫等。

(2)内分泌与代谢障碍:如甲状腺危象、低血糖昏迷、肝性脑病、肺性脑病、尿毒症、糖尿病酮症酸中毒等。

(3)心血管疾病:如严重休克、房室传导阻滞、阵发性室性心动过速、阿-斯综合征等。

(4)中毒:包括安眠药、有机磷、一氧化碳、乙醇、氰化物等中毒。

(5)物理损伤:如触电、中暑、溺水等物理性损害。

(二)发病机制

意识是大脑高级功能活动的综合表现,包括觉醒状态与意识内容两个方面。觉醒状态是人对外界及自身的认知表现,由经典的感觉传导路径及脑干网状结构激活大脑皮质使之维持兴奋性;意识内容则在觉醒状态的基础上产生。意识内容包括思维、情感、记忆、定向力、理解、意志、听、说和复杂运动等与外界保持联系的能力。意识状态的正常取决于大脑半球结构和功能的完整性,任何原因导致其损害,均可发生意识障碍。

二、临床特点

机体不同部位或不同程度的病变,可导致不同的意识障碍,表现为以下几个方面。

1. 嗜睡 最轻的意识障碍。患者处于持续的睡眠状态,但可被轻度刺激或语言唤醒,醒后能正确回答问题和做出各种反应。但当刺激去除后很快又入睡。

2. 意识模糊 其意识障碍程度较嗜睡深,患者能保持简单的日常活动,但对时间、地点、人物的定向力发生障碍,如记忆模糊、思维混乱、语言不连贯等。

3. 昏睡 为较严重的意识障碍,患者处于接近不省人事的状态,不易唤醒。在高声呼唤或用强刺激(如压迫眶上神经、摇动患者身体等)可将其唤醒,但醒后很快又入睡。醒时答话含糊或答非所问。

4. 昏迷 最严重的意识障碍,病情危重。患者意识中断或完全丧失,不能唤醒,按其严重程度分为以下几种。

(1)浅昏迷:对声、光刺激无反应,对剧烈刺激(如压迫眶上神经或针刺等)有肢体退缩或痛苦表情等防御反应。吞咽反射、眼球运动、角膜反射和瞳孔对光反射均存在。

(2)中昏迷:对周围事物及各种刺激无反应,对剧烈刺激可有防御反应,角膜反射减弱,瞳孔对光反射迟钝,眼球无转动。

(3)深昏迷:对外界任何刺激无反应,全身肌肉松弛,深、浅反射均消失。

三、护理评估要点

(一)病史

询问患者起病时间、发病前后情况、诱因、病程等,是急性发作还是逐渐出现意识障碍;有无外伤史,有无感染、颅脑损伤、癫痫、肝肾疾病、糖尿病等,有无服毒史及毒物接触史。

(二)判断意识障碍

通过与患者交谈,判断其思维、反应、定向力、情感活动等;密切观察患者生命体征及瞳孔变化,必要时做痛觉试验、角膜反射试验、瞳孔对光反射试验、腱反射试验等以判断意识障碍程度。或按 Glasgow 昏迷评分量表(Glasgow coma scale,GCS)对意识障碍程度进行评分(表 2-1-2)。

表 2-1-2　Glasgow 昏迷评分量表

评分项目	反应	得分
睁眼反应	正常睁眼	4
	对声音刺激有睁眼反应	3
	对疼痛刺激有睁眼反应	2
	对任何刺激无睁眼反应	1
运动反应	可按指令做动作	6
	对疼痛刺激能定位	5
	对疼痛刺激有肢体退缩反应	4
	疼痛刺激时肢体过度屈曲	3
	疼痛刺激时肢体过度伸展	2
	疼痛刺激无反应	1
语言反应	能准确回答时间、地点、人物等定向问题	5
	能说话,但不能准确回答时间、地点、人物等定向问题	4
	言语不当,但语意可辨	3
	言语模糊不清,语意难辨	2
	对任何刺激均无语言反应	1

GCS 反映意识障碍等级评分的项目包括睁眼反应、运动反应和语言反应 3 项,求出 3 个项目分值总和,即可得到患者意识障碍水平的客观评分。GCS 总分范围为 3~15 分,评分越高,病情越轻;评分越低,病情越重。15 分为正常,13~14 分为轻度意识障碍(嗜睡),9~12 分为中度意识障碍(昏睡),3~8 分为重度意识障碍(昏迷)。

（三）伴随症状

1.伴发热　先发热后意识障碍,多见于急性感染,如病毒性脑炎、流行性脑脊髓膜炎、伤寒等;先意识障碍后发热,多见于脑出血、巴比妥类药物中毒、蛛网膜下腔出血等。

2.伴高血压　多见于高血压脑病、脑血管病、尿毒症等。

3.伴瞳孔改变　若瞳孔缩小,见有机磷、吗啡类、巴比妥类等中毒;若瞳孔散大,见于乙醇中毒、低血糖及癫痫等。

4.伴脑膜刺激征　见于脑膜炎、蛛网膜下腔出血等。

（四）机体反应

注意患者生命体征及瞳孔变化;观察患者有无大小便失禁,有无口腔炎、角膜炎、压疮等发生;有无关节僵硬、肌肉萎缩、肢体畸形及活动受限。

目标检测

单选题

1.患者神志不清,呼之不应,角膜反射、对光反射存在,考虑为(　　)。

A.昏睡　　　B.意识模糊　　　C.浅昏迷　　　D.深昏迷　　　E.谵妄

2.浅昏迷与深昏迷的区别,主要根据(　　)。

A. 对声、光刺激有无反应　　　　　　　B. 咳嗽、吞咽、瞳孔、角膜反射是否存在

C. 呼吸、脉搏是否正常　　　　　　　　D. 血压是否正常

E. 大小便是否正常

3. 下列内容对确定深昏迷最有价值的是（　　　）。

A. 对疼痛刺激无反应　　　　B. 大声呼唤不能唤醒　　　　C. 血压下降

D. 呼吸不规则　　　　　　　E. 各种反射均消失

4. 先昏迷后发热常见于下列哪种疾病？（　　　）

A. 流行性出血热　　　　　　B. 脑出血　　　　　　　　　C. 败血症

D. 流行性脑脊髓膜炎　　　　E. 流行性乙型脑炎

5. 意识障碍伴瞳孔扩大见于（　　　）。

A. 有机磷农药中毒　　　　　B. 癫痫　　　　　　　　　　C. 巴比妥类药物中毒

D. 毒蕈中毒　　　　　　　　E. 吗啡中毒

（王莹）

任务二　一般状态检查评估

一、躯体评估的基本方法

躯体评估的基本方法有视诊、触诊、叩诊、听诊、嗅诊。

（一）视诊

视诊是评估者用视觉来观察被评估者全身或局部表现的诊断方法。全身表现体现在发育、营养、体型、体位、意识、表情及面容、步态等方面；局部表现体现在皮肤黏膜颜色、头颅大小、胸部外形、腹部外形、局部包块、搏动等方面。多数情况下视诊通过评估者的眼睛直接观察即可，必要时需要借助仪器如检眼镜、耳底镜进行观察。视诊最好在自然光线下进行，在观察搏动、肿大的包块、胃肠蠕动波等时应从侧面进行观察。

（二）触诊

触诊是评估者通过触觉来评估被评估部位有无异常的方法。触诊范围可遍及全身，尤以腹部检查最常用。由于手以指腹和掌指关节掌面的触觉最为敏感，触诊时多用这两个部位。而对于温度的分辨则以手背较为敏感。

1. 触诊方法　由于目的不同而施加的压力不同，触诊方法分浅部触诊法和深部触诊法。

（1）浅部触诊法：评估者将一手轻置于被评估部位，利用掌指关节和腕关节的协同动作，轻柔地进行滑动触摸。主要适用于体表浅在病变的检查，如体表病变、皮肤、关节、软组织、浅部动脉、浅部静脉、浅部神经等。

（2）深部触诊法：用一手或两手重叠，由浅入深，逐渐施加压力达深部，用以察觉腹腔脏器大小及腹部包块。主要用于察觉腹部脏器及腹腔病变的情况。根据检查目的和手法的不同，又可分为以下几种方法。

①深部滑行触诊法：评估者以并拢的示指、中指、环指尖端逐渐触向腹腔脏器或包块，并在其上做上下左右滑动触摸。这种方法主要用于腹腔脏器或深部肿块的评估。

②双手触诊法：将左手置于被评估脏器或包块后部，并将被评估部位推向右手方向，这样可以起到固定作用，并可使被评估的脏器或包块更接近体表以利于右手触诊。多用于肝、脾、背及腹部肿物的触诊。

③深压触诊法:以拇指或并拢的 2～3 个指端在腹壁上逐渐深压,以探测腹腔深部病变的部位或确定腹部压痛点,如阑尾压痛点、胆囊压痛点等,在压痛的基础上检查反跳痛则是在深压的情况下迅速将手抬起,同时询问患者有无疼痛加剧或观察患者面部是否出现痛苦表情,如患者主诉疼痛加剧或出现痛苦表情等认为反跳痛阳性。

④冲击触诊法:又称浮沉触诊法。将右手并拢的示指、中指、环指指端与腹壁成 70°～90°,进行快速而较有力的连续冲击,在冲击时会感觉到腹腔脏器在指端沉浮。这种方法常用于大量腹腔积液时肝脾难以触及者。操作时应避免用力过猛。

2. 触诊的注意事项

(1)触诊前做好解释工作,取得被评估者的理解和配合,减轻其紧张情绪。

(2)采取适宜体位,评估者一般站在被评估者右侧,并注意观察被评估者的面部表情。

(3)触诊的手要温暖、干燥,触诊时应先从健侧开始,动作由浅入深。

(4)检查下腹部时,嘱被评估者排空膀胱,必要时排出粪便。

(5)触诊时手脑并用,边触诊边思考,判断病变的性质和来源。

(三)叩诊

叩诊是评估者用手指叩击或手掌拍击被评估者身体某部位,使之震动而产生音响,根据震动和音响的特点来判断被评估部位的脏器有无异常。叩诊可用于分辨被评估部位组织或器官的位置、大小、形状及密度,如确定肺界、心界大小、腹腔积液情况,子宫、膀胱有无增大等,在胸部检查、腹部检查方面尤为常用。

1. 叩诊方法 根据叩诊手法与目的的不同,可分为间接叩诊法和直接叩诊法两种。

(1)间接叩诊法:最常用,评估者以左手中指第二指节紧贴叩诊部位,其他手指稍抬起,勿与体表接触,右手自然弯曲,以中指指端叩击左手中指第二指节前端,叩击方向与叩诊部位的体表垂直,叩诊时应以腕关节与掌指关节的活动为主,避免肘关节及肩关节参与活动,叩击后右手立即抬起,叩击力量要均匀,以免影响对叩诊音的判断。叩击时动作要灵活、短促、富有弹性。一个叩诊部位,一般只需连叩 2～3 下。叩诊过程中左手中指第二指节移动时,应抬起并离开皮肤,不可使皮肤移动(图 2-2-1)。

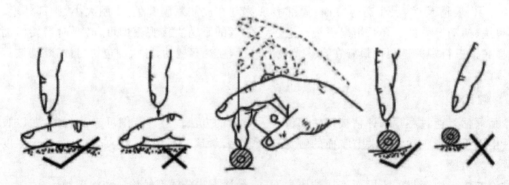

图 2-2-1　间接叩诊法示意图

(2)直接叩诊法:评估者用右手中间三指掌面直接拍击被评估部位,根据拍击的反响及指下的振动感来判定病变。适用于胸腹部面积较广泛的病变。例如胸膜粘连或增厚、大量胸腔积液和腹腔积液。用拳或叩诊锤直接叩击被检部位,观察有无疼痛反应也属于直接叩诊法。

2. 叩诊音 由于被叩击部位的组织或脏器的密度、弹性、含气量及与体表的距离不同,叩击时产生的音响强弱(振幅)、音调高低(频率)及振动持续时间亦不同。据此临床上将其分为鼓音、过清音、清音、浊音、实音五种。其各自特点和临床意义见表 2-2-1。

表 2-2-1　各种叩诊音的特点和临床意义

叩　诊　音	音 响 强 弱	音 调 高 低	生理存在部位	病　理　意　义
实音	最弱	最高	正常实质脏器如心脏、肝脏	肺实变、胸膜粘连、大量胸腔积液

续表

叩 诊 音	音 响 强 弱	音 调 高 低	生 理 存 在 部 位	病 理 意 义
浊音	弱	高	正常肺与心、肝交界处	肺炎、肺不张、胸膜增厚
清音	强	低	正常肺组织	无
鼓音	最强	低	胃泡区、腹部	气胸、肺空洞
过清音	强	更低	无	阻塞性肺气肿

3. 叩诊的注意事项

（1）保持环境安静；充分暴露被评估部位。

（2）据叩诊部位的不同，选择叩诊方法和体位。

（3）注意对称部位的比较与辨别。

（4）注意叩诊音的变化及指下振动感的差异。

（5）叩击动作要灵活、短促、富有弹性。

（6）叩击力量均匀、适中，位置稳定。

（四）听诊

听诊是评估者借助耳或听诊器听取身体各部发出的声音来判断其正常与否的一种评估方法。广义听诊包括语音、呼吸声、咳嗽、呃逆、肠鸣音、骨摩擦音、呻吟、啼哭、呼（尖）叫等身体所能发出的任何声音。狭义听诊一般指借助听诊器，听取体内脏器活动发出的声音是否正常，如心音、心脏杂音、呼吸音、啰音的听诊等。听诊为躯体评估的重要手段，在心、肺评估中尤为重要。

1. 听诊方法　可分为直接听诊法和间接听诊法两种。

（1）直接听诊法：评估者用耳廓直接贴在被评估者的体表进行听诊。直接听诊法听到的声音微弱，仅用于某些特殊或紧急情况。

（2）间接听诊法：采用听诊器进行的听诊。此法方便，对脏器内部的声音可起到放大作用，除可用于心、肺、腹部听诊外，还可听取血管音、关节活动音、骨摩擦音等。钟形听诊器适于听低音调，如二尖瓣狭窄的雷鸣样舒张期杂音；鼓形听诊器适于听高音调，如主动脉关闭不全的叹气样舒张期早期杂音。

2. 听诊注意事项

（1）注意环境温暖、避风，以排除寒冷所致肌束震颤产生的附加音。

（2）根据病情嘱被评估者采取适当体位。

（3）正确使用听诊器，听诊前注意耳件方向及管腔是否通畅；体件要紧贴于被评估部位，避免与皮肤摩擦产生干扰。

（4）注意力集中，排除周边脏器活动声音的干扰。

（五）嗅诊

嗅诊是评估者以嗅觉来判断来自患者的异常气味与疾病之间关系的一种评估方法。皮肤、黏膜、呼吸道、胃肠道呕吐物和排泄物以及脓液或血液等均可发出异常气味。嗅诊时评估者用手将来自被评估者的各种分泌物、排泄物散发的气味扇向自己的鼻部，仔细分辨气味的特点。常见的异常气味及临床意义见表 2-2-2。

表 2-2-2　常见的异常气味及临床意义

气 味	临 床 意 义
痰液味	恶臭味说明有厌氧菌感染，常见于支气管扩张或肺脓肿；血腥味见于咯血患者
脓液味	恶臭味考虑气性坏疽或厌氧菌感染
呕吐物	单纯饮食性略带酸味；若为发酵的酸臭味提示食物在胃内滞留时间过长，多见于幽门梗阻；呈粪臭味，可见于低位小肠梗阻；有脓液并有烂苹果味提示胃坏疽

续表

气　味	临床意义
尿液味	浓烈的氨味见于膀胱炎、尿潴留；鼠尿味见于苯丙酮尿症；烂苹果味见于糖尿病酮症酸中毒；刺激性大蒜味见于有机磷农药中毒
粪便味	腐败性臭味见于消化不良；腥臭味见于阿米巴痢疾；肝腥味见于肝性脑病
呼气味	烂苹果味见于糖尿病酮症酸中毒；刺激性大蒜味见于有机磷农药中毒；肝腥味见于肝性脑病；氨味见于尿毒症

二、一般状态评估

一般状态评估为躯体评估的第一步，是对被评估者全身状态的概括性观察，以视诊为主，配合触诊、听诊进行评估。内容包括生命体征、发育与体型、营养状态、意识状态、面容、体位、姿势、步态。

（一）生命体征

生命体征是评价生命活动存在与否及其质量的指标，是生命活动的重要征象，包括体温、呼吸、脉搏、血压，是躯体评估必检的项目之一。评估方法与临床意义详见基础护理技术。

（二）发育与体型

1. 发育　发育是指个体在成熟之前机体发生的变化。

（1）发育是否正常，通常以年龄与智力、体格成长状态（如身高、体重及第二性征）之间的关系来判断。发育正常时，年龄与智力、体格成长状态之间的关系是相对应的。判断成人发育正常的指标有以下几种。

①胸围＝1/2身高；两手距＝身高；坐高＝下肢长度。如果明显不对称或比例失调属于发育异常。

②正常的成人身高与体重之间的关系可以按下列简易公式推算：体重$(kg)＝$身高$(cm)－105$，女性在此结果上再减$2\sim3\ kg$，或女性体重$(kg)＝[$身高$(cm)－105]－2.5$。也可以计算体重指数，体重指数$(BMI)＝$体重$(kg)/$身高的平方(m^2)。2002年国际肥胖特别工作组提出亚洲成年人的BMI正常范围是$18.5\sim22.9$。

（2）正常的发育与种族遗传、内分泌、营养代谢、生活条件、体育锻炼等内外因素有密切关系，病态发育与内分泌之间的关系如下。

①巨人症：在发育成熟前垂体前叶功能亢进，生长激素分泌过高，导致体格异常高大。

②垂体侏儒症：在发育成熟前垂体功能减退，生长激素分泌不足，导致体格异常矮小。

③呆小症：小儿甲状腺功能减退而致体格矮小，智力低下。

④阉人征：某些疾病破坏性腺功能，引起性腺功能低下，导致第二性征改变，男性表现为上、下肢体过长，骨盆宽大，无胡须，皮下脂肪丰满，毛发减少，声音似女性，外生殖器发育不良。

2. 体型　体型是身体各部分发育的外观表现，包括骨骼、肌肉的生长与脂肪的分布等。临床上将成人的体型分为三型，见表2-2-3。

表2-2-3　成人体型的类型和临床特点

分　型	临床特点
无力型（瘦长型）	体长肌瘦，颈部细长，肩窄下垂，扁平，腹上角小于90°
正力型（匀称型）	身体的各部分匀称适中，腹上角为90°左右。一般正常人多为此型
超力型（矮胖型）	身短粗壮，颈部短，肩平，胸围增大，腹上角大于90°

（三）营养状态

营养状态与食物的消化、吸收和代谢因素等有关，并受到心理、社会和文化等因素的影响，其好坏可作为评估健康和疾病状态程度的标准之一。可根据皮肤、毛发、皮下脂肪、肌肉发育等综合判断。最简便而迅速的方法是观察皮下脂肪丰满的程度。前臂的曲侧或上臂背侧下 1/3 处脂肪分布的个体差异性最小,是最适宜的测量部位。

1.营养状态分级 临床上常用良好、中等、不良三个等级来进行营养状态的评估。

(1)良好:皮肤黏膜红润、有光泽,皮肤弹性良好,皮下脂肪丰满,肌肉结实,指甲、毛发润泽,肩胛部和腹部肌肉丰满。

(2)不良:皮肤黏膜干燥、弹性减低,皮下脂肪菲薄,指甲粗糙无光泽,易断裂,毛发稀疏易脱落,肌肉松弛无力,肋间隙和锁骨上窝凹陷,肩胛骨和髂骨明显突出。

(3)中等:介于上述两者之间。

2.异常营养状态

(1)消瘦:体重较标准体重下降 10% 以上者称为消瘦,主要是由于摄入不足和(或)消耗增多所引起。多见于长期或严重的疾病,如消化系统疾病、恶性肿瘤、活动性肺结核、代谢性和内分泌性疾病等。长期消耗增多,极度消瘦者称恶病质。

(2)肥胖:体内脂肪积聚过多的表现。体重超过标准体重 20% 以上或 BMI≥30 者称为肥胖。肥胖的主要原因是摄入热量过多,超过消耗量,过剩的营养物质转化为脂肪积存于体内。遗传、生活方式、内分泌、运动以及精神因素等对肥胖也有影响。肥胖按病因不同分外源性肥胖和内源性肥胖。

①外源性肥胖:无明显内分泌代谢性疾病而出现的肥胖。全身脂肪分布均匀,青少年期可出现外生殖器发育迟缓,一般无其他异常表现,多有一定的遗传倾向。

②内源性肥胖:多由某些内分泌疾病引起。其脂肪分布多有显著性特点,肾上腺皮质功能亢进(库欣综合征)为向心性肥胖,面部、肩背部、腰腹部脂肪堆积明显,四肢瘦小,表现为满月脸、水牛肩、球形腹。下丘脑病变所致的肥胖性生殖无能综合征,其大量脂肪主要积聚在面部、腹部、臀部和大腿,同时性器官和第二性征发育不全。

(四)意识状态

意识是大脑功能活动的综合表现,即对环境的知觉状态。正常人意识清晰,思维合理,反应敏锐精确,情感活动正常,语言表达清晰、准确,词能达意。意识障碍指疾病引起不同程度的意识改变,如思维紊乱,语言表达能力减退或失常,情感活动异常、定向力障碍或意识丧失等。主要通过问诊进行评估,了解其思维、反应、情感活动、计算及定向力等方面是否正常,必要时选择简单计算、痛觉试验、对光反射及各种反射评估意识障碍的程度。根据意识障碍的程度可将其可分为嗜睡、意识模糊、昏睡、昏迷及谵妄等(详见项目二任务一内容)。

(五)面容

面容是指面部呈现的状态。健康人表情自然,神态安逸。疾病可使人出现痛苦、忧虑或疲惫的面容与表情。某些疾病还会出现特征性的面容与表情,对诊断具有重要作用。常见的异常面容有以下几种。

(1)急性面容:表现为表情痛苦,面色潮红,兴奋不安,呼吸急促,可伴鼻翼扇动、口唇疱疹等。常见于急性发热性疾病,如肺炎球菌性肺炎、疟疾、流行性脑脊髓膜炎等。

(2)慢性面容:面色灰暗或苍白,面容憔悴,目光黯淡,消瘦无力。见于慢性消耗性疾病,如恶性肿瘤、严重结核病等。

(3)贫血面容:面色苍白,唇舌色淡,表情疲惫。见于缺铁性贫血等各种贫血。

(4)甲状腺功能亢进面容:睑裂增宽,眼球突出,瞬目减少,兴奋不安,目光炯炯,烦躁易怒。见于甲状腺功能亢进症。

(5)黏液水肿面容:颜面水肿苍白,脸厚面宽,目光呆滞,反应迟钝,表情淡漠,眉毛、头发稀疏。见于甲状腺功能减退症。

(6)二尖瓣面容:面色晦暗,双颊紫红,口唇发绀。见于风湿性心脏病、二尖瓣狭窄。

(7)肝病面容:面色晦暗,额部、鼻背、双颊有褐色色素沉着,可伴皮肤巩膜黄染。见于肝硬化等慢性肝病。

(8)肾病面容:面睑水肿,面色苍白,舌质色淡,舌缘有齿痕。见于慢性肾衰竭等慢性肾病。

（9）肢端肥大症面容：头颅增大，下颌增大前突，面部变长，眉弓及两颧隆起，耳鼻增大，唇舌肥厚。见于肢端肥大症。

（10）满月面容：面如满月，皮肤发红，面部长有痤疮，女性可有小须。见于肾上腺皮质功能亢进症和长期应用糖皮质激素的患者。

（11）伤寒面容：表情淡漠，反应迟钝，呈无欲状态。常见于伤寒。

（12）苦笑面容：牙关紧闭，面肌痉挛，呈苦笑状。见于破伤风。

（13）病危面容：亦称希氏面容。表现为面颊瘦削，面容苍白或灰暗，表情淡漠，目光晦暗，眼球凹陷，鼻骨峭耸。见于严重休克和急性腹膜炎等。

（14）面具面容：面部呆板无表情，似面具样。见于帕金森病、脑炎等。

（15）脱水面容：眼窝凹陷，双目无神，口唇干燥，皮肤干燥松弛。见于血容量减少，如休克、严重腹泻等。

（六）体位

体位是指被评估者身体所处的状态。体位对某些疾病的诊断具有一定意义。常见体位有自主体位、被动体位、强迫体位。

1. 自主体位 身体活动自如，不受限制，见于正常人、病情较轻或疾病早期患者。

2. 被动体位 患者不能自己随意调整或变换身体的位置，见于瘫痪、极度衰弱或昏迷的患者。

3. 强迫体位 为了减轻疾病的痛苦，被迫采取某种特殊的体位。临床常见的强迫体位有下列几种。

（1）强迫仰卧位：患者仰卧，双下肢屈曲，借以减轻腹部肌肉的紧张程度。见于急性腹膜炎等。

（2）强迫坐位：患者因严重呼吸困难坐于床边，两手置于膝盖或扶持床边，以减轻心脏负担或改善肺功能。见于心、肺功能不全者。

（3）强迫侧卧位：患者被迫取患侧卧位，以减轻疼痛，并有利于健侧代偿呼吸。见于一侧胸膜炎或大量胸腔积液的患者。

（4）强迫蹲踞位：患者在活动过程中，因呼吸困难和心悸而停止活动，并采取蹲踞体位或膝胸位以减轻症状。见于先天性发绀型心脏病。

（5）强迫挺立位：患者在行走时，由于心前区疼痛发作，被迫停止行走站住，用右手按抚心前区，等症状缓解后方继续行走。见于心绞痛发作。

（6）辗转体位：患者辗转反侧，坐卧不安。见于胆石症、胆道蛔虫症、肾绞痛等。

（7）角弓反张位：患者颈及背部肌肉强直，出现头向后仰，曲背挺胸，躯干呈弓形，见于破伤风。

（七）姿势

姿势是指举止的状态。健康人躯干端正，肢体动作灵活适度。正常姿势主要靠骨骼结构和各部分肌肉的紧张度来保持。健康状况和精神状态对姿势有一定的影响，如疲劳和情绪低沉可以出现耸肩、驼背、拖拉蹒跚的步态；腹痛时可出现捧腹或躯体限动、弯曲；颈部疾病时头颈部活动受限。

（八）步态

步态指走路时所表现的姿态。健康人的步态可受年龄、机体状态等的影响而有不同表现，当患某些疾病时，可使步态出现一定的特征性变化。常见典型异常步态有以下几种。

（1）蹒跚步态：又称鸭步，走路时身体左右摇摆，见于佝偻病、大骨节病、进行性肌营养不良及双侧先天性髋关节脱位等。

（2）醉酒步态：行走时身体重心不稳，步态紊乱似醉酒状，见于乙醇中毒、巴比妥类中毒或小脑疾病。

（3）偏瘫步态：由于瘫痪侧肢体肌张力增高，行走时患侧上肢屈曲、内收及前旋，下肢伸直、外旋、足跖屈，步行时下肢向外画圆圈。见于脑血管疾病引起的偏瘫（图2-2-2）。

（4）共济失调步态：起步时一脚高抬，骤然垂落，且双目向下注视，两脚间距增宽，以防身体倾斜。闭目时不能保持身体平衡。见于脊髓病患者。

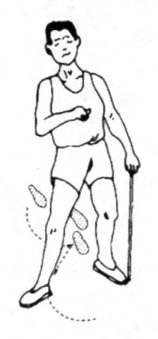

图 2-2-2　偏瘫步态示意图

（5）慌张步态：起步后小步急速趋行，身体前倾，有难以止步之势，上肢前后摆动的联带动作消失。见于帕金森病。

（6）跨阈步态：患足下垂，行走时必须抬高下肢才能起步，如跨越旧式门槛的姿势。见于腓总神经麻痹。

（7）剪刀式步态：由于双下肢肌张力增高，尤以伸肌和内收肌肌张力增高显著，故移步时下肢内收过度，两腿交叉呈剪刀状，又称痉挛性截瘫步态。见于脑瘫或截瘫。

（8）间歇性跛行：行走时因下肢突发性酸痛无力，被迫停止行进，需稍停片刻后才能继续行走。见于下肢动脉粥样硬化。

 目 标 检 测

单选题

1.一般检查内容不包括（　　）。

A.面容表情　　　　B.神经反射　　　　C.意识状态　　　　D.生命体征　　　　E.皮肤黏膜

2.对正常人体温生理波动认识错误的是（　　）。

A.老年人略低　　　　　　　　　　　　　　B.早晨略低、下午略高

C.妇女在月经期前或妊娠期略高　　　　　　D.24 小时体温波动一般不超过 2 ℃

E.运动或进食后略高

3.脉搏增快一般不出现于（　　）。

A.甲状腺功能减退　　　　　　B.休克　　　　　　　　C.发热

D.贫血　　　　　　　　　　　E.心力衰竭

4.引起呼吸过缓的原因是（　　）。

A.发热　　　　　　　　　　　B.贫血　　　　　　　　C.甲状腺功能亢进

D.心功能不全　　　　　　　　E.颅内压增高

5.下列哪项不是判断身体发育状况的指标？（　　）

A.身高　　　　　　　　　　　B.年龄　　　　　　　　C.第二性征

D. 肌肉发育情况　　　　　　　　　E. 体重

6. 下列哪项不是判断营养状况的指标?（　　）

A. 皮肤　　　　　B. 皮下脂肪　　　　C. 体重　　　　　D. 毛发　　　　　E. 肌肉发育情况

7. 检查脉搏一般检查（　　）。

A. 颞动脉搏动　　　　　　　　　B. 肱动脉搏动　　　　　　　　　C. 桡动脉搏动

D. 面动脉搏动　　　　　　　　　E. 股动脉搏动

8. 肥胖是指体重超过标准体重（　　）。

A. 5%　　　　　B. 10%　　　　　C. 15%　　　　　D. 20%　　　　　E. 25%

9. 某肾病患者,长期用药治疗,检查示面部饱满,皮肤发红,伴痤疮,该患者属何种面容?（　　）

A. 肾病面容　　　　　　　　　　　　　　B. 满月面容

C. 甲状腺功能亢进面容　　　　　　　　　D. 急性病容

E. 二尖瓣面容

10. 患者,65 岁,咳嗽、咳痰 18 年,气促 4 年,下肢水肿半月,诊断为慢性支气管炎,阻塞性肺气肿、肺心病、心功能Ⅲ级,该患者多采取（　　）。

A. 端坐呼吸　　　B. 被动体位　　　C. 自动体位　　　D. 强迫仰卧位　　　E. 强迫侧卧位

11. 患者,气促,诊断为右侧大量胸腔积液。该患者多采用（　　）。

A. 自主体位　　　B. 被动体位　　　C. 强迫坐位　　　D. 右侧卧位　　　E. 左侧卧位

12. 患者,女,面色晦暗,双颊紫红,口唇轻度发绀,该患者为（　　）。

A. 病危面容　　　B. 肝病面容　　　C. 肾病面容　　　D. 二尖瓣面容　　　E. 慢性面容

13. 下列哪些项目不符合甲状腺功能亢进面容表现?（　　）

A. 眼球突出　　　　　　　　　　B. 眼裂增大　　　　　　　　　C. 面容呈惊愕状

D. 瞬目减少　　　　　　　　　　E. 目光无神

（王秀琴）

任务三　皮肤与浅表淋巴结检查评估

一、皮肤评估

皮肤评估包括对皮肤及其附属物(汗腺、毛发)以及可见黏膜的评估,以视诊为主,有时需要配合触诊。主要内容包括颜色、湿度、弹性、皮疹、皮下出血等。

(一) 颜色

皮肤颜色除与人种和遗传有关外,还与毛细血管的分布、血管的充盈度、色素量的多少、皮下脂肪的厚薄等有关。临床常见的皮肤颜色改变有以下几种情况。

1. 苍白　皮肤黏膜苍白多见于贫血。末梢毛细血管痉挛或充盈不足如寒冷、惊恐、休克等也可引起皮肤苍白。局限性四肢末端苍白,常由于局部动脉痉挛或阻塞,如雷诺病、血栓闭塞性脉管炎等。

2. 发红　皮肤发红是由血流加速、血量增多、毛细血管扩张充血以及红细胞增多所致。生理状况下多见于饮酒、运动后,病理状况下见于发热性疾病(如肺炎球菌性肺炎)以及某些药物或毒物中毒(如阿托品、一氧化碳中毒等)。持续性皮肤发红可见于库欣综合征及真性红细胞增多症。

3. 发绀　皮肤黏膜呈青紫色,多见于口唇、面颊和肢端等处(详见项目二任务一)。

4. 黄染　皮肤黏膜呈黄色,主要见于黄疸(详见项目二任务一),在自然光线下检查更为准确,早期或轻微时仅见于巩膜和软腭黏膜,较明显时才见于皮肤。但血中胡萝卜素升高和服用某些药物也可引起皮肤黄染,需与黄疸相鉴别;过多食用胡萝卜等引起的皮肤黄染多在手掌、足底、前额及鼻部皮肤,而巩膜无黄染;含黄色素的阿的平等药物可引起皮肤和巩膜黄染,但其巩膜黄染以近角巩膜缘重,远角巩膜缘轻,而黄疸引起的巩膜黄染与此相反。

5. 色素沉着 因表皮基底层的黑色素增多,致使部分或全身皮肤色泽加深,称为色素沉着。正常人身体外露部分以及乳头、腋窝、生殖器官、关节、肛门周围等处色素较其他部位深,若这些部位的色素明显加深或其他部位出现色素沉着,则具有临床意义。常见于慢性肾上腺皮质功能减退症(Addison病)、肝硬化、肝癌晚期以及长期使用砷剂、白消安(马利兰)等化疗药物。老年人全身或面部也可出现散在的色素沉着,称为老年斑。

6. 色素脱失 皮肤失去原有色素称为色素脱失。因体内缺乏酪氨酸酶导致酪氨酸不能转化为多巴并形成黑色素。常见的有白癜风、白斑和白化病。白癜风表现为大小不等的色素脱失斑片,没有自觉症状也不影响生理功能。白斑多发生于口腔黏膜和女性外阴部,部分患者可发生癌变。白化病表现为全身和毛发色素脱失,是遗传性疾病。

（二）湿度

皮肤的湿度与汗腺分泌功能有关。出汗多者皮肤比较湿润,出汗少者皮肤比较干燥。正常人在气温高、湿度大的环境中出汗增多,属于生理性调节反应。在病理情况下,出汗增多、减少或无汗常有一定的诊断价值,如出汗增多见于风湿热、结核病、甲状腺功能亢进及有机磷农药中毒等;夜间睡眠中出汗称为盗汗,多见于结核病、佝偻病;手脚皮肤发凉而大汗淋漓,称为冷汗,见于休克和虚脱;皮肤干燥无汗者多见于维生素A缺乏症、脱水、黏液性水肿、硬皮病等。

（三）温度

评估者用指背触摸被评估者皮肤。全身皮肤发热多见于各种原因引起的发热、甲状腺功能亢进等。皮肤湿冷多见于休克。局部皮肤温度升高见于疖肿等局部炎症。局部肢端皮肤发冷可见于雷诺病。

（四）弹性

皮肤弹性即皮肤的紧张度,与年龄、营养、皮下脂肪及组织间隙所含液体量有关。儿童和青年皮肤紧张富有弹性,中年以后弹性下降,老年人弹性明显减退。评估时常选择手背或上臂内侧部位皮肤,以拇指和示指将皮肤提起片刻后松手,正常人皮肤皱褶迅速平复,皱褶平复缓慢多提示皮肤弹性下降,见于严重脱水及长期消耗性疾病。

（五）皮疹

皮疹是皮肤疾病和全身性疾病的重要体征之一,常见于传染病、皮肤病及药物或其他物质过敏等。评估时应仔细观察其初现部位、出疹顺序、分布情况、形态和颜色、压之是否褪色、持续及消退时间、有无瘙痒和脱屑等情况。常见皮疹的类型、特点及临床意义见表2-3-1。

表 2-3-1　常见皮疹的类型、特点及临床意义

类　　型	皮疹特点及临床意义
斑疹	仅有局部皮肤颜色改变而不隆起于皮面表面的皮疹,形态大小不一。见于斑疹伤寒、风湿性多形性红斑、丹毒等;玫瑰疹为鲜红色圆形斑疹,直径2～3 mm,手指按压可褪色,多出现于胸腹部,是伤寒或副伤寒的特征性皮疹
丘疹	有颜色改变,坚实,隆起于皮肤表面,圆形、椭圆形或多角形,表面可扁平、尖顶或凹陷。见于药物疹、风疹、猩红热、湿疹等
斑丘疹	在丘疹周围有皮肤发红的底盘称为斑丘疹,见于药物疹、风疹、猩红热
荨麻疹	荨麻疹又称风团,为稍凸出皮面,苍白色或红色,大小不等的局限性水肿,常伴有瘙痒和灼痛感,为速发型过敏反应所致,常见于各种过敏反应
疱疹	高出皮肤,内含液体的皮疹,见于水疱、脓疱病等

（六）脱屑

正常皮肤表层不断角化和更新，故经常有少量脱屑，但一般不易察觉。大量皮肤脱屑具有诊断意义，如米糠样脱屑常见于麻疹，片状脱屑常见于猩红热，银白色鳞状脱屑常见于银屑病（俗称牛皮癣）。

（七）皮下出血

皮下出血因其直径大小不同可呈不同形态：直径小于 2 mm 称为淤点；3～5 mm 称为紫癜；大于 5 mm 称为淤斑；片状出血并伴有皮肤显著隆起者为血肿。淤点和紫癜应与红色皮疹或小红痣相鉴别，淤点和紫癜按压时不褪色，皮疹在按压时可褪色，而小红痣则表面光亮，高出皮面。皮下出血常见于血液系统疾病、重症感染、某些中毒及外伤等。

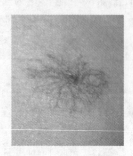

图 2-3-1　蜘蛛痣示意图

（八）蜘蛛痣与肝掌

蜘蛛痣为末端皮肤小动脉分支扩张所形成的血管痣，直径从针头帽大到数厘米不等，形似蜘蛛，故称为蜘蛛痣（图 2-3-1）。出现的部位多在上腔静脉分布的区域内，如面、颈、手背、上臂、前臂、前胸和肩部等处。评估时用笔尖或火柴杆压迫痣的中心，可见辐射状小血管网消失，去除压力后又可出现。此外慢性肝病患者手掌大小鱼际处常发红，压之褪色，称为肝掌。一般认为两者的发生机制与肝脏对雌激素的灭活作用减弱有关，常见于慢性肝炎、肝硬化及肝癌患者。

（九）水肿

过多的液体潴留在组织间隙中而出现肿胀时称为水肿。轻度水肿视诊不易发现，指压后局部组织出现凹陷，称凹陷性水肿，见于大多数水肿如心源性水肿、肾源性水肿等。液性水肿和象皮肿可见组织肿胀，但指压后局部组织无凹陷，称非凹陷性水肿。根据水肿的范围和其他表现，将其分为三度（表 2-3-2）。

表 2-3-2　水肿的分度及临床表现

程　度	临床表现
轻度水肿	仅见于眼睑、踝部、胫骨前皮下组织，卧位时腰骶部亦可出现，指压后凹痕较浅，平复较快
中度水肿	全身软组织明显水肿。指压后凹痕明显，平复缓慢
重度水肿	全身组织严重水肿，低垂部位皮肤紧张而光亮，甚至有液体渗出，可能伴浆膜腔积液，如胸腔积液、腹腔积液等，外阴部也可有明显水肿

（十）皮下结节

皮下结节无论大小均应进行触诊，触诊时应注意其大小、硬度、部位、活动度、有无压痛，位于长骨骺端，圆形质硬的无痛性结节多为风湿小结，小结在指尖、足趾、大小鱼际部位，呈粉红色伴有压痛，称为欧氏（Osler）小结，见于感染性心内膜炎。

二、浅表淋巴结评估

淋巴结分布于全身，一般只能评估浅表的淋巴结。正常淋巴结体积较小，直径多在 0.2～0.5 cm，质地柔软，表面光滑，触之无压痛，与周围组织无粘连，通常不易触及。

（一）浅表淋巴结的分布

浅表淋巴结呈组群分布，一个组群的淋巴结收集一定区域内的淋巴液，局部炎症或肿瘤往往引起相应区域的淋巴结肿大。颈部淋巴结示意图见图 2-3-2。

（二）评估方法

评估淋巴结时主要用浅部滑行触诊法。按照一定顺序进行，以免遗漏。一般顺序：耳前、耳后、乳突区、枕骨下区、颌下、颏下、颈前三角、颈后三角、锁骨上窝、腋窝、滑车上、腹股沟、腘窝等。

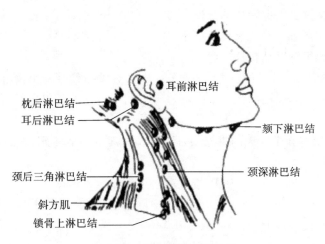

图 2-3-2 颈部淋巴结示意图

发现淋巴结肿大时,应注意其部位、大小、数目、硬度、压痛、活动度、有无粘连,局部皮肤有无红肿、瘢痕、瘘管等,并注意寻找引起淋巴结肿大的原发病灶。

（三）淋巴结肿大的病因及临床表现

按其分布分为局限性淋巴结肿大和全身性淋巴结肿大。淋巴结肿大的病因及临床表现见表 2-3-3。

表 2-3-3 淋巴结肿大的病因及临床表现

病 因		临 床 表 现
局限性 淋巴结肿大	非特异性 淋巴结炎	急性炎症初期,大的淋巴结柔软,有压痛,表面光滑、无粘连,肿大到一定程度即停止。慢性炎症时淋巴结较硬,可缩小或消退。由其所收集区域的急、慢性炎症引起,如化脓性扁桃体炎、牙龈炎可引起颈部淋巴结肿大
	淋巴结结核	肿大的淋巴结常出现于颈部血管周围,多个出现,大小不等,质地稍硬,可互相粘连或与周围组织粘连,晚期破溃后形成瘘管,经久不愈,愈合后可形成瘢痕
	恶性肿瘤 淋巴结转移	转移的淋巴结质地坚硬,表面光滑或突起,与周围组织粘连,不易推动,一般无压痛。胃癌、食管癌多向左侧锁骨上窝淋巴结群转移,这种肿大的淋巴结特称为魏尔啸淋巴结(Virchow 淋巴结),为胃癌、食管癌转移的标志;胸部肿瘤如肺癌可向右侧锁骨上窝或腋部淋巴结群转移;乳腺癌多向腋部或锁骨上淋巴结群转移;鼻咽癌多向颈深上淋巴结群转移
全身性 淋巴结肿大		淋巴结肿大可遍及全身浅表淋巴结,大小不等,无粘连,表面光滑,无压痛。可见于慢性淋巴结炎、淋巴瘤、白血病、艾滋病等

 目 标 检 测

单选题

1. 蜘蛛痣最常见的部位是（　　　）。

A. 颈面部　　　　B. 腰部　　　　C. 下胸部　　　　D. 四肢　　　　E. 背部

2. 玫瑰疹对下列哪种疾病有诊断意义？（　　　）

A. 伤寒　　　　B. 麻疹　　　　C. 猩红热　　　　D. 丹毒　　　　E. 风湿热

3. 下列关于蜘蛛痣的描述不正确的是（　　　）。

A. 大小不等　　　　　　　　　　　　　B. 皮肤小动脉末端扩张所致

C. 多见于下腔静脉分布区　　　　　　　D. 雌激素增高所致

E. 多分布于头部、上臂及肩背部等处

参考答案

Note

4.易向左侧锁骨上窝淋巴结群转移的是（　　　）。

A.乳腺癌　　　　B.肺癌　　　　　C.胃癌　　　　　D.鼻咽癌　　　　E.结肠癌

5.肺癌最易向下列哪组淋巴结转移？（　　　）

A.腋部淋巴结群　　　　　　　　　　　　　B.右侧锁骨上窝淋巴结群

C.左侧锁骨上窝淋巴结群　　　　　　　　　D.腹股沟淋巴结群

E.下颌下淋巴结群

6.患者,21岁,左颈部有3个肿大的淋巴结,质地稍硬,其中一个坏死、破溃,形成瘘管,该患者最可能患（　　　）。

A.急性淋巴结炎　　　　　B.慢性淋巴结炎　　　　　C.淋巴结结核

D.淋巴瘤　　　　　　　　E.恶性肿瘤淋巴结转移

7.下列符合淋巴结结核特点的是（　　　）。

A.压痛　　　　　　　B.多为单发　　　　　　C.多发、互相粘连

D.柔软　　　　　　　E.质硬、大小相等

（王秀琴　王莹）

任务四　头部及头部器官检查评估

一、头部评估

头部评估包括头发、头皮、头颅等。一般以视诊评估为主,辅以触诊评估。

（一）头发

头发检查主要应当注意头发的颜色、疏密度、有无脱发及脱发的类型和特点。脱发可由疾病引起,如佝偻病、脂溢性皮炎、伤寒、斑秃、系统性红斑狼疮、甲状腺功能减退等,也可以由物理或化学因素引起,如放射线、抗癌药物治疗。

（二）头皮

头皮评估需拨开头发观察头皮的颜色,有无头皮屑、头癣、炎症、外伤及瘢痕等。

（三）头颅

头颅的评估应注意大小、外形和运动情况。头颅的大小以头围来衡量,测量时以软尺自眉间向后经枕骨粗隆绕头一周。头围在发育阶段的变化如下:新生儿约为34 cm,出生后的前六个月增加8 cm,后六个月增加3 cm,第二年增加2 cm,第三、四年内约增加1.5 cm,4～10岁共增加1.5 cm。到18岁可达53 cm或以上,成人平均头围≥53 cm。头围可反映脑和颅骨的发育程度。

1.头颅外形　头颅的外形与前、后囟门闭合早晚有关,矢状缝和其他颅缝大多在出生后六个月内骨化,骨化过早会影响颅脑的发育。临床常见的头颅畸形有以下几种情况。

（1）小颅:头围小于正常平均值2个标准差以上,脑的体积和重量都低于正常,颅囟及颅缝过早融合,常伴有大脑发育不全,智力障碍。

（2）巨颅:头颅增大,以额、顶、颞及枕部明显,颈部静脉充盈,相比之下颜面很小。由于颅内压增高,压迫眼球,形成双目下视,巩膜上部外露,称落日现象,见于脑积水。

（3）尖颅:亦称塔颅,头顶呈尖形或锥形的一种现象。患者头顶尖,眼眶浅,鼻尖,发育落后。多因冠状缝和人字缝过早闭合所致。见于先天性尖颅并指（趾）畸形,即Apert综合征。

（4）方颅:额、顶部明显向外隆起,头颅平坦,顶面观头颅似方形。见于佝偻病、先天性梅毒、先天性

成骨不全、石骨症等。

2.头部的异常运动 头部活动受限,多见于颈椎疾病;头部不能随意运动,见于帕金森病;不能抬头,见于重症肌无力、进行性肌萎缩;与颈动脉搏动一致的点头运动,称点头征(Musset 征),见于严重主动脉瓣关闭不全。

二、头部器官

(一) 眼

眼的评估包括外眼、眼前节、内眼和视力的评估,眼的检查应按由外向内,先右后左的顺序进行。检查眼外部时,可在自然光下或用手电筒斜照进行;检查眼底时应在暗室内用检眼镜检查。

1.眉毛 正常人眉毛疏密不同,一般内侧与中间部分比较浓密,外侧部分较稀疏。外 1/3 眉毛过于稀疏或脱落者,见于黏液性水肿、腺垂体功能减退;特别稀疏或脱落者见于麻风病。

2.眼睑 观察有无睑内翻、眼睑水肿、上睑下垂、眼睑闭合障碍等。常见的眼睑异常有以下几种。

(1)睑内翻:由于瘢痕形成使眼睑缘向内翻转,见于沙眼。

(2)眼睑水肿:常见原因有肾炎、营养不良、贫血、血管神经性水肿等。

(3)上睑下垂:双侧上睑下垂见于先天性上睑下垂、重症肌无力;单侧多见于脑炎、脑脓肿、脑外伤等引起的动眼神经麻痹。

(4)眼睑闭合障碍:双侧眼睑闭合障碍可见于甲状腺功能亢进;单侧眼睑闭合障碍见于一侧面神经麻痹。

此外,还应注意眼睑有无包块、压痛、外翻、倒睫等。

3.结膜 按解剖部位,可将结膜分为三部分:睑结膜、球结膜和穹隆结膜。结膜的评估最好在自然光线下进行,必要时可在手电筒光照下评估。

(1)评估方法:评估上睑结膜时,必须将眼睑翻转,嘱被评估者向下看,评估者将示指放在上睑中央眉下凹处,拇指放在睑缘中央稍上方的睑板前面,用这两个手指夹住此处眼睑皮肤,向前向下方牵拉眼睑,当示指轻轻下压,同时拇指将眼睑皮肤往上捻卷时,上睑就可被翻转。下睑翻转容易,用左手或右手拇指或示指放在下睑中央部睑缘稍下方往下牵拉下睑,同时嘱被评估者向上看,下睑结膜就可暴露。

(2)结膜常见的病变:结膜充血见于结膜炎、角膜炎;苍白见于贫血;有散在出血点,见于亚急性感染性心内膜炎、败血症;有颗粒与滤泡见于沙眼;球结膜水肿见于肺性脑病、流行性出血热和重度水肿等。

4.眼球 评估时应注意眼球的外形与运动。

(1)眼球突出。双侧眼球突出见于甲状腺功能亢进,患者除了突眼以外还有以下眼征:冯·格雷费(Graefe)征(眼球下转时上睑不能随之下垂)、默比厄斯(Mobius)征(集合运动减弱)、若夫鲁瓦(Joffroy)征(上视无额纹)、施特尔瓦格(Stewag)征(瞬目减少)。

单侧眼球突出多由局部炎症或眶内占位性病变所致,偶见于颅内病变。

(2)眼球下陷:双侧眼球下陷见于严重脱水,单侧眼球凹陷伴同侧眼睑下垂、瞳孔缩小及面部无汗见于霍纳综合征(Horner 综合征)。

(3)眼球运动:实际上是检查六条眼外肌的运动功能。评估者将目标物(手指或棉签)置于被评估者眼前 30~40 cm 处,被评估者固定头位,眼球随目标物移动,一般按左→左上→左下、右→右上→右下的顺序进行,每一个方向代表双眼的一对配偶肌的功能,若有某一方向运动受限提示该对配偶肌功能障碍。眼球运动受动眼、滑车、外展三对脑神经支配,当这些神经麻痹时,就会出现眼球运动障碍,并伴有复视,称为麻痹性斜视。多由脑炎、脑膜炎、脑脓肿、脑肿瘤、脑血管病所致。

双侧眼球发生有规律、快速来回运动,称为眼球震颤。运动方向以水平方向为常见,垂直和旋转方向较少见。评估方法:嘱患者眼球随医师手指所示方向(水平和垂直)运动数次,观察是否出现震颤。眼球震颤见于小脑疾病、前庭神经核病变、中耳疾病、内耳疾病。

5.巩膜 不透明,呈瓷白色。黄疸时巩膜可首先黄染。中年以后在内眦部可出现黄色斑块,为脂肪沉着,这种斑块呈不均匀分布,可与黄疸相鉴别。

6.角膜 评估时应注意其透明度,有无云翳、白斑、溃疡、软化、新生血管、色素沉着等。云翳和白斑如发生在角膜的瞳孔部位,可影响视力;角膜周边的血管增生可为严重沙眼所致;角膜软化见于婴幼儿营养不良、维生素 A 缺乏等;角膜边缘及周围出现灰白色混浊环,多见于老年人,故称为老年环,无自觉症状,不影响视力;角膜边缘出现的黄色或棕褐色的色素环,称为凯-弗氏环(K-F 环),是铜代谢障碍的结果,见于肝豆状核变性(Wilson 病)。

7.虹膜 虹膜中央是瞳孔,虹膜通过瞳孔括约肌与扩大肌调节瞳孔的大小。正常虹膜纹理呈放射性排列。纹理模糊或消失见于炎症、水肿。虹膜形态异常或有裂孔,见于虹膜前粘连、外伤、先天性虹膜缺损等。

8.瞳孔 评估时注意双侧瞳孔是否等大、等圆,位置是否居中,边缘是否整齐及对光反射情况。正常人瞳孔为圆形,双侧等大、等圆,直径为 3～4 mm,幼儿及老年人稍小,对光反射灵敏。

(1)大小:动眼神经的副交感神经纤维支配瞳孔括约肌收缩,瞳孔缩小,交感神经支配瞳孔扩大肌收缩则使瞳孔扩大。生理情况下,光线强时瞳孔缩小,精神兴奋或在光线弱时瞳孔可扩大。病理情况下,瞳孔缩小见于有机磷农药中毒、毒蕈中毒及吗啡中毒等,瞳孔扩大见于药物影响(阿托品、可卡因)、外伤、颈交感神经刺激、青光眼绝对期及视神经萎缩;两侧瞳孔大小不等常提示有颅脑病变,如脑外伤、脑肿瘤、脑疝等。

(2)形状:瞳孔形状可因疾病而变化,青光眼或眼内肿瘤时,瞳孔可呈椭圆形;虹膜粘连时其形状可不规则。

(3)对光反射:分直接反射和间接反射。评估时嘱被评估者注视正前方,通常用手电筒照射其一侧瞳孔,被照的瞳孔立即缩小,移除光照后很快复原,称直接对光反射灵敏。用手隔开两眼,光照一侧瞳孔,另一侧瞳孔同时缩小者,称间接对光反射灵敏。对光反射迟钝或消失见于深昏迷患者。双侧瞳孔散大伴对光反射消失,为濒死状态的表现。

(4)调节反射与集合反射:嘱被评估者注视 1 m 外的评估者的示指,然后将目标迅速移向眼球(距眼球约 20 cm 处),正常人可见瞳孔逐渐缩小,称为调节反射;再次将目标由 1 m 外缓慢移向眼球,双侧眼球向内集合,称为集合反射。动眼神经功能损害时,调节反射和集合反射均消失。

9.视力 分为近视力和远视力,通常选用国际标准视力表进行评估,包括远距离视力表(5 m)和近距离视力表(33 cm)。

10.眼内压 可用指压法和眼压计测量。眼内压降低见于眼球萎缩或脱水,增高见于青光眼、颅内压增高。

(二)耳

1.耳廓与外耳道 评估时注意耳廓有无畸形,外耳道是否通畅,有无红肿、流血、溢脓,乳突区有无压痛等。如外耳道局部红肿,伴耳廓牵拉痛,见于外耳道疖肿;外耳道流血见于局部外伤、中耳肿瘤或颅底骨折;外耳道有浆液或脓性分泌物,见于外耳道炎或中耳炎;耳廓触及硬的痛性小节见于痛风患者,是由尿酸钠沉着所致,称痛风石。

2.中耳 评估时将耳廓拉向后上方,然后插入耳镜进行检查,注意有无鼓膜内陷、外凸、穿孔。

3.听力 简单评估的方法:在静室内,被评估者用手堵塞另一侧耳,评估者持音叉从 1 m 外逐渐移近被评估者耳部,若在 1 m 处能听到机械表或音叉振动声,提示听力大致正常。

(三)鼻

1.鼻外形 评估时应注意鼻的形态、皮肤颜色。外鼻普遍性增大见于肢端肥大症、黏液性水肿等;鼻骨破坏、鼻梁塌陷者称鞍鼻,见于鼻骨骨折、鼻骨发育不良或先天性梅毒等;鼻翼扩大、鼻腔完全堵塞、鼻梁增宽变平呈蛙状,称蛙状鼻,见于肥大性或多发性鼻息肉;鼻梁皮肤出现红色水肿斑块,并向面颊蔓延呈蝴蝶形,见于系统性红斑狼疮(SLE)。发红皮肤集中在鼻尖鼻翼部,伴毛细血管扩张和组织肥厚,称酒渣鼻。

2.鼻翼扇动 吸气时鼻孔开大,呼气时鼻孔回缩,见于呼吸困难或高热患者。

3.鼻腔 评估时应注意鼻腔是否通畅,有无分泌物、出血(鼻衄),黏膜有无红肿、糜烂、溃疡、结痂等。鼻腔通气不畅,常见于鼻腔炎症、鼻息肉或肿瘤等;大量清水样鼻涕,多见于卡他性炎症;黄色黏稠的脓性分泌物见于鼻或鼻窦的化脓性炎症;双侧鼻出血多见于某些传染病(流行性出血热、伤寒等)、血液系统疾病、维生素 C 或维生素 K 缺乏及肝脏疾病等。单侧鼻出血见于外伤、鼻腔感染、局部血管损伤、肿瘤(如鼻咽癌)等。

4.鼻中隔 鼻中隔如有明显弯曲,并出现呼吸障碍称为鼻中隔偏曲。鼻中隔出现孔洞称为鼻中隔穿孔。

5.鼻旁窦 鼻旁窦是围绕鼻腔藏于某些面颅骨和脑颅骨内的含气空腔,一般左右成对,共有 4 对,即上颌窦、筛窦、额窦、蝶窦,窦内黏膜与鼻黏膜连接,分别由窦口与鼻腔相通(图 2-4-1),鼻窦炎时,相应鼻旁窦区有压痛。各鼻旁窦区压痛评估的具体方法如下。

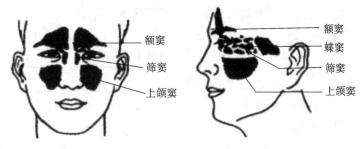

图 2-4-1 鼻旁窦示意图

(1)上颌窦:评估者双手分别置于被评估者耳后,双手拇指分别置于其左右颧部,向后按压。

(2)筛窦:评估者双手分别置于被评估者耳后,双手拇指分别置于其鼻根部与眼内眦处,向后按压。

(3)额窦:评估者双手分别置于被评估者颞部,双手拇指分别置于其左右眼眶上缘内侧,用力向后向上按压。

(4)蝶窦:其解剖位置较深,不能在体表进行评估。

(四)口

口的评估包括口唇、口腔黏膜、牙齿、牙龈、舌、咽部与扁桃体以及口腔气味等。

1.口唇 口唇的血运及淋巴较丰富,正常为红色有光泽。注意口唇颜色、有无疱疹、口角糜烂及歪斜。

常见病变:口唇苍白见于贫血、虚脱、主动脉瓣关闭不全等;口唇发绀为血液中还原血红蛋白增多所致,见于心肺功能不全等;口唇颜色深红,见于发热性疾病或一氧化碳中毒;口唇呈樱桃红色,为一氧化碳中毒;口唇干燥并有皲裂,见于严重脱水;口唇疱疹伴疼痛者,见于单纯疱疹病毒感染;口唇突然发生非炎症性、无痛性肿胀,见于血管神经性水肿;口唇肥厚增大见于呆小病、黏液性水肿及肢端肥大症等。口角糜烂见于核黄素(维生素 B_2)缺乏;口角歪斜见于面神经麻痹。唇裂亦称兔唇,见于先天性发育畸形。

2.口腔黏膜 正常口腔黏膜光洁呈粉红色。常见病变:相当于第二磨牙的颊黏膜处出现针头帽大小白色斑点,周围有红晕,称麻疹黏膜斑(Koplik 斑),对麻疹有早期诊断价值;黏膜充血、肿胀并伴有小出血点,多为对称性,称黏膜疹,见于猩红热、风疹和某些药物中毒;黏膜溃疡可见于慢性复发性口疮;黏膜上有白色凝乳状物称雪口疮(鹅口疮),为白色念珠菌感染,见于衰弱患儿或老年患者,也可见于长期使用抗生素和抗癌药者;出现黑色素沉着多为肾上腺皮质功能减退;有出血点常见于血液病或维生素 C 缺乏。

3.牙齿 注意有无龋齿、残根、缺牙和义齿等。如若有牙齿疾病应按图 2-4-2 标明所在位置。

正常牙齿为瓷白色,如牙齿呈黄褐色称斑釉牙,为长期饮用含氟量过高的水所引起;儿童期曾长期服用四环素也可使牙齿变黄,称四环素牙。

4.牙龈 正常牙龈呈粉红色。慢性牙周炎时可出现牙龈水肿、溢脓,牙龈缘出血常为口腔内局部因

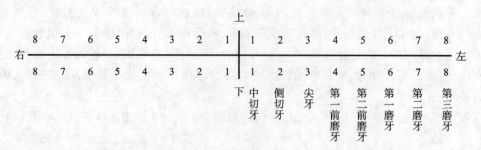

图 2-4-2 牙列示意图

素引起,如牙石等,也可由出血性疾病引起。牙龈的游离缘出现蓝灰色点线称为铅线,是铅中毒的特征。

5.舌 正常人舌质淡红、表面湿润,覆有薄白苔,活动自如,伸舌居中,无震颤。评估时应注意舌质、舌苔及舌的活动状态。肢端肥大症和黏液性水肿患者舌体肥大;甲状腺功能亢进患者,伸舌时常有细微震颤;伸舌偏斜见于舌下神经麻痹患者。舌质的变化特点及临床意义见表2-4-1。

表 2-4-1 舌质的变化特点及临床意义

舌质变化	特 点	临床意义
镜面舌	又叫光滑舌,舌乳头萎缩,舌体变小,舌面光滑呈粉红色或红色	贫血及慢性萎缩性胃炎
草莓舌	舌乳头突起肿胀,呈鲜红色,形如草莓	猩红热,长期发热
牛肉舌	舌面呈绛红色,如生牛肉状	烟酸缺乏
地图舌	舌上皮可有不规则隆起,状如地图	核黄素缺乏
毛舌	舌面覆有黑色或黄褐色毛	久病衰弱或长期使用广谱抗生素
干燥舌	重度干燥,舌体萎缩,伴有纵沟	阿托品作用、严重脱水等

6.咽部与扁桃体 咽部可分为鼻咽、口咽及喉咽三部分。咽部评估一般指口咽部。口咽位于软腭平面之下、会厌上缘的上方,前方直对口腔、软腭,向下延续,形成的前后两层黏膜皱襞,前称舌腭弓,后称咽腭弓。扁桃体位于舌腭弓和咽腭弓之间的扁桃体窝中。咽腭弓的后方称咽后壁。

(1)评估方法:被评估者取坐姿,头略后仰,张口发"啊"音,同时评估者用压舌板将被评估者的舌的前2/3与后1/3交界处迅速下压,在照明灯的配合下,即可见软腭、腭垂、软腭弓、扁桃体、咽后壁等。

(2)常见的异常变化:咽部黏膜充血、红肿,黏膜腺分泌增多可见急性咽炎。咽部黏膜充血、表面粗糙,淋巴滤泡呈簇状增殖见于慢性咽炎。急性扁桃体炎时,腺体充血水肿,增大,扁桃体隐窝内有黄白色分泌物,或渗出物形成的苔片状假膜,很易剥离,这点与咽白喉在扁桃体上所形成的假膜不同,咽白喉假膜不易剥离,若强行剥离,则易引起出血,可以此鉴别。扁桃体肿大一般分为三度(图2-4-3):不超过咽腭弓者为Ⅰ度;超过咽腭弓者为Ⅱ度;达到或超过咽后壁中线者为Ⅲ度。

7.口腔气味 健康人口腔无特殊气味。饮酒、吸烟者口腔可有烟酒味。如口腔有特殊难闻的气味称为口臭,见于牙周炎、龋齿、牙龈炎病,也可由胃肠道或其他全身性疾病引起。糖尿病酮症酸中毒时可有烂苹果味;尿毒症患者可有氨味;肝性脑病患者有肝臭味;肝脓肿患者呼吸时可有组织坏死的臭味;有机磷农药中毒的患者口腔中能闻及大蒜味。

(五)腮腺

腮腺位于耳屏、下颌角及颧弓所构成的三角区内,正常时腺体薄而软,触诊时摸不出腺体轮廓。腮腺肿大时,可见到以耳垂为中心的隆起,并可触及边缘不明显的包块。腮腺肿大见于急性流行性腮腺炎、急性化脓性腮腺炎及腮腺肿瘤等。

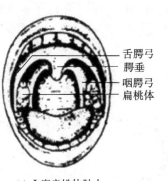
(a) Ⅰ度扁桃体肿大

舌腭弓
腭垂
咽腭弓
扁桃体

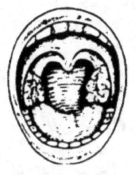
(b) Ⅱ度扁桃体肿大

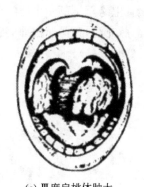
(c) Ⅲ度扁桃体肿大

图 2-4-3　扁桃体肿大示意图

目标检测

单选题

1.瞳孔正常直径为(　　)。

A.2～5 mm　　　　B.1～2 mm　　　　C.3～4 mm　　　　D.5～6 mm　　　　E.3～5 mm

2.蝶窦的物理检查方法为(　　)。

A.紧压双眼内眦处　　　　　　　B.按压两眉之间　　　　　　　C.深压眼眶上缘内侧

D.拇指置于左右颧部向后按压　　E.以上都不是

3.Ⅱ度扁桃体肿大指(　　)。

A.不超过咽腭弓　　　　　　　　B.达到咽腭弓　　　　　　　　C.超过咽腭弓

D.达咽后壁中线　　　　　　　　E.超过咽后壁中线

(王秀琴　王莹)

参考答案

任务五　颈部检查评估

(一) 颈部外形与分区

正常人直立时颈部两侧对称。男性甲状软骨比较突出,形成喉头结节,女性则较平坦。转头时可见胸锁乳突肌突起。

为了方便标记颈部病变的具体部位,根据解剖结构将每侧颈部分为两个大三角区,即颈前三角和颈后三角。颈前三角为胸锁乳突肌内缘、下颌骨下缘与前正中线之间的区域。颈后三角为胸锁乳突肌后缘、锁骨上缘与斜方肌前缘之间的区域。

(二) 颈部姿势与运动

正常人颈部两侧对称,柔软,活动自如。颈部活动受限并伴有疼痛,可见于颈肌扭伤、肥大性脊椎炎、软组织炎症、颈椎结核或肿瘤等。头低垂无力抬起,见于重症肌无力、慢性消耗性疾病晚期等。颈项强直为脑膜受刺激的体征,见于各种脑膜炎、蛛网膜下腔出血等。头部向一侧偏斜称为斜颈,见于颈肌外伤、瘢痕收缩、先天性斜颈或颈肌挛缩。

(三) 颈部血管

1.颈静脉　正常人站立位或坐位时,颈外静脉(简称颈静脉)常不显露,平卧时可稍见充盈,充盈水

Note

45

平不超出锁骨上缘至下颌角的下2/3以内。若取30°～40°半卧位时,充盈水平超过正常水平,站立位或坐位时,颈静脉充盈,颈静脉怒张,提示静脉压增大,见于右心衰竭、缩窄性心包炎、心包积液或上腔静脉阻塞综合征(图2-5-1)。

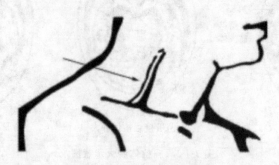

图 2-5-1　颈静脉怒张示意图

在正常情况下不会出现颈静脉搏动,在三尖瓣关闭不全伴有颈静脉怒张时可看到颈静脉搏动,但触诊时无搏动感,据此可与颈动脉搏动相鉴别,颈动脉搏动触诊时搏动感明显。

2. 颈动脉　正常人在安静状态下不易看到颈动脉搏动,只在剧烈活动后心输出量增加时可见。如在安静状态下出现颈动脉的明显搏动,提示动脉压增大,见于主动脉瓣关闭不全、甲状腺功能亢进及严重贫血患者。

(四)甲状腺

甲状腺位于甲状软骨下方,呈蝶状紧贴在气管的两侧,表面光滑,正常时柔软不易触及。在做吞咽动作时可随吞咽上下移动,以此可与颈部其他包块相鉴别。只要能看到或触及甲状腺均提示甲状腺肿大。通常按视诊、触诊、听诊的顺序进行评估。

1. 甲状腺评估方法

(1)视诊:被评估者取坐位或站立位,头稍向后仰,做吞咽动作,可见甲状腺随吞咽动作向上移动。不易辨认时,可让被评估者两手放于枕后,头向后仰。

(2)触诊:触诊的内容包括甲状腺的大小、质地、对称性、有无压痛、结节及震颤。甲状腺的触诊有如下两种方法。

①单手触诊法:面向被评估者,右手拇指和其余四指分放在被评估者甲状软骨两旁,正面触摸甲状腺,将甲状腺推向左侧,其余示指、中指、环指去摸甲状腺左叶,并同时嘱被评估者做吞咽动作。换手以同样方法检查右叶(图2-5-2)。

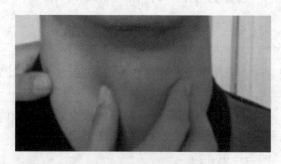

图 2-5-2　单手触诊法示意图

②双手触诊法:站在被评估者背后,双拇指放在其颈后,其余四指在甲状软骨两侧进行触摸,检查右叶时,左手示指、中指将甲状腺推向右侧,右手示指、中指、环指滑行触摸。并同时让被评估者做吞咽动作。用同样方法检查左侧。也可于被评估者前面进行双手触诊(图2-5-3、图2-5-4)。

(3)听诊:正常甲状腺区听不到血管杂音,当甲状腺肿大时,用钟形听诊器放在肿大的甲状腺上,可听到血管杂音。甲状腺功能亢进时可听到连续性低调的"嗡鸣"样血管杂音,这对诊断有意义。

2. 甲状腺肿大病因　甲状腺肿大病因见表2-5-1。

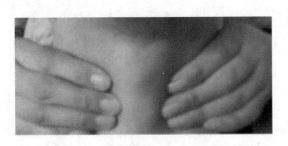

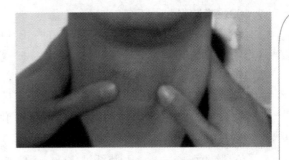

图 2-5-3 双手触诊法(后面)示意图   图 2-5-4 双手触诊法(前面)示意图

表 2-5-1 甲状腺肿大的病因及其特点

病　因	特　点
单纯性甲状腺肿	腺体肿大显著,多为弥漫性,也可为结节性,不伴有甲状腺功能亢进体征
甲状腺功能亢进	肿大的腺体质地较柔软,两侧可对称或不对称,触诊可有震颤,听诊有血管杂音
甲状腺癌	触诊时呈不规则结节、质硬,可与周围组织发生粘连而使甲状腺移动受限
甲状腺瘤	生长缓慢,多为单个,呈圆形或椭圆形,无压痛,与周围组织相比质地较韧
结节性甲状腺肿	肿大的腺体不对称,有结节、不光滑、质硬,无震颤及血管杂音
慢性淋巴细胞性甲状腺炎(桥本甲状腺炎)	甲状腺肿大呈弥漫性,表面光滑,质地似橡胶,有时可出现质地较硬的结节

(五) 气管

正常人气管位于颈前正中部,评估时被评估者取坐位或仰卧位,颈部自然直立,评估者以示指及环指分别置于左右胸锁关节上,中指置于胸骨上窝气管正中处,观察中指与示指和环指的距离。正常人两侧距离相等,气管居中。若两侧距离不等则提示气管有移位。大量胸腔积液、积气,纵隔肿瘤时将气管推向健侧;而肺不张、肺纤维化、胸膜粘连肥厚时则将气管拉向患侧。

 目 标 检 测

单选题

1.颈部的检查不包括(　　)。

A.颈部的外形　　　B.颈部血管　　　　C.甲状腺　　　　　　D.气管　　　　　　E.扁桃体

2.肿大的甲状腺与颈前其他包块的区别为(　　)。

A.甲状腺位于甲状软骨下方

B.甲状腺多呈弥漫性,对称性肿大

C.甲状腺表面光滑

D.甲状腺可随吞咽动作上下移动

E.甲状腺肿大的程度多在胸锁乳突肌以内

3.下列引起颈静脉怒张常见原因中不包括(　　)。

A.肺水肿　　　　　　　　　B.右心衰竭　　　　　　　　　C.缩窄性心包炎

D.心包积液　　　　　　　　E.上腔静脉阻塞综合征

4.正常人平卧时,颈外静脉在锁骨上缘至下颌角间的充盈水平是(　　)。

A.不显露　　　B.下 2/3 以内　　　C.下 1/2 以内　　　D.下 1/3 以内　　　E.以上都不对

5.正常人站立位或坐位时,颈外静脉在锁骨上缘至下颌角间的充盈水平是(　　)。

A.常不显露　　　B.下 2/3 以内　　　C.下 1/2 以内　　　D.下 1/3 以内　　　E.下 2/5 以内

参考答案

6. 颈静脉怒张见于（　　）。

A. 右心功能不全 　　　　　B. 甲状腺功能亢进 　　　　　C. 严重贫血

D. 主动脉瓣关闭不全 　　　E. 高血压

7. 下列可致气管向健侧移位的是（　　）。

A. 胸膜肥厚粘连 　　　　　B. 肺实变 　　　　　　　　　C. 肺不张

D. 大量胸腔积液 　　　　　E. 肺气肿

8. 气管移位不见于以下哪种疾病？（　　）

A. 肺不张 　　B. 肺纤维化 　　C. 胸腔积液 　　D. 肺气肿 　　E. 气胸

9. 肿大的甲状腺质地柔软，两侧对称，触及震颤，并可闻及血管杂音，多考虑（　　）。

A. 甲状腺功能亢进 　　　　B. 单纯性甲状腺肿 　　　　　C. 结节性甲状腺肿

D. 慢性淋巴细胞性甲状腺炎 　E. 甲状腺癌

10. 甲状腺肿大分为三度，Ⅲ度指（　　）。

A. 不能看到仅能触及 　　　B. 能看到又能触及 　　　　　C. 超过胸锁乳突肌

D. 甲状腺上有结节 　　　　E. 甲状腺肿大有脓性分泌物

（王秀琴　王莹）

任务六　胸部检查评估

　　胸部是指颈部以下、腹部以上的区域。胸部评估内容包括胸廓外形、胸壁、乳房、支气管、肺、心脏和血管等。一般先评估前胸部、侧胸部，再评估背部，左右对称处进行对比，按视诊、触诊、叩诊、听诊顺序进行。

一、胸部的体表标志

　　胸部的体表标志主要是指胸部体表自然标志和人为的画线，包括骨骼标志、自然陷窝、垂直线标志和解剖区域。胸部评估时，可借助于这些标志标记胸部脏器的位置和轮廓，以及描述异常体征的部位和范围（图 2-6-1、图 2-6-2、图 2-6-3）。

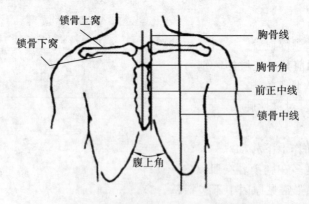

图 2-6-1　胸部体表标志（正面）示意图

（一）骨骼标志

胸部骨骼标志见表 2-6-1。

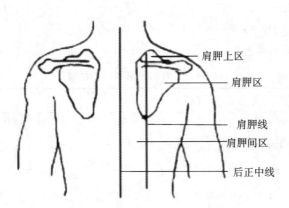

图 2-6-2　胸部体表标志和分区(背面)示意图

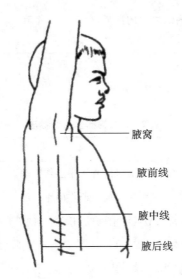

图 2-6-3　胸部体表标志和分区(侧面)示意图

表 2-6-1　胸部骨骼标志

名　称	部　位	临床意义
胸骨角	又称 Louis 角,为胸骨柄与胸骨体交接处向前突出的一道横嵴,其两侧分别与第 2 肋软骨相连接	为前胸壁计数肋骨和肋间隙的重要标志,胸骨角部位还相当于左右主支气管分叉处、主动脉弓下缘水平、心房上缘及上下纵隔交界,与背部第 5 胸椎相对应
肋骨与肋间隙	肋骨共 12 对,两个肋骨之间的间隙称为肋间隙	肋间隙用以标记病变的水平位置
胸骨下角	又称腹上角,为左右肋弓在胸骨下端会合所形成的夹角,正常为 70°～110°,矮胖体型者较钝,瘦长体型者较锐	相当于横膈的穹隆部,该角后方为肝左叶、胃及胰腺所在的区域
肩胛下角	肩胛骨位于后胸壁第 2～8 肋骨之间,呈三角形,其下部尖端称肩胛下角	当被评估者两上肢自然下垂时,肩胛下角相当于第 7 后肋和第 8 胸椎水平,为后部计数肋骨的标志
第 7 颈椎棘突	背部颈、胸交界的骨性标志,低头时最明显,其下连接第 1 胸椎	为计数胸椎的标志
肋脊角	第 12 肋骨与脊柱构成的夹角	其前方为肾和输尿管所在区域

(二) 自然陷窝和解剖区域

自然陷窝和解剖区域见表 2-6-2。

表 2-6-2　自然陷窝和解剖区域

名　称	部　位	临床意义
胸骨上窝	胸骨柄上方的凹陷	正常气管位于其后正中
锁骨上窝(左、右)	分别位于锁骨上方的凹陷	相当于两肺尖上部
锁骨下窝(左、右)	分别位于锁骨下方的凹陷	相当于两肺尖下部
腋窝(左、右)	上肢内侧与胸壁相连的凹陷部	—
肩胛区(左、右)	肩胛冈以下的肩胛区域	—
肩胛间区	两肩胛骨内缘之间的区域,后正中线将其分为左、右两个部分	—

(三) 垂直线标志

胸部垂直线标志见表 2-6-3。

表 2-6-3　胸部垂直线标志

名　称	部　位
前正中线	又称胸骨中线,通过胸骨正中所作的垂直线
锁骨中线(左、右)	通过左、右锁骨中点向下所作的垂直线
腋前线(左、右)	通过腋窝前皱襞沿前胸壁向下所作的垂直线
腋后线(左、右)	通过腋窝后皱襞沿后胸壁向下所作的垂直线
腋中线(左、右)	自腋窝顶端于腋前线和腋后线之间中点向下所作的垂直线
肩胛下角线(左、右)	两上臂自然下垂时通过肩胛下角所作的垂直线,又称肩胛线
后正中线	又称脊柱中线,通过椎骨棘突或沿脊柱正中所作的垂直线

二、胸廓、胸壁与乳房评估

(一) 胸廓评估

正常人胸廓呈椭圆形,两侧大致对称。成人胸廓前后径较左右径稍短,婴儿和老年人胸廓前后径与左右径接近或稍小于左右径。常见异常胸廓有下列几种情况(表 2-6-4)。

表 2-6-4　异常胸廓临床特点及临床意义

名　称	临床特点	临床意义
桶状胸	胸廓呈圆桶状,前后径增大,与左右径几乎相等,肋骨呈水平位,肋间隙增宽饱满,腹上角增大(图 2-6-4(a))	见于严重肺气肿、支气管哮喘,也可见于老年人或肥胖体型者
扁平胸	胸廓扁平,前后径显著减小,为左右径的一半,两者的比例约为 1:2(图 2-6-4(b))	多见于慢性消耗性疾病,如肺结核、肿瘤晚期等,也可见于瘦长体型者

续表

名 称	临床特点	临床意义
佝偻病胸	佝偻病串珠:沿胸骨两侧各肋软骨与肋骨交界处常隆起,形成串珠状 ①肋膈沟:下胸部前面的肋骨常外翻,自剑突沿膈附着部位的胸壁向内凹陷形成的沟状带,又称郝氏沟 ②鸡胸:胸廓前侧胸壁肋骨凹陷,胸骨下端前突,胸骨上下距离较短(图2-6-4(c)) ③漏斗胸:胸骨剑突处显著凹陷呈漏斗状,称漏斗胸(图2-6-4(d))	多见于佝偻病儿童
胸廓局部隆起	患侧胸廓局部隆起	见于心脏明显增大、大量心包积液、胸壁肿瘤、肋骨骨折等
胸廓一侧变形	患侧胸廓凹陷或隆起	一侧肺内含气量减少或肺、胸膜组织纤维化可引起患侧胸廓凹陷(如肺不张,广泛性胸膜增厚、粘连等);一侧大量胸腔积液、气胸等可引起患侧胸廓隆起
脊柱畸形所致的胸廓改变	因脊柱前凸、后凸、侧凸等畸形致胸廓前后、两侧不对称,肋间隙变窄或增宽(图2-6-5)	多见于脊柱结核、肿瘤、外伤等,严重脊柱畸形所致的胸廓改变,可导致呼吸、循环功能障碍

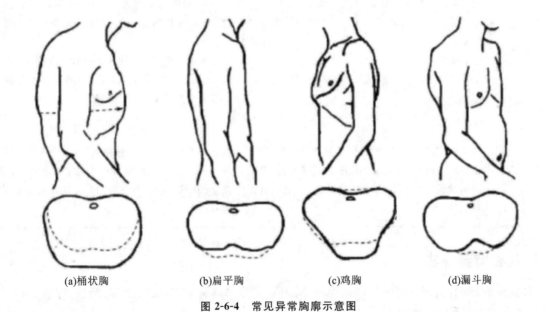

(a)桶状胸　(b)扁平胸　(c)鸡胸　(d)漏斗胸

图 2-6-4　常见异常胸廓示意图

(二) 胸壁评估

胸壁评估主要通过视诊和触诊进行。评估内容除包括胸部皮肤、淋巴结、肌肉发育等外,还应注意有无静脉曲张(当上腔静脉阻塞或下腔静脉阻塞时,胸壁静脉可以充盈、曲张)、皮下气肿(用手按压皮肤能感觉到气体在组织内的移动,似捻发感或握雪感)、胸壁压痛等(肋软骨炎、胸壁软组织炎、肋间神经炎及肋骨骨折时,胸壁局部可有压痛,白血病患者胸骨可有明显压痛和叩痛)。

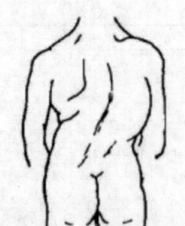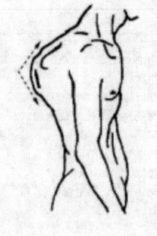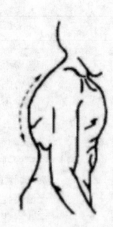

(a)脊柱侧凸 (b)脊柱后凸

图 2-6-5 脊柱畸形所致的胸廓改变示意图

（三）乳房评估

乳房评估时应将胸部完全暴露，以利对比。一般先视诊后触诊，按一定顺序进行，并评估腋窝及锁骨上窝。

乳房评估内容及临床意义见表2-6-5。

表 2-6-5 乳房评估内容及临床意义

评估方法	评估内容	临床意义
视诊	观察乳房对称性、乳头和乳房皮肤。 ①正常女性两侧乳房的大小、位置和外形应基本对称； ②乳头对称，无倒置或内翻、无溢液等； ③皮肤无发红、水肿、溃疡、橘皮样变或局部回缩等	①一侧乳房明显增大，可见于先天畸形、囊肿形成、炎症或肿瘤。一侧乳房明显缩小多为发育不全； ②乳头溢液多为病理性，如血性见于肿瘤，黄色、黄绿色、浆液性无色溢液见于慢性囊性乳腺炎等； ③皮肤橘皮样变见于乳腺癌
触诊	取坐位或平卧位，依次按乳房分区（图2-6-6）外上、外下、内下、内上四个象限的顺序进行，评估乳房的质地与弹性，有无压痛及包块，乳头有无硬结等	乳房红肿热痛见于乳腺炎患者；肿块质软，界限清楚，无压痛，见于乳腺良性肿瘤；肿块质硬，活动差，无压痛，见于乳腺癌，晚期可有腋窝淋巴结转移

三、肺和胸膜评估

肺和胸膜评估时，被评估者一般取坐位或仰卧位，充分暴露胸壁，一般按视诊、触诊、叩诊、听诊的顺序进行，注意左右对称部位的比较。

（一）视诊

肺和胸膜视诊的主要内容为呼吸运动。视诊呼吸运动时，主要评估如下内容。

1.呼吸运动类型 正常成年女性以胸式呼吸为主，正常成年男性和儿童以腹式呼吸为主。呼吸运动类型改变及临床意义见表2-6-6。

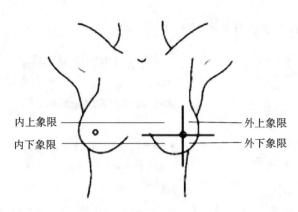

内上象限 —— 外上象限
内下象限 —— 外下象限

图 2-6-6 乳房分区示意图

表 2-6-6 呼吸运动类型改变及临床意义

类 型	临 床 意 义
胸式呼吸改变	肺炎、重症肺结核、胸膜炎、肺水肿或肋骨骨折时,胸式呼吸减弱,腹式呼吸增强
腹式呼吸改变	腹膜炎症、大量腹腔积液和腹腔巨大肿瘤时,腹式呼吸减弱,胸式呼吸增强

2. 呼吸频率、深度、节律 正常成人静息状态下呼吸频率为16~20次/分,呼吸与脉搏之比为1∶4,随着年龄的增长而逐渐减慢;呼吸节律基本上均匀而整齐。某些疾病可致呼吸频率和深度改变,呼吸节律改变多提示中枢神经系统病变,呼吸的变化类型、临床特点及临床意义见表2-6-7。

表 2-6-7 呼吸的变化类型、临床特点及临床意义

变 化 类 型	临 床 特 点	临 床 意 义
呼吸过速	呼吸频率超过24次/分	见于发热、疼痛、贫血、甲状腺功能亢进、心肺功能不全等。一般体温升高1℃,呼吸频率约增加4次/分
呼吸过缓	呼吸频率低于12次/分	见于颅内压增高、镇静剂使用过量
浅快呼吸	呼吸浅而快	见于肺炎、胸膜炎、胸腔积液、气胸、呼吸肌麻痹、腹腔积液等
深快呼吸	呼吸深而快	见于剧烈运动、情绪激动或过度紧张
浅慢呼吸	呼吸浅而慢	见于昏迷、麻醉剂或镇静剂使用过量、颅内压增高等
深慢呼吸	呼吸深而慢,又称库斯莫呼吸	多见于糖尿病酮症酸中毒、尿毒症,偶见于大出血和急性肺炎
潮式呼吸	又称陈-施呼吸,呼吸由浅慢逐渐变得深快,再由深快转为浅慢,之后出现一段呼吸暂停,继而又重复上述呼吸节律。潮式呼吸周期为30秒至2分钟,暂停5~30 s	多见于脑炎、脑膜炎、颅内压增高和某些药物中毒等,有些老年人在沉睡时也可出现,为脑动脉硬化、中枢神经系统供血不足的表现
间断呼吸	又称Biot呼吸,表现为几次不规则的呼吸后,突然停止一段时间,之后又开始规则呼吸,周而复始	其发生原因同潮式呼吸,但较之更为严重,常发生于临终前
叹息样呼吸	一种不规则长叹气呼吸,自觉胸部发闷,在一段正常呼吸节律中插入一次深大呼吸,常伴有叹息声	为功能性改变。见于神经衰弱、精神紧张或抑郁

呼吸音改变的类型和特点示意图见图 2-6-7。

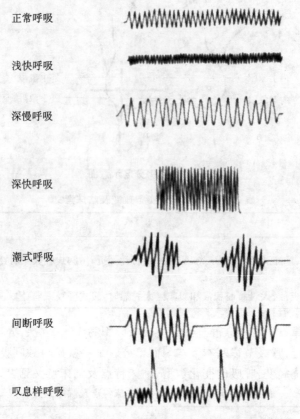

正常呼吸

浅快呼吸

深慢呼吸

深快呼吸

潮式呼吸

间断呼吸

叹息样呼吸

图 2-6-7　呼吸音改变的类型和特点示意图

(二) 触诊

1. 语音震颤　被评估者发出声音时,声波所产生的震动可沿气管、支气管及肺泡传到胸壁,并引起共鸣震动,评估者用手掌在其胸部的体表可触及,称为语音震颤(简称语颤,又称为触觉语颤)。根据其强度变化,可判断胸内病变性质。

(1) 评估方法:评估者用双手掌或双手掌的尺侧缘轻轻平贴在被评估者胸壁的对称部位,嘱被评估者用同等的强度重复发出"yi"的长音,或发"1""2""3"长音,评估者双手掌可感到细微的震动。评估时自上而下,先前胸后背部,比较两手掌感受到的震颤是否一致(图 2-6-8、图 2-6-9),注意有无双侧、单侧、局部增强或减弱。

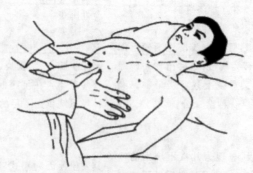

图 2-6-8　语颤的评估方法(前胸)示意图

(2) 临床意义:语颤主要取决于气管、支气管是否畅通,胸壁传导是否良好等。一般情况下,发音强、音调低、胸壁薄、支气管与胸壁距离近者语颤强,反之则弱,故正常人语颤的强弱与年龄、性别、体型及部位有关,一般成人较儿童强,男性较女性强,瘦者较胖者强,前胸上部较前胸下部强,右胸上部较左

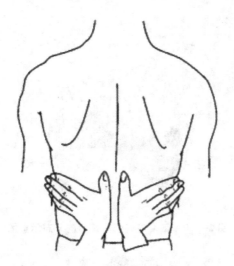

图 2-6-9　语颤的评估方法(后背)示意图

胸上部强。语颤变化及临床意义见表 2-6-8。

表 2-6-8　语颤变化及临床意义

变 化 类 型	临 床 意 义
语颤减弱或消失	①支气管阻塞,如阻塞性肺不张;②肺泡含气量增多,如肺气肿;③大量胸腔积液或气胸;④严重胸膜增厚或粘连;⑤胸壁皮下气肿或皮下水肿
语颤增强	①肺组织实变,如大叶性肺炎实变期、肺梗死;②接近胸膜的肺内有大空洞,声波在空洞内产生共鸣,使语颤增强,当空洞周围有炎性浸润时更有利于声音的传导,如肺脓肿、肺结核空洞

2.胸膜摩擦感　胸膜炎时因纤维蛋白沉积于胸膜,胸膜表面变得粗糙,呼吸时脏、壁胸膜互相摩擦,触诊时有皮革相互摩擦的感觉。通常于呼吸两相均可触及,但有时只在吸气末触及,在侧胸壁下部最易触及。正常人无。

(三) 叩诊

1.叩诊方法及注意事项　胸部叩诊主要有间接叩诊法和直接叩诊法,以间接叩诊法最常用。叩诊时应自上而下,先前胸再侧胸及背部,并进行左右、上下、内外对比,分析叩诊音。

(1)间接叩诊法:叩诊前胸时,评估者板指平贴肋间隙并与肋骨平行;叩诊肩胛间区时,板指与脊柱平行,叩诊肩胛下角以下部位时,板指保持与肋间隙平行。注意叩击力量要均匀,轻重应适宜。

(2)直接叩诊法:评估者右手指并拢,以指腹面对胸壁进行叩击。主要用于大面积病变。

2.正常胸部叩诊音的分布　正常胸部叩诊音分布示意图见图 2-6-10、图 2-6-11。

(1)清音:正常肺组织叩诊音为清音。前胸上部比下部稍浊;右上肺较左上肺稍浊;左侧心缘旁稍浊;右腋下部因受肝影响稍浊;背部较前胸部稍浊。

(2)浊音:叩击心、肝与肺组织的重叠部位时,产生浊音。

(3)实音:叩击实质器官,如心、肝无肺组织覆盖的部位、后胸的脊柱时,产生实音。

(4)鼓音:叩击胃泡区(位于左胸下部)时,产生鼓音。

3.异常胸部叩诊音及临床意义　当肺或胸膜发生病变时,正常肺部清音区出现过清音、浊音、实音及鼓音,称为异常胸部叩诊音,其临床意义见表 2-6-9。

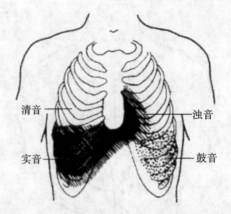

图 2-6-10　正常前胸部叩诊音的分布示意图

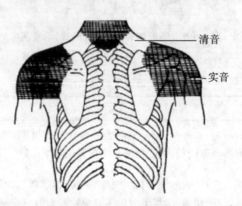

图 2-6-11　正常后胸部叩诊音的分布示意图

表 2-6-9　异常胸部叩诊音及其临床意义

异常胸部叩诊音	临床意义
浊音与实音	见于：①肺组织含气量减少或有实变时，如肺炎、肺结核、肺水肿、肺不张、肺梗死、未液化的肺脓肿；②肺内不含气的病变，如肺肿瘤；③胸腔积液、胸膜增厚等
过清音	见于肺泡内含气量增多、肺组织弹性降低时，如肺气肿
鼓音	见于气胸或肺内空腔性病变，且空腔靠近胸壁，直径大于 3 cm 时，如空洞型肺结核、肺脓肿等

（四）听诊

肺部听诊的内容主要包括正常呼吸音、异常呼吸音、啰音、语音共振和胸膜摩擦音等。听诊的顺序一般由肺尖开始，自上而下，先前胸后侧胸再到背部，同时要上下对比、左右对称部位进行比较。

1. 正常呼吸音　正常呼吸音可听到三种，即支气管呼吸音、肺泡呼吸音及支气管肺泡呼吸音。正常呼吸音产生机理、听诊特点及听诊部位见表 2-6-10。

表 2-6-10　正常呼吸音产生机理、听诊特点及听诊部位

类　型	产生机理	听诊特点	听诊部位
支气管呼吸音	呼吸时气流经声门、气管、主支气管形成湍流所产生的声音	似抬舌后经口腔呼气发出的"哈"音，特点为吸气时相短，呼气时相长而强，音调较高	正常可在喉部、胸骨上窝、背部第 6、7 颈椎及第 1、2 胸椎附近听到

类 型	产 生 机 理	听 诊 特 点	听 诊 部 位
肺泡呼吸音	呼吸时气流进出肺泡所产生的声音,吸气时气流由气管经支气管进入肺泡,肺泡由松弛状态变为紧张状态,呼气时肺泡又由紧张状态变为松弛状态,肺泡的这种弹性变化和气流震动所产生的声音称肺泡呼吸音	似上齿咬下唇吸气时发出的"夫"音,特点为吸气时相较呼气时相长而强	正常人除支气管呼吸音和支气管肺泡呼吸音分布的部位外,大部分肺部可听到肺泡呼吸音
支气管肺泡呼吸音	兼有支气管呼吸音与肺泡呼吸音的特点	吸气音的性质与肺泡呼吸音相似,但音调较高、音响较强;呼气音的性质与支气管呼吸音相似,但音调较低、音响较弱、时间较短,吸气时相与呼气时相大致相等	正常人于胸骨角附近、肩胛间区第3、4胸椎水平及肺尖前后部可听到支气管肺泡呼吸音

正常呼吸音示意图见图 2-6-12。

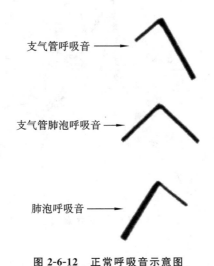

图 2-6-12 正常呼吸音示意图

注:粗线表示音强,细线表示音弱。

正常肺泡呼吸音的强弱与被评估者的年龄、性别、呼吸深浅、肺组织弹性大小和胸壁厚薄有关。老年人肺泡呼吸音较儿童弱;男性较女性强;在肺组织较厚、胸壁较薄的部位如乳房下部、肩胛下部和腋窝下部,肺泡呼吸音较强;肺尖和肺下缘区域则较弱;此外,瘦长体型者较矮胖体型者肺泡呼吸音强。

2. 异常呼吸音 异常呼吸音的变化类型及临床意义见表 2-6-11。

表 2-6-11 异常呼吸音的变化类型及临床意义

变 化 类 型		临 床 意 义
异常肺泡呼吸音	肺泡呼吸音减弱或消失	局部或一侧肺泡呼吸音减弱或消失见于胸腔积液、气胸、支气管阻塞、肺不张、胸膜增厚、肋骨骨折、肋间神经痛等;双侧肺泡呼吸音减弱或消失见于全身衰竭、重症肌无力、肺气肿等;肌麻痹引起肺泡呼吸音减弱可为单侧或双侧

Note

变化类型		临床意义
	肺泡呼吸音增强	双侧肺泡呼吸音增强见于发热、运动、情绪紧张、贫血、代谢功能亢进和代谢性酸中毒等；一侧肺泡呼吸音增强见于肺组织病变,健侧肺通气量增强引起代偿性肺泡呼吸音增强
	呼气音延长	见于阻塞性肺气肿、慢性支气管炎、支气管哮喘等(下呼吸道部分阻塞导致呼气的阻力增加或肺泡弹性回缩力减弱所致)
	呼吸音粗糙	见于支气管或肺部炎症的早期
异常支气管呼吸音	在正常肺泡呼吸音区域听到支气管呼吸音,又称管状呼吸音	见于肺组织实变、肺内大空腔(多见于肺结核空洞或肺脓肿)、压迫性肺不张

3. 啰音 啰音是呼吸音以外的附加音,正常情况下并不存在。按其性质不同可分为干啰音和湿啰音。啰音示意图见图 2-6-13。

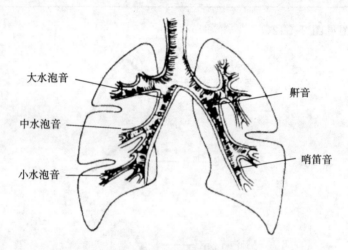

大水泡音
中水泡音
小水泡音
鼾音
哨笛音

图 2-6-13　啰音示意图

干啰音与湿啰音的区别见表 2-6-12。

表 2-6-12　干啰音与湿啰音的区别

啰音分类	产生机理	听诊特点	临床意义
干啰音	气流通过狭窄或部分阻塞的气道时产生湍流所发出的声音。气道狭窄或部分阻塞的病理因素如下：①气管、支气管炎使管壁黏膜充血、水肿和分泌物增加；②支气管平滑肌痉挛；③管腔内异物、分泌物或肿瘤导致部分阻塞；④管壁外肿大的淋巴结或肿瘤压迫	①为一种持续时间较长、带乐性的呼吸附加音,音调较高；②吸气时与呼气时均可听到,但以呼气时明显；③强度、性质和部位容易改变,其瞬间数量可明显增减。发生在主支气管以上大气道的干啰音,有时不用听诊器也可听到,称为喘鸣	①局限分布为支气管狭窄所致,见于支气管内膜结核、肿瘤等；②两肺满布见于支气管哮喘、慢性支气管炎、阻塞性肺气肿和心源性哮喘等

啰音分类	产生机理	听诊特点	临床意义
湿啰音	湿啰音可分为大、中、小水泡音和捻发音。①大水泡音主要发生于气管、主支气管或空洞部位;②中水泡音主要发生于中等大小支气管部位;③小水泡音主要发生于细支气管或肺泡部位	吸气时气流通过气道内的较稀薄分泌物如渗出液、痰液、血液、黏液、脓液等形成的水泡破裂所产生的声音	①为断续而短暂的声音,一次常可连续出现多个;②呼气时和吸气时均可听到。但多见于吸气时,以吸气末最清楚;③部位较固定,性质不易变化;④中、小水泡音可同时存在;⑤咳嗽后可减轻或消失	①大水泡音多见于支气管扩张、肺空洞、肺水肿、昏迷或濒死患者;②中水泡音多见于支气管炎、支气管肺炎;③小水泡音多见于细支气管炎、支气管肺炎、肺淤血等;④捻发音多见于正常老年人或长期卧床者,一般无特殊临床意义,持续存在的捻发音见于肺淤血或肺炎早期;⑤肺部局限性湿啰音仅提示该处局部病变,如肺炎、肺结核或支气管扩张等;两侧肺底部湿啰音多见于支气管肺炎或左心功能不全所致的肺淤血;两肺满布湿啰音,多见于急性肺水肿、严重支气管肺炎

4.语音共振 语音共振产生机理与语颤类似,但较触诊更敏感。其临床意义同语颤。

5.胸膜摩擦音 产生机理及临床意义同胸膜摩擦感,其听诊特点似在耳边两个手背相互摩擦的声音,也有的像丝绸品的摩擦音等,吸气和呼气时均可听到,以吸气末或呼气开始时为明显,屏住呼吸时即消失。可发生于任何部位,但多见于肺脏移动范围较大的部位,如腋中线下部。见于纤维素性胸膜炎、肺梗死、胸膜肿瘤、尿毒症、严重脱水致胸膜高度干燥等。

肺与胸膜常见疾病的胸部体征比较见表 2-6-13。

表 2-6-13 肺与胸膜常见疾病的胸部体征比较

异常体征	视诊		触诊		叩诊	听诊	
	胸廓外形	呼吸运动	语颤	气管位置	叩诊音	呼吸音	湿啰音
肺实变	对称	患侧减弱	患侧增强	居中	浊音或实音	异常支气管呼吸音	湿啰音
肺不张	患侧凹陷	患侧减弱	消失或减弱	移向患侧	浊音或实音	消失或减弱	无
肺气肿	桶状胸	两侧减弱	两侧减弱	居中	过清音	减弱	多无
胸膜增厚	患侧凹陷	患侧减弱	减弱	移向患侧	浊音	减弱	无
胸腔积液(图 2-6-14)	患侧饱满	患侧减弱或消失	减弱或消失	推向健侧	浊音或实音	消失或减弱	无
胸腔积气(图 2-6-15)	患侧饱满	患侧减弱或消失	减弱或消失	推向健侧	鼓音	减弱或消失	无

四、心脏检查评估

心脏评估按视诊、触诊、叩诊、听诊的顺序进行。评估时环境要安静、温暖,光线最好来自左侧。

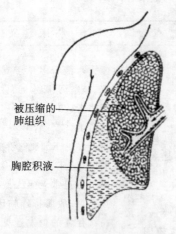

图 2-6-14　胸腔积液示意图

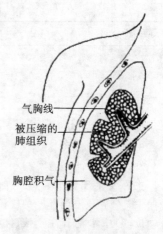

图 2-6-15　胸腔积气示意图

（一）视诊

1. 心前区有无隆起　正常人心前区外形与右侧相应部位对称。先天性心脏病或儿童期即患心脏病且伴心脏显著增大者心前区可隆起；大量心包积液时，心前区外观显得饱满。

2. 心尖搏动　心脏收缩时，心尖冲击心前区，可引起局部肋间组织向外搏动，称为心尖搏动。

1）正常心尖搏动　正常人心尖搏动位于胸骨左侧的第 5 肋间隙锁骨中线内 0.5～1.0 cm 处，心尖搏动范围的直径为 2.0～2.5 cm。肥胖或女性乳房垂悬时则不易看见。

2）心尖搏动的改变　心尖搏动受生理因素和病理因素两种情况影响，主要表现在位置、强弱和范围改变等方面。

（1）生理因素影响：生理因素对心尖搏动的影响见表 2-6-14。

表 2-6-14　生理因素对心尖搏动的影响

体位或体型	心尖搏动改变
仰卧位时	心尖搏动向上移
左仰卧位时	心尖搏动可向左移 2～3 cm
右仰卧位时	心尖搏动可向右移 1.0～2.5 cm
矮胖体型者	心尖搏动向外移位可达第 4 肋间
瘦长体型者	心尖搏动向下移位可达第 6 肋间

（2）病理因素影响：病理因素对心尖搏动的影响见表 2-6-15。

表 2-6-15　病理因素对心尖搏动的影响

病理因素		心尖搏动改变
心脏疾病	左心室增大	心尖搏动向左下移位
	右心室增大	心尖搏动向左移位
	右位心	心尖搏动在胸骨右侧第 5 肋间锁骨中线内 0.5～1.0 cm 处
胸部疾病	一侧胸腔积液或气胸	心尖搏动移向健侧
	一侧肺不张或胸膜粘连	心尖搏动移向患侧
	左侧胸腔大量积液或肺气肿	心尖搏动减弱或消失
腹部疾病	大量腹腔积液或腹腔巨大肿瘤	心尖搏动向上移位

（3）心尖搏动强度改变：心尖搏动增强见于剧烈运动、情绪激动、消瘦、左心室增大、甲状腺功能亢进、发热和贫血时，心尖搏动减弱见于肥胖、女性乳房垂悬或肋间隙变窄、心肌炎、心肌梗死时；心包积液

时心尖搏动减弱或消失。

3.心前区异常搏动 剑突下搏动可见于肺气肿伴右心室肥大、腹主动脉瘤等。消瘦或腹壁薄而凹陷者,正常腹主动脉搏动传导也可出现剑突下搏动。右心室肥大时,胸骨左缘第3~4肋间可见搏动。少数正常青年人或肺动脉高压时可出现胸骨左缘第2肋间搏动。

（二）触诊

触诊可进一步验证视诊、发现视诊未能察觉的体征。通常以右手全手掌、手掌尺侧或示指、中指、环指并拢以指腹触诊。触诊的主要内容包括以下几个方面。

1.心尖搏动及心前区搏动 触诊可进一步确定心尖搏动的位置、强弱和范围,较视诊更为准确。触诊感觉到的心尖搏动标志着心室收缩期的开始,可以此确定震颤、心音和杂音出现的时期。心前区其他部位触到搏动意义同视诊。

2.震颤 震颤又称猫喘,是指用手触诊时感觉到的一种细微震动感。震颤具有重要临床意义。触诊到震颤即提示有器质性心血管疾病。多见于心脏瓣膜狭窄及某些先天性心脏病。瓣膜关闭不全时震颤较少出现。按震颤出现的时期,可分为收缩期震颤、舒张期震颤和连续性震颤。

震颤发生的机制与杂音相同,是由于血液流经狭窄瓣膜口或不正常通道时产生湍流,使瓣膜、心壁或大血管壁产生振动传到胸壁所致。一般来说,震颤的强弱与瓣膜狭窄程度、血流速度和心脏两腔室之间压力差的大小成正比。如瓣膜越狭窄,震颤越强,但过度狭窄,反而无震颤。

3.心包摩擦感 心包摩擦感是指一种与胸膜摩擦感相似的心前区摩擦震动感。在胸骨左缘第4肋间处最易触及。因心脏在此处不被肺覆盖,且接近胸壁,坐位前倾或呼气末明显。收缩期和舒张期均可触到,见于心包膜炎症。当心包渗液增多时,心包摩擦感消失。

（三）叩诊

心脏叩诊是用于确定心界,判断心脏(包括所属的大血管)的大小、形状以及在胸腔中位置的重要方法。一般叩诊心界是指叩诊心脏相对浊音界,因为它所代表的是心脏的实际大小。

1.心脏叩诊方法及注意事项 心脏叩诊时使用间接叩诊法。一般先叩左界,后叩右界,由下而上,由外而内,叩至由清音变为浊音时,表明已达心脏相对浊音界。

叩诊时,被评估者取坐位,评估者左手板指与心缘平行,仰卧位时与肋间平行,用力要均匀,尽可能轻叩。叩心左界时,从心尖搏动外2~3 cm处由外向内叩,如此自下而上逐一肋间进行直至第2肋间,叩心右界时,先叩出肝浊音界的上界,自肝浊音界上界的上一肋间(通常为右锁骨中线上第5肋间)开始,由外向内叩出浊音界,依次逐一肋间上移进行至第2肋间止,并用笔分别做标记。然后用尺测量前正中线至各标记点的垂直距离。叩出的此界即为心脏相对浊音界,代表心脏实际大小和形状。当越过浊音界再继续向内叩诊时,叩诊音由浊音变为实音表示已达心脏不被肺覆盖的部分,则此界称为心脏绝对浊音界,主要反映右心室大小,再测量左锁骨中线距前正中线的距离。叩诊心脏相对浊音界板指位置示意图见图2-6-16。

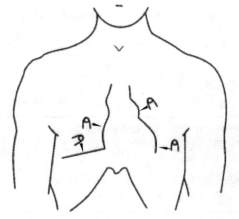

图2-6-16 叩诊心脏相对浊音界板指位置示意图

2.正常的心脏浊音界(相对浊音界) 正常心脏相对浊音界与锁骨中线的距离见图2-6-17。

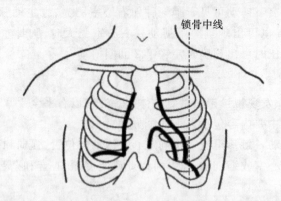

图 2-6-17 正常心脏相对浊音界与锁骨中线的距离示意图

正常人心脏相对浊音界见表2-6-16。

表 2-6-16 正常人心脏相对浊音界

右界/cm	肋　间	左界/cm
2～3	2	2～3
2～3	3	3.5～4.5
3～4	4	5～6
	5	7～9

注:正常成人左锁骨中线距前正中线 8～10 cm。

心浊音界各部分组成示意图见图2-6-18。

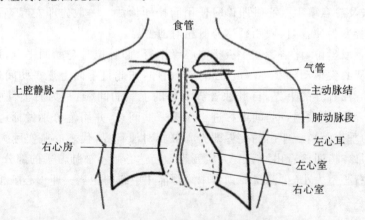

图 2-6-18 心浊音界各部分组成示意图

3.心浊音界的改变及其临床意义 心脏相对浊音界的大小、形态、位置可因心脏疾病或心外疾病而发生改变。

(1)心脏疾病:心脏疾病致心脏相对浊音界改变,见表2-6-17。

表 2-6-17 心脏疾病致心脏相对浊音界改变

病理原因	心浊音界改变	临床意义
左心房与肺动脉扩大	心腰部饱满或膨出,心浊音界外形呈梨形(图2-6-19)	多见于二尖瓣狭窄
左心室增大	心浊音界向左下扩大,心腰部加深由钝角变为近似直角,心浊音界外形呈靴形(图2-6-20)	见于主动脉瓣关闭不全、高血压性心脏病

续表

病 理 原 因	心浊音界改变	临 床 意 义
右心室增大	右心室轻度增大时,心脏相对浊音界增大;显著增大时,心脏相对浊音界向左右扩大,以向左扩大明显	多见于肺心病
左右双心室增大	心浊音界向两侧扩大,且左界向下扩大,呈普大型心	多见于扩张型心肌病、重症心肌炎、克山病和全心功能不全等
心包积液	心界向两侧扩大,且心界外形随体位改变而发生改变。坐位时心浊音界呈三角烧瓶形;仰卧位时心脏底部浊音界明显增宽(图2-6-21)	见于心包积液

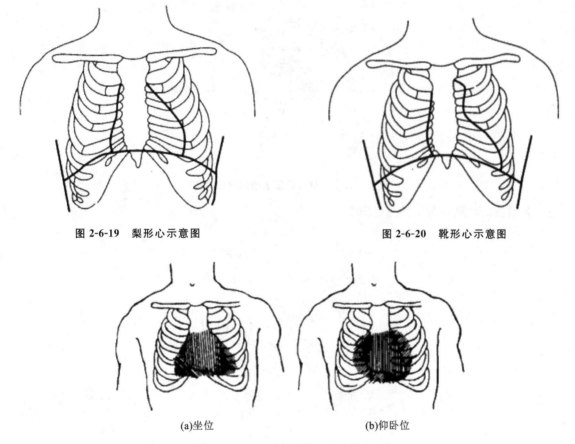

图 2-6-19　梨形心示意图　　　　　　图 2-6-20　靴形心示意图

(a)坐位　　　　　　　　　(b)仰卧位

图 2-6-21　心包积液的心浊音界示意图

(2) 心外疾病:肺气肿时,心浊音界缩小,甚至叩不出;大量胸腔积液和胸腔积气时,心界在患侧叩不出,健侧心界向外移位;腹腔大量积液、腹腔巨大肿瘤时,膈肌上升,心脏呈横位,叩诊时心浊音界扩大。

(四) 听诊

听诊内容包括心率、心律、心音、杂音、心包摩擦音等。为了便于辨别心音或杂音,有时需要让被评估者改变体位,做深吸气或深呼气,或病情允许时可进行适当运动。

1. 心脏瓣膜听诊区　心脏各瓣膜开放与关闭时产生的声音,沿血流方向传至体表,听诊最清楚的部位即为该瓣膜听诊区。心脏各瓣膜听诊区体表位置见表2-6-18。

Note

表 2-6-18　心脏各瓣膜听诊区体表位置

心脏瓣膜听诊区	体 表 位 置
二尖瓣区	位于心尖部,即胸骨左侧第 5 肋间锁骨中线稍内。心脏增大或心尖搏动移位时,可选择心尖搏动最强点听诊
三尖瓣区	胸骨体下端左缘,即胸骨左缘第 4、5 肋间
主动脉瓣区	主动脉瓣第一听诊区在胸骨右缘第 2 肋间,主动脉第二听诊区在胸骨左缘第 3、4 肋间。主动脉瓣关闭不全所致的舒张期杂音在此区听诊较为清晰
肺动脉瓣区	胸骨左缘第 2 肋间

心脏各瓣膜的听诊区示意图见图 2-6-22。

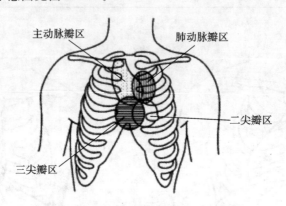

图 2-6-22　心脏各瓣膜的听诊区示意图

心脏各瓣膜的解剖位置示意图见图 2-6-23。

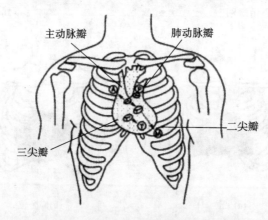

图 2-6-23　心脏各瓣膜的解剖位置示意图

听诊顺序可沿逆时针方向进行,即由二尖瓣区→肺动脉瓣区→主动脉瓣第一听诊区→主动脉瓣第二听诊区→三尖瓣区的顺序听诊;也可按病变好发部位的次序进行,即二尖瓣区→主动脉瓣第一听诊区→主动脉瓣第二听诊区→肺动脉瓣区→三尖瓣区。

2.听诊内容　听诊内容包括心率、心律、心音、额外心音、杂音和心包摩擦音。

1)心率　心率是指每分钟心跳的次数。正常成人心率范围为 60～100 次/分,大多为 60～80 次/分,老年人偏慢。成人心率低于 60 次/分称为窦性心动过缓;心率超过 100 次/分(一般不超过 150 次/分)称为窦性心动过速。

2)心律　心律是指心脏跳动的节律。正常成人心跳节律规整,临床上儿童和部分青年的心律吸气时可增快,呼气时可减慢,这种随呼吸而出现的心律不齐称为窦性心律不齐,一般无临床意义。临床上常见的心律失常是期前收缩和心房颤动(表 2-6-19)。

表 2-6-19　期前收缩和心房颤动的特点和临床意义

心律失常类型	听诊特点	临床意义
期前收缩	在规则心律基础上提前出现的心跳,其后有一较长间歇,使基本心律发生紊乱。第一心音明显增强,第二心音减弱	见于器质性心脏病、洋地黄中毒、电解质紊乱,也可见于正常人
心房颤动	①心室律快慢不一;②心室律绝对不规则;③第一心音强弱不等;④绌脉	见于二尖瓣狭窄、甲状腺功能亢进、冠心病等

3）正常心音　正常心音有四个,按其在心动周期中出现的先后,依次命名为第一心音(S1)、第二心音(S2)、第三心音(S3)和第四心音(S4),其听诊特点及临床意义见表 2-6-20。

表 2-6-20　正常心音的听诊特点及临床意义

正常心音	产生机理	听诊特点	临床意义
第一心音	主要是因心室收缩开始时,房室瓣骤然关闭引起的振动所致	①音调较低,强度较响;②性质较钝;③持续时间较长(约 0.1 s);④与心尖搏动同时出现;⑤心尖部听诊最强且最清晰	标志着心室收缩期的开始
第二心音	主要是因心室舒张期开始时,半月瓣骤然关闭引起的振动所致	①音调较高,强度较 S1 低;②性质清脆;③持续时间较短(约 0.08 s);④在心尖搏动之后出现;⑤心底部听诊最强且最清晰(一般 A2 在主动脉瓣区听诊最清楚,P2 在肺动脉瓣区听诊最清楚,正常情况下,青少年 P2＞A2,成人 A2＝P2,老年人则 A2＞P2)	标志着心室舒张期的开始
第三心音	心室舒张早期血液自心房急速流入心室,使心室壁、乳头肌、腱索产生振动所致	在第二心音之后 0.02～0.08 s 出现,第三心音听诊特点为轻而低调,短而弱,在心尖部及其上方可听到	部分正常儿童和青少年可听到
第四心音	因心房肌收缩产生的振动所致	在第一心音开始前 0.1 s 出现,正常情况下此音特点为低调、沉浊、非常弱,一般听不到	病理情况下可在心尖部及其内部听到,称为房性或收缩期前期奔马律

4）心音改变　心音改变包括心音强度及性质改变、心音分裂。

（1）心音强度改变及其临床意义见表 2-6-21。

表 2-6-21　心音强度改变及其临床意义

心音强度改变	临床意义
S1 增强	见于二尖瓣狭窄瓣膜尚未钙化僵硬时、高热、甲状腺功能亢进等
S1 减弱	见于二尖瓣关闭不全、心肌炎、心肌病、心肌梗死和左心衰竭等
S1 强弱不等	见于心房颤动、室性心动过速、频发室性期前收缩及三度房室传导阻滞等
S2 增强	主要见于主动脉内压增高或肺动脉内压增高,A2 增强主要见于高血压、主动脉粥样硬化;P2 增强主要见于二尖瓣狭窄、二尖瓣关闭不全、左心衰竭
S2 减弱	主要见于主动脉内压降低或肺动脉内压降低。A2 减弱主要见于主动脉瓣狭窄或关闭不全;P2 减弱主要见于肺动脉瓣狭窄或关闭不全
S1、S2 同时增强	见于心脏活动增强时,如情绪激动、劳动、贫血等

续表

心音强度改变	临 床 意 义
S1、S2同时减弱	见于心肌炎、心肌病、心肌梗死、心功能不全等,以及心包积液、左侧胸腔大量积液、肺气肿、休克等

（2）心音性质改变：心肌严重受损时，第一心音失去其原有特征而与第二心音相似，同时多有心率增快，心音犹如钟摆的声音，称钟摆律，因此音酷似胎儿心音，故又称胎心律，为重症心肌炎和急性心肌梗死的重要体征。

5）额外心音　额外心音是指在正常心音之外出现的病理性附加心音。常见的额外心音有奔马律、二尖瓣开放拍击音、心包叩击音等。其中以舒张早期奔马律最多见，临床意义也较大。

6）杂音　杂音是指除心音和额外心音外的一种夹杂音，其特点是持续时间较长，可与心音完全分开或连续，甚至完全掩盖心音。

（1）杂音产生的机制：正常血流呈层流，由于血流速度加快、异常血流通道、管径异常或血液黏度改变，血流紊乱产生湍流，致心脏壁或血管壁产生振动而在相应部位产生杂音（图2-6-24）。

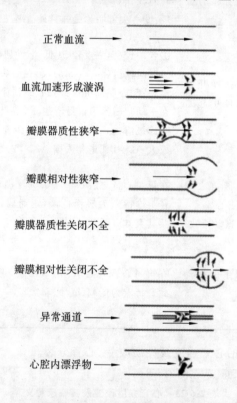

正常血流 ——

血流加速形成漩涡

瓣膜器质性狭窄 ——

瓣膜相对性狭窄 ——

瓣膜器质性关闭不全

瓣膜相对性关闭不全

异常通道 ——

心腔内漂浮物 ——

图2-6-24　杂音产生机制示意图

（2）杂音的听诊要点：听取杂音时，应注意分析杂音出现的时期、性质、最响部位、强度、传导方向等，以判断杂音的临床意义。

①时期：分为收缩期杂音、舒张期杂音、连续性杂音。一般舒张期杂音和连续性杂音为器质性杂音，收缩期杂音可为功能性，也可为器质性，应注意区分。

②最响部位：杂音的最响部位与病变部位和血流方向有关。一般来说杂音在某瓣膜听诊区最响，病变就在该区相应的瓣膜。

③强度：收缩期杂音强度通常采用Levine 6级分级法（表2-6-22）。

表 2-6-22 心脏收缩期杂音分级

级　　别	临 床 意 义
1级	最轻微的杂音,占时短,需在安静环境下仔细听才能听出
2级	较易听出的弱杂音
3级	将听筒置于胸壁上即可听出较响亮杂音
4级	响亮的杂音
5级	很响亮的杂音,只需听诊器胸件一半边缘接触胸壁,即能清楚听到
6级	极响的杂音,听诊器的胸件稍离开胸壁一定距离,就能听到杂音

一般 2 级以下收缩期杂音多为功能性杂音,常无病理意义;3 级以上收缩期杂音多为病理性杂音,但仍应结合杂音性质、粗糙程度、传导情况等判定。

④性质:杂音的性质常以隆隆样、吹风样、叹气样、机器样、乐音样等来形容。按音调高低又可分为粗糙和柔和两种。一般功能性杂音较柔和,器质性杂音多较粗糙。

⑤传导方向:杂音一般顺着产生杂音的血流方向传导,也可经周围组织向四周传导。杂音越响则传导越广。根据杂音的最响部位及其传导方向有助于判断杂音的来源。

（3）各瓣膜区杂音的临床意义:根据杂音的听诊要点,杂音可分为功能性杂音和器质性杂音。通常舒张期杂音和连续性杂音均为器质性杂音,收缩期杂音可为功能性杂音也可为器质性杂音,故两者的鉴别具有重要意义(表 2-6-23)。

表 2-6-23 收缩期功能性杂音与收缩期器质性杂音的鉴别要点

	收缩期功能性杂音	收缩期器质性杂音
部位	心尖部或肺动脉瓣区	可发生于各瓣膜区
强度	6级以下	3级以上
性质	柔和、吹风样	粗糙、吹风样
传导	局限	范围较广
持续时间	短促	较长
心脏大小	正常	心房和(或)心室增大

五、周围血管检查评估

周围血管检查评估包括对动脉、静脉和毛细血管的评估,可通过视诊、触诊、听诊进行,这里主要叙述脉搏、血压、周围血管征的评估内容。

（一）脉搏

脉搏测量方法和正常值详见《基础护理技术》。评估脉搏时应注意脉率、脉律、脉搏紧张度、强度、波形和动脉壁情况。常见的异常脉搏及其临床意义见表 2-6-24。

表 2-6-24 异常脉搏及其临床意义

异 常 脉 搏	临 床 特 点	临 床 意 义
水冲脉	脉搏骤起骤落,急促而有力,将被评估者手臂抬高过头,并紧握其腕部掌面,仍感到急促有力的冲击	由脉压增大所致。多见于严重贫血、主动脉瓣关闭不全、甲状腺功能亢进

续表

异常脉搏	临床特点	临床意义
交替脉	脉搏一强一弱交替出现而节律正常	由心室收缩强弱交替所致,提示心肌严重受损。为左心衰竭的重要体征。多见于左心功能不全、高血压性心脏病、急性心肌梗死等
奇脉	吸气时脉搏显著减弱至消失	多见于心包积液和缩窄性心包炎,是心包填塞的重要体征之一
无脉	脉搏消失	多见于严重休克和多发性大动脉炎

(二) 血压测量

血压测量方法及正常值详见《基础护理技术》。异常血压及其临床意义见表 2-6-25。

表 2-6-25　异常血压及其临床意义

异常血压	临床意义
高血压	成人收缩压达 140 mmHg(18.6 kPa)或以上,和(或)舒张压达 90 mmHg(12 kPa)或以上,多见于原发性高血压,也见于肾脏疾病、肾上腺皮质或髓质肿瘤、甲状腺功能亢进等
低血压	血压低于 90 mmHg/60 mmHg(12 kPa/8.0 kPa),多见于休克、心力衰竭、急性心肌梗死、急性心包填塞、肾上腺皮质功能减退等,也可见于少数正常人
双上肢血压差增大	正常人的双上肢血压差为 10 mmHg(1.3 kPa),双上肢血压差大于正常范围多见于多发性大动脉炎或先天性动脉畸形等
上下肢血压差异常	正常人下肢血压比上肢高 20～40 mmHg(2.7～5.3 kPa),如出现下肢血压低于上肢血压则提示主动脉狭窄或胸、腹主动脉型大动脉炎等
脉压改变	脉压>40 mmHg(5.3 kPa)为脉压增大,多见于主动脉瓣关闭不全、严重贫血、甲状腺功能亢进等;脉压<30 mmHg(3.9 kPa)为脉压减小,多见于心力衰竭、低血压、心包积液、主动脉瓣狭窄、缩窄性心包炎等

(三) 周围血管征

周围血管征及其临床意义见表 2-6-26。

表 2-6-26　周围血管征及其临床意义

周围血管征	临床特点	临床意义
毛细血管搏动征	用手指轻压患者指甲末端,或以玻片轻压口唇黏膜,受压部分的边缘有红、白交替节律性搏动	多见于主动脉瓣关闭不全、甲状腺功能亢进、严重贫血
射枪音	将听诊器置于肱动脉或股动脉处,可闻及与心跳一致的一种短促如射枪的声音	主要见于主动脉瓣关闭不全
Duroziez 双重杂音	将听诊器置于股动脉上,稍加压力,可听到收缩期与舒张期均出现的杂音,呈吹风样,称 Duroziez 双重杂音	见于主动脉瓣关闭不全、甲状腺功能亢进、严重贫血

Note

目标检测

参考答案

单选题

1.胸部是指（　　　）。

A.下颌骨以下至腹部以上　　　　　B.颈部以下　　　　　　　　　C.腹部以上

D. 颈部以下至腹部以上　　　　　　E.耻骨联合以上

2.胸部的构成结构中不包括（　　　）。

A.胸壁、胸廓　　　　　　　　　　B.肺、纵隔　　　　　　　　　C.淋巴管、血管

D.胃体　　　　　　　　　　　　　E.乳房

3.胸部检查时，按（　　　）的顺序，先检查前胸部和侧胸部，后检查背部，注意两侧对比。

A.视诊、触诊、叩诊、听诊　　　　　　　　　B.视诊、叩诊、触诊、听诊

C.听诊、视诊、触诊、叩诊　　　　　　　　　D.视诊、触诊、听诊、叩诊

E.触诊、听诊、叩诊、视诊

4.后胸壁计数肋骨的重要标志是（　　　）。

A.肩胛下角　　　　B.肩峰　　　　C.肩胛冈　　　　D.肩胛骨　　　　E.第7颈椎棘突

5.计数胸椎的标志位是（　　　）。

A.第6颈椎棘突　　　　　　　　　B.第7颈椎棘突　　　　　　　　C.第1胸椎棘突

D.脊柱棘突　　　　　　　　　　　E.第2胸椎棘突

6.下列不是佝偻病胸的是（　　　）。

A.鸡胸　　　　　　B.扁平胸　　　　C.佝偻病串珠　　　D.肋膈沟　　　　E.漏斗胸

7.代谢性酸中毒可出现（　　　）。

A.库斯莫尔呼吸　　　　　　　　　B.呼吸频率加快　　　　　　　　C.呼吸频率减慢

D.陈-施呼吸　　　　　　　　　　　E.间断呼吸

8.异常支气管呼吸音是指（　　　）。

A.发生在大支气管音调增高的呼吸音

B.发生在大支气管区域的呼吸音

C.发生于小支气管区域的呼吸音

D.支气管呼吸音与肺泡呼吸高音混合而成

E.正常肺泡呼吸音部位出现支气管呼吸音

9.慢性阻塞性肺气肿患者的胸廓形态是（　　　）。

A.鸡胸　　　　　　B.扁平胸　　　　C.桶状胸　　　　D.串珠胸　　　　E.漏斗胸

10.下列关于皮下气肿的描述哪项是错误的？（　　　）

A.胸部皮下组织有气体积存　　　　　　　　　B.只见于肺、气管或胸膜受损

C.触诊可出现握雪感或捻发感　　　　　　　　D.严重时可向颈部、腹部蔓延

E.偶见于局部产气杆菌感染

11.临床上用于计算前肋和肋间隙的标志是（　　　）。

A.胸骨角　　　　B.肩胛下角　　　　C.第7颈椎　　　D.锁骨上窝　　　E.胸骨上窝

12.当两上肢自然下垂时，肩胛下角一般位于（　　　）。

A.第5肋间水平　　　　　　　　　B.第6肋间水平　　　　　　　　C.第7肋间水平

D.第9肋间水平　　　　　　　　　E.第10肋间水平

13.成人呼吸频率低于12次/分，称为（　　　）。

A.潮式呼吸　　　　B.呼吸过缓　　　C.叹息样呼吸　　　D.深长呼吸　　　E.间停呼吸

14.下列哪种病变不会出现浊音？（   ）

A.肺气肿   B.肺炎   C.肺脓肿   D.肺结核   E.肺肿瘤

15.患者表现为明显的吸气性呼吸困难,伴有三凹征,常见于（   ）。

A.支气管肺炎   B.支气管哮喘   C.阻塞性肺气肿

D.气管异物   E.肺结核

16.气胸时不会出现的体征是（   ）。

A.患侧呼吸运动减弱   B.气管移向对侧   C.患侧语音震颤增强

D.患侧呼吸音消失   E.患侧叩诊为鼓音

17.引起气管向患侧移位的病变是（   ）。

A.大叶性肺炎   B.气胸   C.胸腔积液   D.肺不张   E.肺气肿

18.患者,男性,20岁,低热5天,右侧胸痛,深呼吸时加剧。查体:右肺呼吸音稍减弱,并闻及胸膜摩擦音。最可能的诊断为（   ）。

A.流行性胸痛   B.肋间神经痛   C.纤维素性胸膜炎

D.渗出性胸膜炎   E.肺炎球菌性肺炎

19.某患者查体所见:右侧胸廓饱满,呼吸运动减弱,语音震颤消失,叩诊呈实音,呼吸音消失,气管向左侧移位。此体征符合（   ）。

A.左侧肺不张   B.右侧胸腔积液   C.右下大叶性肺炎

D.右侧气胸   E.右侧肺不张

20.为减轻痛苦,患者被迫采取的体位为（   ）。

A.自动体位   B.被动体位   C.强迫体位   D.胸膝卧位   E.半坐卧位

21.胸部叩诊呈过清音的疾病是（   ）。

A.肺肿瘤   B.肺气肿   C.气胸   D.胸腔积液   E.肺脓肿

22.桶状胸常见于（   ）。

A.肺结核   B.肺气肿   C.佝偻病   D.大叶性肺炎   E.肿瘤晚期

23.正常人肺下界移动范围为（   ）。

A.2～4 cm   B.4～6 cm   C.6～8 cm   D.8～10 cm   E.10～12 cm

24.某老年男性,胸部体检示胸廓前后径明显增宽,肋间隙饱满,腹上角增大。此胸廓形态为（   ）。

A.扁平胸   B.漏斗胸   C.桶状胸   D.鸡胸   E.佝偻病胸

25.库斯莫尔呼吸常见于（   ）。

A.呼吸中枢抑制   B.代谢性酸中毒   C.呼吸性碱中毒

D.代谢性碱中毒   E.颅内压增高

26.正常人胸廓前后径与横径比例约为（   ）。

A.1∶1   B.1∶1.5   C.2∶1   D.3∶1   E.以上都不对

27.下列关于平静呼吸时叩诊肺下界的描述哪项错误？（   ）

A.锁骨中线位于第6肋间   B.腋中线位于第8肋间

C.肩胛线位于第10肋间   D.两侧肺下界大多不等,左高右低

E.两侧肺下界大致相等

28.下列关于正常支气管呼吸音的分布,错误的是（   ）。

A.喉部   B.胸骨上窝

C.背部第6、7颈椎附近   D.背部第1、2胸椎附近

E.胸骨角

29.下列可闻及支气管呼吸音的是（   ）。

A.肺组织实变   B.胸腔积液   C.气胸

D. 阻塞性肺不张   E. 肺气肿

30. 不符合干啰音听诊特点的是(　　)。

A. 吸气、呼气均可听到   B. 部位易变性大

C. 吸气时音强而高   D. 咳嗽时可多可少

E. 不同性质的干啰音可同时存在

31. 不符合湿啰音听诊特点的是(　　)。

A. 吸气、呼气均可听到   B. 部位易变性小   C. 呼气时音强而高

D. 咳嗽后可减轻或消失   E. 断续而短暂,一次连续多个出现

32. 王某,男,26 岁。查体:气管向左侧移位,右侧胸廓饱满,呼吸运动减弱,语音震颤消失,叩诊呈鼓音,呼吸音消失。考虑诊断为(　　)。

A. 左侧肺不张   B. 右侧胸腔积液   C. 右下大叶性肺炎

D. 右侧气胸   E. 右侧肺不张

33. 陈某,男性,18 岁。上体育课(跳高)时,突发右侧胸痛,深呼吸时加剧,伴气急。查体:右侧胸廓饱满,呼吸运动减弱,叩诊呈鼓音,右侧肺呼吸音减弱。最可能的诊断为(　　)。

A. 流行性胸痛   B. 肋间神经痛   C. 右侧气胸

D. 渗出性胸膜炎   E. 肺炎球菌性肺炎

34. 单纯二尖瓣狭窄时,第一心音亢进是因为(　　)。

A. 心脏收缩时,二尖瓣前叶处于低位置   B. 二尖瓣及腱索增厚

C. 心肌收缩力提高   D. 心脏收缩时,二尖瓣后叶关闭延迟

E. 心室收缩时间延长

35. 下列关于心脏瓣膜听诊区的描述正确的是(　　)。

A. 三尖瓣区位于胸骨体下端右缘

B. 主动脉瓣第二听诊区位于胸骨左缘第 4 肋间

C. 二尖瓣区位于心尖部

D. 主动脉瓣区位于胸骨右缘第 3 肋间

E. 肺动脉瓣区位于胸骨右缘第 2 肋间

36. 心脏听诊的规范顺序是(　　)。

A. 二尖瓣区→主动脉瓣第二听诊区→主动脉瓣第一听诊区→肺动脉瓣区→三尖瓣区

B. 三尖瓣区→主动脉瓣第一听诊区→肺动脉瓣区→主动脉瓣第二听诊区→二尖瓣区

C. 主动脉瓣第一听诊区→肺动脉瓣区→主动脉瓣第二听诊区→二尖瓣区→三尖瓣区

D. 二尖瓣区→肺动脉瓣区→主动脉瓣第一听诊区→主动脉瓣第二听诊区→三尖瓣区

E. 二尖瓣区→三尖瓣区→主动脉瓣第二听诊区→肺动脉瓣区→主动脉瓣第一听诊区

37. 听到二尖瓣开瓣音常提示(　　)。

A. 二尖瓣狭窄伴二尖瓣关闭不全

B. 二尖瓣轻中度狭窄,瓣膜弹性和活动性较好

C. 二尖瓣严重狭窄,瓣膜钙化

D. 二尖瓣狭窄伴左心衰竭

E. 二尖瓣狭窄分离术的禁忌证

38. 下列关于心脏杂音的叙述,哪项是错误的?(　　)

A. 杂音在某瓣膜听诊区最响,提示病变在该区相应的瓣膜

B. 杂音的性质是指由于振动的频率不同而表现为音色和音调的不同

C. 目前普遍采用的杂音分级法为 Levine 6 级分级法

D. 不同时期出现的杂音,常反映不同的病变

E. 根据杂音最响部位及其传导方向,可判断杂音来源及其病理性质

Note

39. 器质性二尖瓣狭窄听诊主要特点是（　　）。

A. 心尖区可闻及收缩期吹风样杂音

B. 心尖区可闻及舒张早期隆隆样杂音

C. 心尖区可闻及舒张中、晚期隆隆样杂音

D. 胸骨左缘第 2～3 肋间，可闻及收缩期吹风样杂音

E. 胸骨左缘第 2～3 肋间，可闻及舒张期叹气样杂音

40. 二尖瓣狭窄的杂音特点是（　　）。

A. 舒张早、中期递增型杂音 　　　　　　　　B. 舒张早、中期递减型杂音

C. 舒张中、晚期递增型杂音 　　　　　　　　D. 舒张中、晚期递减型杂音

E. 舒张早、晚期递增型杂音

41. 关于震颤和杂音的关系，下列哪项描述是正确的?（　　）

A. 有杂音一定能触到震颤 　　　　　　　　　B. 有震颤多能听到杂音

C. 无震颤就听不到杂音 　　　　　　　　　　D. 震颤与杂音产生的机制不同

E. 震颤和杂音均提示器质性心脏病

42. 病理情况下心尖搏动明显增强呈抬举样，可能的原因为（　　）。

A. 右心室肥大 　　　　　　　B. 二尖瓣狭窄 　　　　　　C. 室间隔缺损

D. 主动脉瓣狭窄 　　　　　　E. 左心室肥大

43. 二尖瓣狭窄最具特征性的体征是（　　）。

A. 心尖部可扪及震颤 　　　　　　B. 二尖瓣面容 　　　　　　C. 心尖区 S1 亢进

D. 心尖区可闻及隆隆样舒张期杂音　E. P2 亢进并分裂

44. 胸骨右缘第 2 肋间属于（　　）。

A. 二尖瓣区 　　　　　　　　　　　　　　　B. 三尖瓣区

C. 主动脉瓣第一听诊区 　　　　　　　　　　D. 肺动脉瓣区

E. 主动脉瓣第二听诊区

45. 大量心包积液患者，坐位时心浊音界呈何种改变?（　　）

A. 梨形 　　　　B. 靴形 　　　　C. 烧瓶形 　　　　D. 普大形 　　　　E. 心底部浊音区增宽

46. 第一心音的特点不包括（　　）。

A. 音调较低 　　　　　　　　B. 音响较强 　　　　　　　　C. 低钝

D. 在心底部最清楚 　　　　　E. 持续时间较长

47. 下列关于房颤的描述正确的是（　　）。

A. 第二心音分裂 　　　　　　B. 心律绝对不齐 　　　　　　C. 心室率快而规则

D. 心率少于脉率 　　　　　　E. 心尖部可闻及杂音

48. 心脏叩诊发现心腰部饱满或膨出，心脏浊音界呈梨形，考虑诊断为（　　）。

A. 主动脉瓣关闭不全 　　　　B. 二尖瓣狭窄 　　　　　　　C. 房间隔缺损

D. 心包积液 　　　　　　　　E. 以上均不是

49. 第一心音产生的主要机制是（　　）。

A. 心室肌收缩 　　　　　　　　　　　　　　B. 半月瓣开放

C. 二尖瓣、三尖瓣骤然关闭 　　　　　　　　D. 心房收缩

E. 血液冲入大血管

50. 第二心音形成的主要机制是（　　）。

A. 二尖瓣、三尖瓣突然关闭 　　B. 主动脉瓣、肺动脉瓣突然关闭 　　C. 血液流入大动脉

D. 血流快速回流入心室 　　　　E. 主动脉振动

任务七 腹部检查评估

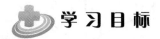

学习目标

知识目标

1. 了解腹部视诊、叩诊、听诊的内容和方法。

2. 熟悉腹部评估的常见内容。

3. 掌握腹部触诊的内容和方法。

能力目标

运用所学的知识结合临床病例进行腹部评估。

素质目标

1. 具有较强的护理技能。

2. 细心、耐心、真心地做好腹部评估。

腹部位于横膈与骨盆之间,前面及侧面为腹壁,后面为脊柱及腰肌,内含腹壁、腹膜腔和腹腔脏器等。腹腔脏器有消化、泌尿、生殖、内分泌、血液及血管系统,因此,腹部评估仍用视诊、触诊、叩诊、听诊等基本检查法,以脏器触诊最为重要。

一、腹部体表标志与分区

要正确对腹部进行评估,准确记录腹部症状和体征出现的部位,首先必须熟悉腹部脏器的部位及其在体表的投影。为了准确描写和记录腹部脏器病变的位置,常需要借助一些腹部脏器的体表标志及对腹部做适当的分区。

（一）体表标志

1. 腹上角（又称胸骨下角） 为左、右肋弓在胸骨下端会合处所形成的夹角,用于判断体型及肝脏的测量。

2. 肋弓下缘 由第8～10肋软骨构成,其下缘为体表腹部的上界,用于腹部分区、肝脾的测量及胆囊点的定位。

3. 脐 为腹部中心,位于第3～4腰椎之间,为腹部四区法、阑尾压痛点及腰椎穿刺的定位标志。

4. 腹中线（腹白线） 为前正中线的延续,为腹部四区法的垂直线。

5. 腹直肌外缘 为胸部锁骨中线的延续,作为手术切口和胆囊点的定位标志。右侧腹直肌外缘与肋弓下缘的交界处为胆囊点。

6. 髂前上棘 髂嵴前方的突出点,为腹部九区法、阑尾压痛点的定位标志及骨髓穿刺的部位。

7. 腹股沟韧带 寻找股动脉、股静脉和腹股沟疝通过的部位。

8. 耻骨联合 由两侧的耻骨联合面借纤维软骨连接而成,为腹中线最下部的骨性标志。

9. 肋脊角 背部两侧第12肋骨与脊柱的交角,为肾脏叩击痛位置。

（二）腹部分区

临床上常用上述体表标志将腹部划分为若干区,目前常用的腹部分区法有四区法、九区法及七区法。

1. 四区法 通过脐分别画水平线与垂直线,将腹部分为右上腹、右下腹、左上腹、左下腹四个区（图2-7-1）。

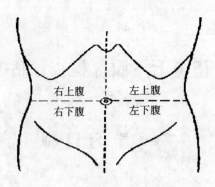

图 2-7-1　腹部体表分区（四区法）

各区所包含的主要脏器如下。

（1）左上腹：肝左叶、脾、胃、部分小肠、部分横结肠和降结肠、胰体及胰尾、左肾、左肾上腺、结肠脾曲及腹主动脉。

（2）左下腹：部分小肠、部分降结肠、乙状结肠、左输尿管、女性左侧卵巢及输卵管、男性左侧精索。

（3）右上腹：肝、胆囊、胰头、幽门、十二指肠、右肾、右肾上腺、结肠肝曲、部分升结肠及横结肠、部分小肠、腹主动脉、大网膜。

（4）右下腹：部分小肠、盲肠、阑尾、部分升结肠、充盈的膀胱、右输尿管、女性右侧卵巢及输卵管、男性右侧精索。

2.九区法　由两条水平线和两条垂直线将腹部划分为九个区。上水平线为连接两侧肋弓下缘的肋弓线；下水平线为连接两侧髂前上棘的髂棘线。左、右两条垂线分别是通过左、右髂前上棘至腹中线连线中点的垂直线。上述四线相交将腹部分为九个区，即左、右上腹部（左、右季肋部），左、右侧腹部（左、右腰部），左、右下腹部（左、右髂部），上腹部，中腹部（脐部），下腹部（图 2-7-2）。

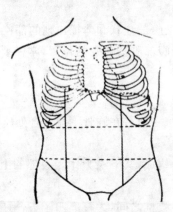

图 2-7-2　腹部体表分区（九区法）

各区所包含的主要脏器如下。

（1）左上腹部（左季肋部）：胃、结肠脾曲、脾、胰尾、左肾、左肾上腺。

（2）左侧腹部（左腰部）：降结肠、空肠、回肠、左肾下极。

（3）左下腹部（左髂部）：乙状结肠、淋巴结、女性左侧卵巢及输卵管、男性左侧精索。

（4）上腹部：胃、肝左叶、十二指肠、横结肠、大网膜、胰头、胰体、腹主动脉。

（5）中腹部（脐部）：十二指肠下部、空肠、回肠、横结肠、输尿管、肠系膜及淋巴结、腹主动脉、大网膜。

（6）下腹部：回肠、乙状结肠、输尿管、增大的子宫、充盈的膀胱。

（7）右上腹部（右季肋部）：肝右叶、胆囊、结肠肝区、右肾及右肾上腺。

（8）右侧腹部（右腰部）：升结肠、部分空肠、右肾下极。

（9）右下腹部（右髂部）：盲肠、阑尾、回肠下段、男性右侧精索、女性右侧卵巢及输卵管。

二、腹部评估要点

腹部评估前,应嘱被评估者排空膀胱,取低枕仰卧位,充分暴露全腹,屈髋屈膝,使腹肌放松,两手自然放于躯干两侧。腹部评估仍然采用视诊、触诊、叩诊及听诊等基本方法。但因触诊与叩诊均须向腹部施加一定压力,刺激肠道蠕动,影响肠鸣音,所以腹部评估一般按照视诊、听诊、触诊、叩诊顺序进行,其中以触诊最为重要,但记录时顺序不变。

(一)视诊

腹部视诊时,评估者站立于被评估者的右侧,在光线充足的情况下,自上而下全面观察,保持视线与患者腹部在同一平面上,有利于观察腹部细微变化。腹部视诊的主要内容有腹部外形、呼吸运动、腹壁静脉、胃肠型和蠕动波及腹壁的其他情况(如皮肤、疝等)。

1.腹部外形 观察腹部是否对称,有无膨隆或凹陷等。有腹腔积液或腹部包块时,还应测量腹围(用软尺经脐绕腹一周的周长)。

正常人腹部两侧对称,前腹壁大致处于肋缘至耻骨联合平面或略低,称为腹部平坦;小儿及肥胖者腹面可高于肋缘至耻骨联合的平面,称腹部饱满,脐部多呈凹陷状,消瘦者腹部下凹称为腹部低平。

腹部膨隆:仰卧位时前腹壁明显高出肋缘至耻骨联合的平面。

(1)全腹膨隆:又称弥漫性膨隆,腹部呈球形或扁圆形。产生的原因:①腹腔积液:当腹腔内大量积液,仰卧位时,腹部呈扁平状,并向两侧隆起,称为蛙状腹;侧卧位或坐位时,因液体移动致下腹部膨隆,常见于肝硬化门静脉高压症、心力衰竭、腹膜转移癌等所致腹腔大量积液(图 2-7-3)。②腹腔内积气:腹部外观呈球形,改变体位时腹部外形无明显变化,常见于肠梗阻或肠麻痹引起的胃肠道内积气、胃肠穿孔或治疗性人工气腹。③腹内巨大肿块:如巨大卵巢肿瘤、畸胎瘤等。

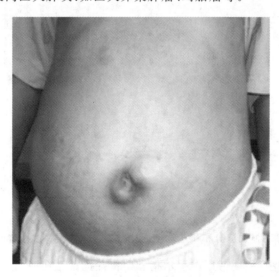

图 2-7-3 腹腔积液

(2)局部膨隆:常为局部脏器肿大、炎性包块、肿瘤、胃肠胀气以及腹壁肿物和疝等。鉴别局部包块是来自腹壁还是腹腔,可采用抬头试验,方法如下:嘱被评估者枕上抬头,使腹肌紧张,若肿块更清楚,则肿块多为腹壁上的,若肿块变得不清楚或消失,则多为腹腔内的。

腹部凹陷:仰卧位时前腹壁明显低于肋缘至耻骨联合的平面。

(1)全腹凹陷:主要见于极度消瘦与严重脱水者,严重时前腹壁几乎贴近脊柱,肋弓、髂嵴和耻骨联合显露,腹外形如舟状,称舟状腹,见于恶病质(各种慢性消耗性疾病晚期等)(图 2-7-4)。

(2)局部凹陷:较少见,大多见于腹壁手术后瘢痕收缩或腹壁外伤。

2.呼吸运动 腹壁随呼吸上下起伏,称为腹式呼吸运动。正常成年男性及儿童以腹式呼吸运动为主,成年女性则以胸式呼吸运动为主。腹式呼吸运动减弱常见于腹膜炎症、腹腔积液、急性腹痛、腹腔内巨大肿物或妊娠;腹式呼吸运动消失常见于胆或胃肠穿孔所引起的急性腹膜炎或膈肌麻痹等;腹式呼吸

Note

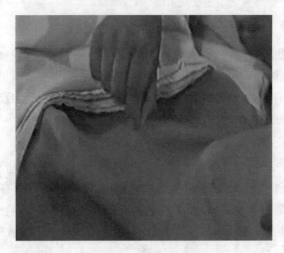

图 2-7-4　全腹凹陷

运动增强比较少见,常见于癔症。

3. 腹壁静脉　正常人的腹壁静脉一般不显露,在较瘦或皮肤薄而松弛的老年人可见直而细小的静脉网,不迂曲。腹壁静脉明显可见或迂曲变粗,称为腹壁静脉曲张。常见于门静脉高压所致的循环障碍或上、下腔静脉回流受阻。正常时,脐水平线以上的腹壁静脉血自下而上流入上腔静脉,脐水平线以下的静脉血自上而下流入下腔静脉。门静脉高压所致循环障碍时,以脐为中心向四周放射的腹壁静脉曲张,血液的流向与正常情况相同(图 2-7-5);上腔静脉阻塞时,上腹壁及胸壁浅静脉曲张,血液自上而下流入下腹壁的静脉;下腔静脉阻塞时,腹壁两侧及脐下腹壁静脉曲张,血液由下而上流入上腹壁静脉(图2-7-6)。

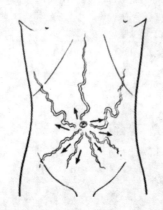
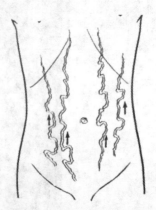

图 2-7-5　门静脉高压时腹壁浅静脉血流分布和方向　　　图 2-7-6　下腔静脉阻塞时腹壁浅静脉血流分布和方向

检查静脉血流方向的方法:评估者用右手示指和中指并拢紧压在一段无分支的静脉上,然后一根手指紧紧压住静脉并向外滑动 3～5 cm,挤出静脉内血液,放松该手指,另一根手指紧压不动,看静脉是否迅速充盈,根据血流的充盈情况可判断出血流方向。若血液迅速充盈,则血流方向为从放松端流向紧压端(图 2-7-7)。

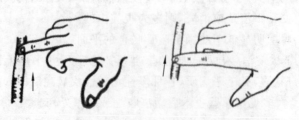

图 2-7-7　检查静脉血流方向手法示意图

4. 胃肠型和蠕动波　正常人腹部一般看不到胃和肠的轮廓及蠕动波,但腹壁菲薄或松弛的老年人、经产妇或极度消瘦者可见到。胃肠道发生梗阻时,梗阻近端的胃或肠段饱满而隆起,在腹壁上可见到相应的轮廓,称为胃型或肠型,同时伴该部位蠕动加强,在腹壁可见到自左肋缘下开始缓慢向右推进的蠕动波,蠕动波一般到右腹直肌下消失。有时可见到自右向左的逆蠕动波。小肠梗阻所致蠕动波多见于脐部。肠麻痹时,肠蠕动波消失。

5. 腹壁的其他情况 腹部视诊时还需注意下列情况。

(1)皮肤:观察皮肤颜色、色素、弹性、皮疹、瘢痕、出血点等情况。

(2)脐部:正常人脐周与下腹壁发蓝,为腹腔内大出血的征象(Cullen 征)。

(3)疝:腹部疝可分为腹内疝和腹外疝,后者多见。疝是腹腔内容物经腹壁或骨盆的间隙或薄弱部分向体表突出而形成。

(二)触诊

腹部评估以触诊最为重要。触诊时,被评估者常取仰卧位,两下肢屈曲并稍分开,两手自然放于躯干两侧,做缓慢、较深的腹式呼吸,使腹肌尽可能松弛。触诊肝、脾可分别采取左、右侧卧位。触诊肾脏时可采用坐位或站立位。评估者一般位于右侧,面对被评估者,前臂应与其腹部在同一平面。触诊时,手要温暖,动作要轻柔,由浅入深,先从"正常"部位开始,最后移向"病变"局部,一般由左下腹开始逆时针方向进行触诊,并与被评估者交谈,转移其注意力以减少腹壁紧张,同时观察被评估者的反应及表情。

根据不同的目的采取不同的触诊方法。浅部触诊法用于腹壁紧张度、抵抗感、浅表压痛等的检查;深部触诊法用于腹腔脏器、深部压痛、反跳痛及肿物等的检查。腹部触诊的主要内容如下。

1. 腹壁紧张度 正常人腹壁有一定的张力,但触之柔软,称为腹壁柔软。某些病理情况可使腹壁紧张度增高或减低。

(1)腹壁紧张度增高:当腹腔容量增加,如腹腔积液、胀气时,腹壁紧张度增高;腹腔内炎症刺激腹膜时,腹肌可出现反射性痉挛。腹壁紧张分为弥漫性腹肌紧张和局限性腹肌紧张。弥漫性腹肌紧张常见于:①胃肠穿孔或脏器破裂所致的急性弥漫性腹膜炎,腹壁明显紧张,硬如木板,称为板状腹;②结核性腹膜炎炎症发展较慢,对腹膜刺激缓慢,并且有腹膜增厚,与肠管、肠系膜粘连,触之柔软并且有抵抗,不易压陷,犹如揉面团,称揉面感。局限性腹肌紧张常见于腹部某一脏器炎症波及局部腹膜,如急性阑尾炎导致右下腹紧张,急性胆囊炎导致右上腹紧张。

(2)腹壁紧张度减低:多因腹肌张力减低或消失所致。可见于慢性消耗性疾病、刚放出大量腹腔积液者、严重脱水、腹肌瘫痪及重症肌无力患者,也可见于身体瘦弱的老年人和经产妇。腹壁紧张度减低或消失表现为腹壁松弛无力,失去弹性。

2. 压痛与反跳痛 正常人腹部在浅部触诊时一般不引起疼痛,重压时可有不适感。

(1)压痛:由浅入深按压腹部引起疼痛,称为腹部压痛,常为病变所在的部位,多由炎症、结石及肿瘤等病变引起,压痛多来自该部位的腹壁或腹腔病变。压痛局限于一点,称为压痛点。临床意义较大的压痛点如下:①胆囊点:位于腹直肌外缘与肋缘交界处,常见于胆囊病变。②阑尾点:又称麦氏点(McBurney 点),位于右髂前上棘与脐部连线的中外 1/3 交界处,常为阑尾病变的标志。

此外,在上腹部剑突下正中线偏右或偏左的压痛点,见于消化性溃疡;胸部病变可在上腹部或肋下部出现压痛点,盆腔病变可在下腹部出现压痛点。

在胆囊未肿大或未肿大到肋缘下时,不能触到胆囊,但可探查到胆囊触痛。评估者以左手掌平放在被评估者右肋缘部,将拇指用力压在胆囊点处,嘱被评估者缓慢深呼吸,在吸气过程中因发炎的胆囊下移触及用力按压的拇指而疼痛,被评估者突然屏气,称为 Murphy 征阳性,常见于急性胆囊炎(图2-7-8)。

肾脏压痛:季肋点、上输尿管点、中输尿管点、肋腰点、肋脊点。

季肋点:第 10 肋骨前端,压痛提示肾盂肾炎、肾脓肿和肾结核。

上输尿管点:脐水平线上腹直肌外缘。

中输尿管点:髂前上棘水平腹直肌外缘。

上或中输尿管出现压痛常见于输尿管结石、结核或化脓性炎症。

肋腰点:第 12 肋与腰肌外缘的交点。

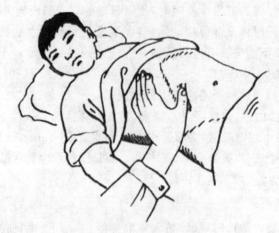

图 2-7-8　Murphy 征检查法

肋脊点:第 12 肋与脊柱交角的顶点。

肋腰点和肋脊点压痛见于肾盂肾炎、肾脓肿和肾结核(图 2-7-9)。

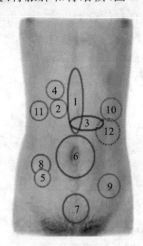

图 2-7-9　腹部常见疾病压痛点

注:1.胃炎或溃疡;2.十二指肠溃疡;3.胰腺炎或肿瘤;4.胆囊炎或肿瘤;5.阑尾炎;6.小肠疾病;7.膀胱或子宫病变;
8.子宫部炎症、结核;9.乙状结肠炎症或肿瘤;10.脾或结肠脾曲病变;11.肝或结肠肝曲病变;12.胰腺炎的腰部压痛点

(2)反跳痛:评估者用手指按压被评估者腹部出现压痛后,稍停片刻,然后突然松开时被评估者感觉腹痛加重,伴有痛苦表情或呻吟,称为反跳痛。反跳痛的出现因壁腹膜受腹膜炎症累及,当突然抬手时腹膜被牵拉所致。

3.脏器触诊　腹腔内的脏器较多,重要的有肝、脾、肾、胆囊、膀胱等,通过触诊常可发现脏器是否肿大、质地有无改变、局部有无肿块及有无压痛等病变,对临床寻找病因有重要意义。

(1)肝脏触诊:通过肝脏触诊主要可了解肝下缘的位置、质地、表面、边缘及搏动等。

触诊方法:评估者站于被评估者右侧,被评估者取仰卧位,两膝关节屈曲,使腹壁放松,并做深呼吸,以使肝脏上下移动。常用的方法如下:①单手触诊法:评估者右手平放于被评估者右侧腹壁上(估计在肝下缘下方),右手四指并拢,掌指关节伸直,示指与中指指端指向肋缘,或示指的侧缘对着肋缘,嘱被评估者做缓慢而深的腹式呼吸,触诊的手应与被评估者的呼吸运动密切配合,当深呼气时,腹壁松弛,触诊手指主动下按;当深吸气时腹壁隆起,触诊的手指被动上抬,但仍紧贴腹壁,右手上抬的速度落后于腹壁的抬起,并以指端或桡侧向前上迎触随膈下移的肝下缘,在右锁骨中线及前正中线分别触诊肝下缘并测量其大小。②双手触诊法:评估者右手位置同单手触诊法,左手自被评估者右腰部后方向上托起肝脏,大拇指固定在右肋缘,触诊时左手向上推,使吸气时右手指更易触及下移的肝下缘(图 2-7-10)。③冲击触诊法(沉浮触诊法):主要用于腹腔内有大量液体,不易触到肿大的肝脏下缘时。

肝脏触诊的内容如下。①大小:正常成人在右锁骨中线肋缘下一般触不到肝下缘,仅少数正常人可

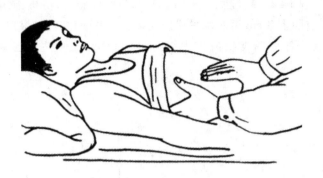

图 2-7-10 双手触诊法(肝脏)

被触及,但在 1 cm 以内;在剑突下触及肝下缘,多在 3 cm 以内,当肝上界正常或升高时,肝下缘超过上述标准,提示肝大。②质地:肝脏质地分为三级,质软、质韧和质硬。正常肝脏质软如触口唇;急性肝炎、脂肪肝时肝脏质地稍韧,慢性肝炎及肝淤血时质韧如触及鼻尖;肝硬化和肝癌时质硬如触及前额。③表面形态及边缘:正常人肝脏表面光滑,边缘整齐,厚薄一致。脂肪肝或肝淤血时肝边缘圆钝。肝癌患者肝脏表面不光滑,呈不均匀结节状,边缘厚薄不一。④压痛:正常人肝脏无压痛,肝脓肿、肝炎等可有压痛。⑤搏动:正常人肝脏不伴有搏动,在三尖瓣关闭不全时,右心室收缩搏动可通过下腔静脉而传导到肝,使肝呈扩张性搏动。

(2)脾脏触诊:脾脏触诊通常采用单手触诊法或双手触诊法。脾脏明显肿大,位置较表浅时,用单手稍用力即可触到。如果脾脏轻度肿大,并且位置较深,则需要用双手触诊法进行,被评估者采取仰卧位,双腿稍屈曲,使腹壁松弛,评估者位于其右侧,左手置于被评估者左季肋部第 7~10 肋处的侧后方,将脾脏由后向前托起,右手平放于腹部,与右肋弓垂直,从髂前上棘连线水平开始随被评估者腹式呼吸自下而上进行触诊,直至触到脾下缘或右肋弓(图 2-7-11)。脾脏轻度肿大,不易触及时,被评估者可采取右侧卧位,右下肢伸直,左下肢屈髋屈膝。

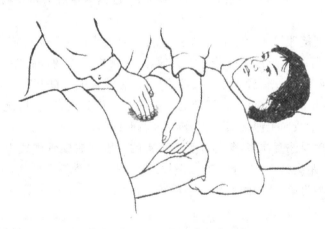

图 2-7-11 双手触诊法(脾脏)

正常情况下脾脏不能被触及。当内脏下垂、胸腔积液或积气时膈肌下降,脾脏向下移位,深吸气时可触及脾脏的边缘,考虑为脾下移,除此之外应考虑脾大。

脾大的测量方法如下。当触及肿大的脾脏时,临床上常用的测量方法如下:①第 I 线(又称甲乙线),指左锁骨中线与左肋缘交点至脾下缘的距离,以厘米表示。②第 II 线(又称甲丙线),指左锁骨中线与左肋缘交点至脾脏最远点的距离。③第 III 线(又称丁戊线),当脾脏肿大超过前正中线时,测量脾右缘至前正中线的最大距离,以"＋"表示;若未超过前正中线,测量脾右缘至前正中线的最短距离,以"－"表示。

临床上将肿大的脾脏分为轻、中、高三度。

轻度肿大:深吸气时,脾下缘不超过肋下 3 cm。见于急慢性肝炎、伤寒、感染性心内膜炎等。

中度肿大:脾下缘超过肋下 3 cm 至脐水平线以上。见于肝硬化、慢性淋巴性白血病等。

高度肿大:脾下缘超过脐水平线或前正中线,即巨脾。见于慢性淋巴性白血病、淋巴瘤等(图 2-7-12)。

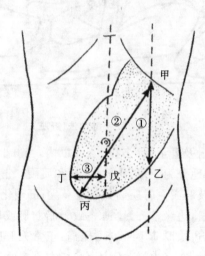

图 2-7-12　脾大的测量方法

(三) 叩诊

叩诊主要用于评估腹部某些脏器的大小和叩痛,确定胃肠道有无胀气、腹腔内有无积气或积液等。腹部叩诊可以采用直接叩诊法或间接叩诊法,一般采用较为准确的间接叩诊法。

1.腹部的叩诊音　正常情况下,腹部大部分为鼓音,在肝、脾及增大的膀胱和子宫部位以及两侧腹部腰肌处为浊音。当胃肠高度胀气、麻痹性肠梗阻、胃肠穿孔致气腹时,鼓音明显且范围增大,在浊音界内出现鼓音,甚至出现肝浊音界消失。当肝脾高度肿大、腹腔内肿瘤或大量积液时,鼓音范围缩小,可出现浊音或实音。

2.肝脏叩诊　应用间接叩诊法确定肝脏的位置,浊音界大小以及肝脏的叩痛。

(1) 肝界叩诊:肝上界被肺遮盖的部分叩诊为浊音,未被肺遮盖的肝脏叩诊为实音。确定上界时,被评估者取平卧位,平静呼吸,评估者采用间接叩诊法,沿右锁骨中线自上而下进行叩诊,由清音转为浊音时,即为肝上界,又称肝相对浊音界,未被肺遮盖的肝脏叩诊为实音,称肝绝对浊音界。确定肝下界时,由腹部鼓音区沿锁骨中线向上叩诊,当鼓音转为浊音时即为肝下界。

在判断肝的上下界时要注意体型,匀称体型者正常的肝脏在右锁骨中线上,其上界为第 5 肋间,下界在右肋缘弓下缘,两者距离为 9~11 cm;在右腋中线上,其上界为第 7 肋间,下界相当于第 10 肋骨水平;在右肩胛线上,其上界为第 10 肋间。矮胖型及妊娠妇女肝上下界均可高一个肋间,瘦长体型者则低一个肋间。

(2) 肝浊音界变化的临床意义:肝浊音界扩大见于肝癌、肝炎、肝淤血和肝脓肿等;肝浊音界缩小见于肝硬化、急性重型肝炎、胃肠胀气等;肝浊音界消失则见于急性胃肠穿孔。

(3) 肝区叩痛:评估者左手掌放于被评估者的肝区部位,右手握拳轻轻击左手背,观察被评估者面部表情,疼痛者见于肝炎、肝脓肿、肝淤血等,正常人肝区无叩痛。

3.腹腔积液的叩诊　当腹腔内有中等量以上的积液时,被评估者取仰卧位,因重力关系,腹部两侧有液体积聚,叩诊为浊音。评估时,先让被评估者取仰卧位,此时,两侧腹部叩诊呈浊音,中腹部叩诊呈鼓音;被评估者取左侧卧位,左侧腹部呈浊音,而右侧腹部呈鼓音;再让被评估者取右侧卧位,右侧腹部呈浊音,左侧腹部为鼓音。这种因体位不同而出现浊音区变动的现象,称为移动性浊音,这是腹腔积液的主要征象。当腹腔积液在 1000 mL 以上时,即可叩出移动性浊音。腹腔积液常见的原因有肝硬化、结核性腹膜炎、心功能不全、肾病综合征等。

腹腔积液应与卵巢囊肿相鉴别,卵巢囊肿所致浊音于仰卧位时常在腹中部,鼓音区则在腹部两侧(图2-7-13)。卵巢囊肿浊音区不具移动性。尺压试验:被评估者取仰卧位,评估者用一把尺横置在腹壁上,两手将尺下压,如为卵巢囊肿,则腹主动脉的搏动可经囊肿传到尺,使尺发生与心脏搏动相一致的节奏性跳动;如为腹腔积液,则尺不跳动。

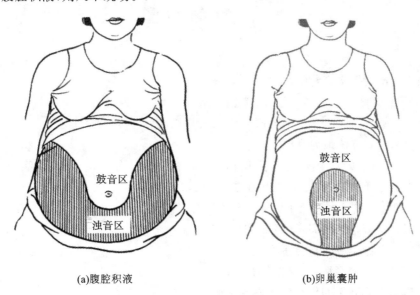

(a)腹腔积液   (b)卵巢囊肿

图 2-7-13　腹腔积液与卵巢囊肿叩诊音鉴别示意图

4.肾脏的叩诊　一些隐藏在肾实质内的炎症,可无压痛仅有叩痛。可通过评估肋脊角叩痛来检查肾脏病变。被评估者取坐位或侧卧位,评估者用左手掌平放在其肋脊角处(肾区),右手握拳用由轻到中等的力量叩击左手背。正常时,肋脊角无叩痛。当肋脊角处有程度不同的叩痛时,常提示肾脏病变,常见于肾炎、肾盂肾炎、肾结石、肾结核及肾周围炎。

（四）听诊

腹部听诊应全面听诊各区,主要听取腹腔脏器、血管以及肌肉运动等的各种声音。腹部听诊的主要内容有肠鸣音、振水音和血管杂音等。

1.肠鸣音　肠蠕动时,肠管内的气体和液体随之流动而产生的一种断断续续的咕噜声,称为肠鸣音。正常人肠鸣音每分钟4～5次。为准确评估肠鸣音的次数和性质,应在固定部位至少听诊1 min。临床上肠鸣音异常有以下几种情况。

（1）肠鸣音活跃:肠蠕动增强,肠鸣音每分钟达10次以上,音调不特别高。主要见于急性胃肠炎、服用腹泻药后和胃肠道大出血。

（2）肠鸣音亢进:肠蠕动增强,肠鸣音每分钟达10次以上,且声音响亮,音调高亢,呈金属音,主要见于机械性肠梗阻。

（3）肠鸣音减弱:肠鸣音明显少于正常情况,甚至数分钟才听到1次。主要见于腹膜炎、便秘、低钾血症及胃肠动力低下等。

（4）肠鸣音消失:持续3～5 min仍未听到一次肠鸣音。主要见于急性腹膜炎或麻痹性肠梗阻。

2.振水音　被评估者取仰卧位,评估者将听诊器体件放于其上腹部,同时用稍弯曲并拢的四指在被评估者的上腹部做连续迅速的冲击动作,若胃内有液体积存,则可听到胃内气体与液体撞击而产生的"咣啷、咣啷"声,称为振水音。

正常人饮入大量液体后可出现振水音。若清晨空腹及餐后6 h以上仍有振水音,则表示有液体在胃内潴留,常见于幽门梗阻、胃扩张等。

3.血管杂音　血管杂音可分为动脉性血管杂音和静脉性血管杂音两种。

（1）动脉性血管杂音:①腹中部收缩期杂音（喷射性杂音）,常提示腹主动脉瘤或腹主动脉狭窄。②左、右上腹部收缩期杂音,常提示肾动脉狭窄。

Note

（2）静脉性血管杂音：为连续嗡鸣声，无收缩期与舒张期性质，常出现在脐周或上腹部，常见于腹壁静脉曲张严重时，此音提示门静脉高压时侧支循环形成。

 目 标 检 测

单选题

1.下列哪项不会出现振水音？（　　　）

A.正常人餐后 1 小时　　　　　　　B.幽门梗阻　　　　　　　　　　C.正常人清晨空腹

D.胃扩张　　　　　　　　　　　　E.正常人大量饮水后

2.下列哪种腹部检查方法最为重要？（　　　）

A.望诊　　　　　　B.触诊　　　　　　C.听诊　　　　　　D.叩诊　　　　　　E.嗅诊

3.下列关于腹部膨隆的叙述，哪个是正确的？（　　　）

A.成年人平卧时，前腹壁大致处于肋缘至耻骨联合平面

B.坐起时脐以下部分稍向前突

C.小儿腹部高于肋缘至耻骨联合平面

D.肥胖者腹部高于肋缘至耻骨联合平面

E.平卧时前腹壁明显高于肋缘至耻骨联合平面

4.检查一腹壁静脉曲张患者，脐以上血流方向由下至上，脐以下血流方向由上至下。该患者符合下列哪项情况？（　　　）

　　A.上腔静脉阻塞　　　　　　　　　　　　B.下腔静脉阻塞

　　C.门静脉高压或门静脉阻塞　　　　　　　D.髂内静脉阻塞

　　E.髂外静脉阻塞

5.肝逐渐肿大，质地坚硬如石，有结节，最常见于（　　　）。

A.肝淤血　　　　B.慢性肝炎　　　　C.肝癌　　　　D.脂肪肝　　　　E.急性肝炎

6.腹部移动性浊音阳性时，游离腹腔积液量至少达（　　　）。

A.300 mL　　　B.500 mL　　　C.800 mL　　　D.1000 mL　　　E.1500 mL

7.下列关于腹部叩诊的叙述，哪一项是正确的？（　　　）

A.正常腹部叩诊均为鼓音

B.正常腹部叩诊除肝脾所在部位外，其余为鼓音

C.胃肠穿孔时，肝绝对浊音区扩大

D.腹部叩诊音包括鼓音、浊音、过清音

E.肺气肿时肝浊音界上移

8.患者，男性，46 岁，满腹剧痛 10 小时，腹部检查发现腹式呼吸运动减弱，腹部稍隆起，触诊时全腹腹肌紧张，压痛和反跳痛阳性。该患者最有可能的诊断是（　　　）。

A.急性腹膜炎　　　　　　　　B.急性阑尾炎　　　　　　　　C.急性胰腺炎

D.门静脉性肝硬化　　　　　　E.结核性腹膜炎

9.诊断阑尾炎的重要依据是（　　　）。

A.早期上腹痛或脐周痛

B.右下腹压痛

C.右下腹包块

D.右下腹 McBurney 点有显著而固定的压痛与反跳痛

E.早期上腹痛数小时后转为右下腹痛

10.王某，女性，50 岁。既往有乙肝病史 20 年，近来感腹胀而就诊。查体：面部见蜘蛛痣，腹肌柔

软,移动性浊音阳性。该患者病史及临床表现支持下列哪项诊断?(　　　)

  A. 肝硬化腹腔积液   B. 卵巢囊肿   C. 肥胖

  D. 肠穿孔   E. 肠梗阻

(王莹　王秀琴)

任务八　脊柱与四肢检查评估

脊柱、四肢检查评估时以视诊为主,结合触诊和叩诊进行。

一、脊柱评估

主要评估脊柱弯曲度、脊柱活动度、脊椎压痛与叩击痛等。

(一) 脊柱弯曲度

正常人脊柱有四个生理性弯曲部位,即颈、腰段向前凸,胸、骶段向后凸,近似"S"形。评估时被评估者取直立位或坐位,从侧面观察有无过度的前后弯曲;观察脊柱是否有侧凸时,用手指沿棘突以适当的压力从上向下压,皮肤上即出现一条红色充血线,借此可做判断。

1. 脊柱前凸　多发生于腰椎,见于大量腹腔积液、腹腔巨大肿瘤、髋关节结核、先天性髋关节脱位等。

2. 脊柱后凸　多发生于胸段,见于佝偻病、胸椎结核、类风湿性脊柱炎、老年人骨质退行性变、外伤性胸椎骨折。

3. 脊柱侧凸　分为姿势性侧凸和器质性侧凸两种。姿势性侧凸见于儿童发育期坐位姿势不良、椎间盘脱出症及脊髓灰质炎后遗症等,改变体位如平卧或向前弯腰时可使侧凸消失;器质性侧凸见于佝偻病、脊椎损伤、慢性胸膜肥厚、胸膜粘连及肩部畸形等,改变体位不能使侧凸得到纠正。

(二) 脊柱活动度

正常脊柱有一定的活动度,但各部分的活动范围明显不同,颈段和腰段活动范围较大,胸段活动范围较小,骶椎几乎不活动,评估时嘱被评估者做前屈、后伸、侧弯、旋转等动作,以观察脊柱活动情况。

脊柱活动受限见于软组织损伤、骨质增生、骨质破坏、椎间盘突出及脊椎骨折或脱位。

(三) 脊椎压痛与叩击痛

脊椎压痛时,被评估者取坐位,评估者用右手拇指自上而下逐个按压脊椎棘突,观察有无压痛。叩击痛有两种评估方法:①直接叩击法:用叩诊锤或手指直接叩击各脊椎棘突。②间接叩击法:被评估者取坐位,评估者左手掌面放于被评估者头顶上,右手半握拳以小鱼际肌部叩击左手,观察被评估者有无疼痛。

正常人脊椎无压痛及叩击痛。脊椎病变时,局部有压痛与叩击痛,见于脊椎结核、骨折、肿瘤、椎间盘突出等。急性腰肌劳损时脊柱两侧肌肉有压痛。

二、四肢评估

四肢评估以视诊与触诊为主,评估内容主要包括四肢及其关节的形态、肢体位置、活动度或运动情况等。

(一) 形态异常

1. 杵状指　杵状指是指手指或足趾末端增生、肥厚,呈杵状膨大,又称槌状指(图2-8-1)。可能与慢性缺氧、代谢障碍和中毒性损害有关。临床常见于支气管扩张、肺脓肿、慢性脓胸、原发性支气管肺癌、发绀型先天性心脏病、亚急性感染性心内膜炎及肝硬化等。

2.匙状指 匙状指又称反甲,特点是指甲中央凹陷,周边隆起,指甲变薄,表面粗糙有条纹(图 2-8-2)。多见于缺铁性贫血,偶见于风湿热。

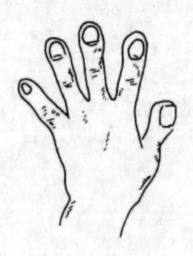

图 2-8-1　杵状指示意图

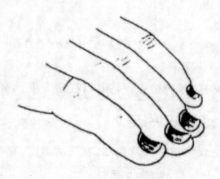

图 2-8-2　匙状指示意图

3.膝内、外翻 正常人双脚并拢直立时,两膝及双踝均能靠拢。如双脚内踝部靠拢时两膝却向外分离,称膝内翻,又称 O 形腿畸形(图 2-8-3(a))。当两膝靠拢时,两内踝分离,称膝外翻,又称 X 形腿畸形(图 2-8-3(b))。膝内、外翻畸形见于佝偻病和大骨节病等。

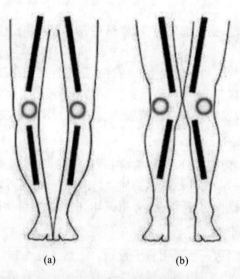

(a)　　　　　　(b)

图 2-8-3　膝内、外翻示意图

4.足内、外翻 正常人当膝关节固定时,足掌均可向内翻、外翻达 35°。足掌部呈固定性内翻、内收畸形,称足内翻;足掌部呈固定性外翻、外展畸形,称足外翻。此两种畸形见于先天性畸形和脊髓灰质炎后遗症。

5.下肢静脉曲张 表现为小腿静脉呈蚯蚓状弯曲、怒张,严重者出现腿部肿胀、局部皮肤颜色暗紫或有色素沉着,可形成经久不愈的溃疡。见于栓塞性静脉炎患者。

(二)运动功能障碍

主要评估四肢伸屈、内收、外展、旋转运动及抵抗能力。嘱被评估者做主动运动或被动运动,观察关节的活动幅度、有无活动受限或疼痛。四肢神经-肌肉组织或关节的损害均可引起运动功能障碍。

目 标 检 测

单选题

1.脊柱过度后弯称为脊柱后凸,也称为驼背,多发生于(　　)。

A.颈段脊柱 　　　　　　　　B.胸段脊柱 　　　　　　　　C.腰段脊柱

D.骶椎 　　　　　　　　　　E.腰、骶段

2.脊柱过度向前凸出称为脊柱前凸,多发生于(　　)。

A.颈段脊柱 　　　　　　　　B.胸段脊柱 　　　　　　　　C.颈胸段脊柱

D.腰段脊柱 　　　　　　　　E.骶椎

3.青少年时期出现脊柱后凸,多见于(　　)。

A.佝偻病 　　　　　　　　　B.胸椎结核 　　　　　　　　C.类风湿性脊柱炎

D.骨质退行性变 　　　　　　E.椎间盘突出

4.老年人骨质退行性变时,常出现(　　)。

A.脊柱前凸 　　　　　　　　B.脊柱后凸 　　　　　　　　C.脊柱侧凸

D.杵状指 　　　　　　　　　E.匙状指

5.支气管肺癌患者常出现(　　)。

A.匙状指 　　　　　　　　　B.杵状指 　　　　　　　　　C.肢端肥大症

D.膝内、外翻 　　　　　　　E.足内、外翻

(王芃)

任务九　神经系统检查评估

神经系统检查评估包括运动功能评估、感觉功能评估、神经反射评估、脑膜刺激征评估及自主神经评估等方面。本任务主要介绍神经反射评估和脑膜刺激征评估。

一、神经反射评估

神经反射是通过反射弧完成的,反射弧中任一环节有病变都可影响反射,使其减弱或消失;评估时,被评估者应放松肢体,并进行两侧对比。

(一) 生理反射

正常人都具有的反射称为生理反射,临床上根据反射刺激的部位,又分为浅反射和深反射。在某些病理情况下这些反射可以增强、减弱或消失。

1.浅反射　刺激皮肤黏膜引起的反射称为浅反射。反射弧受损引起周围神经病变和锥体束受损时浅反射消失或减弱。浅反射评估表见表 2-9-1。

表 2-9-1　浅反射评估表

类　型	评 估 方 法	正 常 反 应	反射中枢
角膜反射	被评估者眼睛注视上方,评估者用细棉签由角膜外缘处轻触被评估者角膜	刺激一侧角膜,同侧及对侧眼睑迅速闭合,称为直接和间接角膜反射	反射中枢为脑桥,传入神经为三叉神经眼支,传出神经为面神经

85

续表

类　型	评估方法	正常反应	反射中枢
腹壁反射	被评估者取仰卧位,双下肢稍屈曲使腹壁肌肉放松,然后评估者用钝头竹签迅速由外向内轻划上、中、下腹部皮肤(图 2-9-1)	受刺激部位腹壁肌肉收缩,老年人、肥胖者及经产妇由于腹壁肌肉松弛,也可出现腹壁反射减弱或消失	反射中枢:上腹壁为胸髓 7～8 节;中腹壁为胸髓 9～10 节;下腹壁为胸髓 11～12 节
提睾反射	用钝头竹签由下向上轻划被评估者股内上方皮肤(图 2-9-2)	可引起同侧提睾肌收缩,使得睾丸上提	反射中枢为腰髓 1～2 节

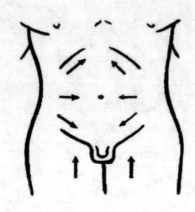

图 2-9-1　腹壁反射和提睾反射评估示意图 1

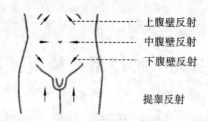

— 上腹壁反射
— 中腹壁反射
— 下腹壁反射

提睾反射

图 2-9-2　腹壁反射和提睾反射评估示意图 2

2. 深反射　刺激骨膜、肌腱引起的反射称为深反射。深反射减弱或消失见于末梢神经炎、神经根炎、脊髓前角灰质炎等,深反射亢进见于锥体束以上的高级神经中枢病变,如脑血管病后遗症、高位脊髓病损的恢复期等。深反射评估方法见表 2-9-2。

表 2-9-2　深反射评估方法

类　型	评估方法	正常反应	反应中枢
肱二头肌反射	被评估者前臂屈曲90°,评估者用左手拇指按住其肘关节稍上方的肱二头肌肌腱,其余四指托住肘关节,然后用右手持叩诊锤适当用力直接叩击置于肱二头肌肌腱的左手拇指(图 2-9-3)	肱二头肌收缩,前臂快速屈曲	反射中枢为颈髓 5～6 节
肱三头肌反射	被评估者外展上臂,半屈肘关节,评估者以左手托住被评估者的肘部,右手用叩诊锤直接叩击尺骨鹰嘴突上方的肱三头肌肌腱附着处(图 2-9-4)	肱三头肌收缩,引起前臂稍伸展	反射中枢为颈髓 6～8 节

Note

类 型	评 估 方 法	正 常 反 应	反 应 中 枢
桡骨膜反射	被评估者前臂置于半屈半旋前位,评估者以左手轻托其腕部,并使其关节自然下垂,然后以叩诊锤叩击其桡骨茎突,可引起肱桡肌收缩(图 2-9-5)	前臂旋前和屈肘	反射中枢为颈髓 5～8 节
膝反射	坐位评估时,被评估者小腿完全松弛下垂,卧位评估时,评估者用左手在被评估者腘窝处托起下肢,使髋、膝关节均稍屈曲,足跟不要离开床面,用右手持叩诊锤叩击股四头肌肌腱(图 2-9-6)	小腿迅速伸展	反射中枢为腰髓 2～4 节
跟腱反射	被评估者取仰卧位,髋、膝关节稍屈曲,下肢取外旋外展位,评估者用左手将被评估者足部背屈成直角,右手持叩诊锤叩击跟腱(图 2-9-7)	腓肠肌和比目鱼肌收缩,足向跖面屈曲	反射中枢为腰髓 5 节至骶髓 1～2 节

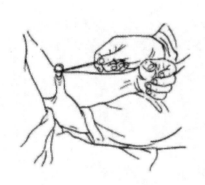

图 2-9-3　肱二头肌反射评估示意图

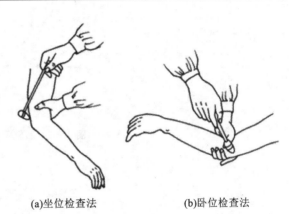

(a)坐位检查法　　　　(b)卧位检查法

图 2-9-4　肱三头肌反射评估示意图

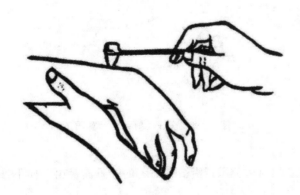

图 2-9-5　桡骨膜反射评估示意图

(二) 病理反射

病理反射指锥体束损害时,失去了对其脑干和脊髓的抑制功能而出现的异常反射,故又称锥体束征。病理反射评估示意图见图 2-9-8。

(1) 巴宾斯基征:用钝头竹签由后向前划足底外侧至小趾掌关节处再转向拇趾侧,正常表现为足趾向跖面屈曲,为巴宾斯基征阴性(图 2-9-8(a)),若拇趾背屈,余趾呈扇形展开则为巴宾斯基征阳性

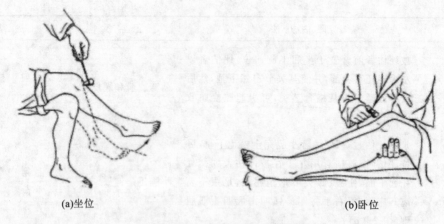

(a)坐位　　　　　　　　　　　　　　(b)卧位

图 2-9-6　膝反射评估示意图

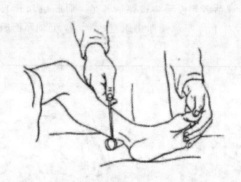

图 2-9-7　跟腱反射评估示意图

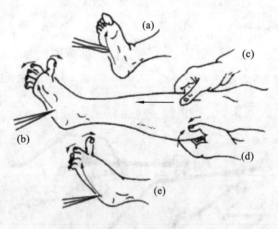

图 2-9-8　病理反射评估示意图

（图 2-9-8(b)）。

（2）奥本海姆征：评估者用拇指及示指沿被评估者的胫骨前缘由上向下推移，阳性表现同巴宾斯基征（图 2-9-8(c)）。

（3）戈登征：评估者用拇指和其他四指分置于被评估者腓肠肌两侧，以适当的力量捏压，阳性表现同巴宾斯基征（图 2-9-8(d)）。

（4）查多克征：评估者用钝头竹签划被评估者外踝下方及足背外缘，阳性表现同巴宾斯基征（图 2-9-8(e)）。

二、脑膜刺激征

脑膜或其附近病变波及脑膜时,可刺激脊神经根使相应的肌群发生痉挛,称为脑膜刺激征。见于各种脑膜炎、蛛网膜下腔出血和颅内压增高等。

1. 颈强直　被评估者取去枕仰卧位,颈部放松,双下肢伸直,评估者一手置于被评估者胸前,另一手托其后枕部做被动屈颈动作,如感觉到抵抗力增强,即为颈强直。

2. 克尼格征　被评估者取仰卧位,一腿伸直,另一腿屈髋、屈膝成直角。评估者用手抬高其小腿,正常人可将膝关节伸达135°以上。若在135°以内伸膝受限并伴有疼痛者,或引起对侧下肢屈曲者为克尼格征阳性(图2-9-9)。

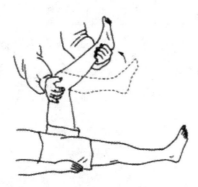

图 2-9-9　克尼格征评估示意图

3. 布鲁津斯基征　被评估者仰卧,双下肢伸直,评估者一手置于患者胸前,另一手托其枕部做被动屈颈。当头部前屈时,双膝和髋关节同时屈曲则为阳性(图2-9-10)。

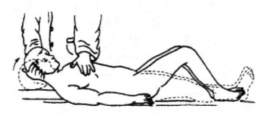

图 2-9-10　布鲁津斯基征评估示意图

 目 标 检 测

单选题

1. 一侧角膜直接反射消失,而间接反射存在,病变在(　　　)。
   A. 患侧面神经　　　　　　　　　　B. 对侧面神经　　　　　　　　　　C. 同侧三叉神经眼支
   D. 对侧三叉神经眼支　　　　　　　E. 视神经

2. 下列哪项不属于锥体束征?(　　　)
   A. 巴宾斯基征　　B. 查多克征　　　C. 霍夫曼征　　　D. 拉赛格征　　　E. 戈登征

3. 下列哪项不属于深反射?(　　　)
   A. 肱二头肌反射　　　　　　　　　B. 膝腱反射　　　　　　　　　　　C. 跟腱反射
   D. 跖反射　　　　　　　　　　　　E. 肱三头肌反射

4. 锥体束受损害不会出现(　　　)。
   A. 巴宾斯基征　　B. 奥本海姆征　　C. 克尼格征　　　D. 戈登征　　　　E. 霍夫曼征

5. 病理反射中最常用且易引出的是(　　　)。
   A. 冈达征　　　　B. 戈登征　　　　C. 巴宾斯基征　　D. 查多克征　　　E. 奥本海姆征

参考答案

Note

6.在病理反射中,上肢锥体束征为(　　)。

A.奥本海姆征　　B.查多克征　　　C.巴宾斯基征　　D.霍夫曼征　　E.戈登征

7.病理反射出现是由于(　　)。

A.脊髓反射弧的损害　　　　B.神经系统兴奋性普遍增高　　　C.基底节受损

D.锥体束受损　　　　　　　E.脑干网状结构受损

8.下列哪一项检查为病理反射?(　　)

A.巴宾斯基征　　B.膝反射　　　C.踝反射　　　D.跖反射　　　E.跟腱反射

(王芃)

项目三　老年心理健康评估

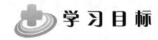

学习目标

知识目标

1. 掌握认知、感觉、知觉、记忆、智力、思维、焦虑、抑郁、人格、角色的定义。

2. 熟悉老年人情感与人格的特点和评估方法。

能力目标

会使用评估工具对老年人进行心理健康评估。

素质目标

严守职业道德,培养尊老爱老的品格。

随着年龄的增长,老年人的心理功能也会出现不同程度的老化,在面对和适应各种压力事件过程中,老年人常有一些特殊的心理活动,出现一些老年期特有的个性心理。老年人的心理健康直接影响其躯体健康和社会功能状态,因此,应了解老年人的心理特征,正确评估其心理健康状况,提供适当的心理健康指导。老年人的心理健康应从情绪与情感、认知能力、压力与应对等方面进行评估。

任务一　情绪与情感的评估

情绪与情感直接反映人们的需求是否得到满足,是身心健康的重要标志之一。老年人情绪复杂,焦虑和抑郁是常见的也是最需要护理干预的情绪。

一、焦虑

焦虑(anxiety)是个体感受到威胁时的一种紧张的、不愉快的情绪状态,表现为紧张、不安、急躁、失眠等,但无法说出明确的焦虑对象。常用的评估方法有以下三种。

(1)交谈:询问老年人有无焦虑的情绪体验。

(2)观察:观察老年人有无焦虑的症状。

(3)心理测验:可用于老年人焦虑评估的量表有汉密尔顿焦虑量表、状态-特质焦虑问卷、Zung 氏焦虑自评量表、贝克焦虑量表等。

1. 汉密尔顿焦虑量表　汉密尔顿焦虑量表由 Hamilton 于 1959 年编制,是广泛用于评定焦虑严重程度的量表(表3-1-1)。

(1)量表的结构和内容:该量表包括 14 个条目,分为精神性和躯体性两大类,前者为第 1~6 项,后者为第 7~13 项,第 14 项独立。

(2)评定方法:采用 0~4 分的 5 级评分法。各级评分标准:0＝无症状;1＝轻度;2＝中等,有肯定

91

的症状,但不影响生活与劳动;3=重度,症状重,需进行处理或影响生活和劳动;4=极重,症状极重,严重影响生活。由经过训练的两名专业人员对被评估者进行联合检查,然后各自独立评分。除第14项需结合观察外,所有项目均要被评估者口头叙述进行评分。

(3)结果解释:总分超过29分,提示可能为严重焦虑;总分超过21分,提示有明显焦虑;总分超过14分,提示有肯定的焦虑;总分超过7分,可能有焦虑;总分小于7分,提示没有焦虑。

表 3-1-1　汉密尔顿焦虑量表(HAMA)

	圈出最适合患者情况的分数				
1.焦虑心境	0	1	2	3	4
2.紧张	0	1	2	3	4
3.害怕	0	1	2	3	4
4.失眠	0	1	2	3	4
5.记忆或注意障碍	0	1	2	3	4
6.抑郁心境	0	1	2	3	4
7.肌肉系统症状	0	1	2	3	4
8.感觉系统症状	0	1	2	3	4
9.心血管系统症状	0	1	2	3	4
10.呼吸系统症状	0	1	2	3	4
11.胃肠道症状	0	1	2	3	4
12.生殖泌尿系统症状	0	1	2	3	4
13.自主神经症状	0	1	2	3	4
14.会谈时行为表现	0	1	2	3	4

2.状态-特质焦虑问卷　状态-特质焦虑问卷是由 Spieberger 等人编制的自我评价问卷,能直观地反映被评估者的主观感受。Cattell 和 Spieberger 提出状态焦虑和特质焦虑的概念,前者描述一种不愉快的情绪体验,如紧张、恐惧、忧虑和神经质,伴有自主神经系统功能亢进,一般为短暂性的;而后者用来描述相对稳定的、作为一种人格特质且具有个体差异的焦虑倾向。

3.焦虑可视化标尺技术(图 3-1-1)　请被评估者在可视化标尺相应位置标明其焦虑程度。

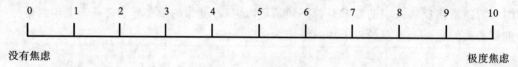

没有焦虑　　　　　　　　　　　　　　　　　　　　　　　　　　　极度焦虑

图 3-1-1　焦虑可视化标尺

二、抑郁

抑郁是个体失去某种其重视或追求的东西时产生的情绪状态,其特征是情绪低落,甚至出现失眠、悲哀、自责、性欲减退等表现。常用的评估方法有以下三种。

(一) 交谈

询问老年人有无抑郁的情绪体验。

(二) 观察

观察老年人有无抑郁的症状。

(三) 心理测验

可用于老年人抑郁评估的量表有汉密尔顿抑郁量表、老年抑郁量表,这两个量表是临床上应用简便并被广泛接受的量表。

1. 汉密尔顿抑郁量表 汉密尔顿抑郁量表由 Hamilton 于 1960 年编制,是评定抑郁状态时应用最普遍的量表(表 3-1-2)。

(1)量表的结构和内容:汉密尔顿抑郁量表经多次修订,版本有 17 项、21 项和 24 项 3 种。本书所列为 24 项版本。

(2)评定方法:所有问题指被评估者近几天或近 1 周的情况。大部分项目采用 0~4 分的 5 级评分法。各级评分标准:0=无;1=轻度;2=中度;3=重度;4=极重。少数项目采用 0~2 分的 3 级评分法,其分级标准:0=无;1=轻至中度;2=重度。由经过训练的两名专业人员对被评估者进行联合检查,然后各自独立评分。

(3)结果判断:总分能较好地反映疾病的严重程度,即病情越重,总分越高。一般认为,35 分以上为重度抑郁,20~35 分为中度抑郁,小于 8 分可能没有抑郁。

表 3-1-2 汉密尔顿抑郁量表(HAMD)

		圈出最适合患者情况的分数				
1. 抑郁情绪		0	1	2	3	4
2. 有罪感		0	1	2	3	
3. 自杀		0	1	2	3	4
4. 入睡困难		0	1	2		
5. 睡眠不深		0	1	2		
6. 早醒		0	1	2		
7. 工作和兴趣		0	1	2	3	4
8. 阻滞		0	1	2	3	4
9. 激越		0	1	2	3	4
10. 精神性焦虑		0	1	2	3	4
11. 躯体性焦虑		0	1	2	3	4
12. 胃肠道症状		0	1	2		
13. 全身症状		0	1	2		
14. 性症状		0	1	2		
15. 疑病		0	1	2	3	4
16. 体重减轻		0	1	2		
17. 自知力		0	2			
18. 日夜变化	A. 早	0	1	2		
	B. 晚	0	1	2		
19. 人格或现实解体		0	1	2	3	4
20. 偏执症状		0	1	2	3	4
21. 强迫症状		0	1	2		
22. 能力减退感		0	1	2	3	4
23. 绝望感		0	1	2	3	4
24. 自卑感		0	1	2	3	4

2. 抑郁可视化标尺技术(图 3-1-2) 请被评估者在可视化标尺相应位置标明其抑郁程度。

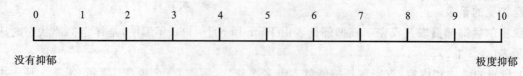

没有抑郁   极度抑郁

图 3-1-2 抑郁可视化标尺技术

任务二 认知的评估

认知是人们认识、理解、判断、推理事物的过程,通过行为、语言表现出来,反映了个体的思维能力。认知功能对老年人是否能够独立生活及生活质量有重要的影响。老年人认知的评估包括思维能力、语言能力以及定向力三个方面。在已经确定的认知功能失常的筛选测试中,较普及的测试是简易智力状态检查量表和简易操作智力状态问卷。

一、简易智力状态检查量表

简易智力状态检查量表(表 3-2-1)由 Folstein 于 1975 年编制,主要用于筛查有认知功能缺损的老年人,适用于社区老年人群调查。

1. 量表结构和内容 该量表共 30 个小项,评估范围包括 11 个方面。

2. 评定方法 评定时,向被评估者直接询问,被评估者回答或操作正确记 1 分,回答错误或答不知道记 0 分。

3. 结果解释 简易智力状态检查量表总分范围是 0~30 分。评估分界值与受教育程度有关:文盲组分界值为 17 分,教育年限≤6 年组分界值为 20 分,教育年限>6 年组分界值为 24 分。若测量结果低于分界值,可认为被评估者有认知功能缺损。

下面是检查认知功能的一些问题,请直接向被评估者询问,并根据被评估者的实际表现和回答结果进行评分。注意:测验时,不要让其他人干扰检查。

表 3-2-1 简易智力状态检查量表

项　　目	评　　分	
1. 今年是哪一年?	1	0
2. 现在是什么季节?	1	0
3. 今天是几号?	1	0
4. 今天是星期几?	1	0
5. 现在是几月份?	1	0
6. 现在我们在哪个省,哪个市?	1	0
7. 你住在什么区(县)?	1	0
8. 你住在什么街道?	1	0
9. 我们现在是第几楼?	1	0
10. 这儿是什么地方?	1	0
11. 现在我要说三样东西的名称,在我讲完之后,请你重复说一遍,请你好好记住这三样东西,因为等一下要再问你的(请仔细说清楚每一样东西)。"皮球""国旗""树木"。请你把这三样东西说一遍。(以第一次答案记分)	1	0
12. 第二样是什么东西?	1	0
13. 第三样是什么东西?	1	0

续表

项　目	评　分	
14.现在请你从100减去7,然后从所得的数目再减去7,如此一直计算下去,把每一个答案都告诉我,直到我说"停"为止。	1	0
15.93−7。	1	0
16.86−7。	1	0
17.79−7。	1	0
18.72−7。	1	0
19.现在请你告诉我,刚才我要你记住的三样东西,第一样是什么?	1	0
20.第二样是什么?	1	0
21.第三样是什么?	1	0
22.请问这是什么?(拿出你的手表)	1	0
23.请问这是什么?(拿出你的铅笔)	1	0
24.现在我要说一句话,请清楚地重复一遍,这句话是"四十四只石狮子"。	1	0
25.请照着这卡片所写的去做。(把写有"闭上您的眼睛"大字的卡片交给被评估者)	1	0
26.请用右手拿这张纸。(给被评估者一张空白纸,不要重复说明,也不要示范)	1	0
27.再用双手把纸对折。	1	0
28.然后将纸放在你的大腿上。	1	0
29.请你说一句完整的、有意义的句子。(句子必须有主语、动词,记下所叙述句子的全文)	1	0
30.这是一张图,请你在同一张纸上照样把它画出来。(给被评估者出示两个五边形的图案,交叉处形成一个小四边形)	1	0

二、简易操作智力状态问卷

简易操作智力状态问卷由 Pfeiffer 于 1975 年编制,适用于进行老年人认知状态的前后比较。

1.问卷的结构与内容　问卷评估包括定向、短期记忆、长期记忆和注意力 4 个方面,10 项内容,如"今天是星期几?""今天是几号?""你在哪里出生?""你家的电话号码是多少?""你今年几岁?""你的家庭住址是什么?"

2.评定方法　评定时,向被评估者直接询问。

3.结果解释　问卷满分为 10 分,评估时需要结合被评估者的教育背景做出判断。错 2～3 项者,为认知功能完整;错 3～4 项者,为轻度认知功能损害;错 5～7 项者,为中度认知功能损害;错 8～10 项者,为重度认知功能损害。受过初等教育的老年人允许错 1 项以上,受过高等教育的老年人只能错 1 项。

任务三　压力与压力应对的评估

一、基础知识

(一)压力的定义

压力是指内、外环境中的各种刺激作用于机体时所产生的非特异性反应。这些反应使机体从平静状态进入应激状态。压力是机体对刺激的反应状态,而不是刺激本身。压力并非都是有害的,适当的压力有助于提高机体的适应能力,但过强或长期处于较强的压力之中,可导致身心疾病。

（二）压力源

一切使机体产生压力反应的因素均称为压力源。压力源包括如下几个方面。

1. 生理因素　任何机体生理功能失调或组织结构残缺都可以成为压力源，如饥饿、疼痛、疲劳、失眠、疾病、手术、外伤、内分泌失调、衰老等。

2. 心理因素　焦虑、恐惧、孤独、无助、缺乏自信等。

3. 环境因素　寒冷、炎热、射线、噪音、空气污染、生活环境改变等。

4. 社会文化因素　如缺乏家庭支持与照顾、经济困难、角色改变、语言不同、文化差异等。

（三）压力反应

压力反应为压力源引起的机体的非特异性反应，包括生理、情绪、认知和行为等方面的反应。

1. 生理反应　有无畏食或多食、疲乏、头痛、气短、失眠或睡眠过多、心率增快、心律失常、收缩压增高、应激性溃疡等。

2. 情绪反应　有无紧张、焦虑、恐惧、抑郁、过度依赖和失助感、自怜、愤怒等。

3. 认知反应　有无注意力分散、思维混乱、记忆力下降、感知能力下降、解决问题能力下降等。

4. 行为反应　有无自杀或暴力倾向与行为。

（四）压力应对

压力应对指个体处理压力的认知与行为过程。常用的压力应对方式有两种，即情感式应对和问题式应对（表3-3-1）。

表3-3-1　压力应对方式

情感式应对	问题式应对
希望事情会变好	努力控制局面
进食、吸烟、嚼口香糖	进一步分析、研究所面临的问题
祈祷	寻求处理问题的其他办法
紧张	客观地看待问题
担心	尝试并寻找解决问题的最佳方法
向朋友或家人寻求安慰和帮助	回想以往解决问题的办法
独处	试图从情境中发现新的意义
一笑了之	将问题化解
置之不理	设立解决问题的具体目标
幻想	接受现实
做最坏的打算	和相同处境的人商议问题的解决办法
疯狂、大喊大叫	努力改变当前情形
睡一觉，认为第二天事情就会变好	能做什么就做什么
不担心，任何事情到头来终会有好结果	让别人处理这件事
回避	
干些体力活	
将注意力转移到他人或他处	
饮酒	
认为事情已经无望而听之任之	
认为自己命该如此而顺从	

续表

情感式应对	问题式应对
埋怨他人	
沉思	
用药	

1. 情感式应对　倾向于采取心理防御,如拒绝进食或过度进食、用药、饮酒、远离压力源等行为,回避和忽视压力源,用于处理压力所致的情感问题。

2. 问题式应对　倾向于通过采取有计划的行动,寻求排除或改变压力源所致影响的方法,把握压力情境中的积极特征,用于处理导致压力的情境本身。

个体应对压力的有效性受多种因素影响,包括压力源、压力源强度与持续时间,压力应对经验,家庭、社会、经济资源以及人格特征。一般而言,同时面临的压力源越多、强度越大、持续时间越长,所产生的压力反应越难应对。有成功应对经验,有良好家庭、社会、经济资源以及自信、意志顽强的人更能适应和正确处理压力。

如何才算应对有效? Visotsky 提出了如下判断标准:①压力反应维持在可控制的限度内;②希望和勇气被激发;③自我价值感得到维持;④人际关系及社会经济处境得到改善;⑤生理功能康复得以促进。

压力应对是指个体处理压力的认知和行为过程,是对压力源的一种适应性反应。

进入老年期后,老年人在日常生活中会受到许多事件的干扰,例如,退休、工作和地位改变引起的失落、丧偶、亲朋好友去世、慢性病折磨、身体功能老化,以及经济状况的改变等,这些都可能给老年人带来压力,如果应对不当,将给老年人的身心健康造成危害。护理人员应全面评估老年人的压力有无压力源存在,压力源的性质、强度、持续时间,以及压力对老年人身心的影响,正确评价老年人的应对能力,帮助老人适应环境变化,有效地减轻压力反应,促进身心健康。

二、评估方法与内容

压力与压力应对的评估采用访谈、量表评定、观察与身体评估相结合的综合评定方法,评定量表包括生活事件量表、各种应对方式问卷以及社会支持量表等。

1. 访谈　重点在于了解老年人面临的压力源、压力感知、压力应对方式以及压力缓解情况。访谈内容见表 3-3-2。

表 3-3-2　压力源的来源及询问的问题

压 力 源	问 题
重大事件	目前让你感到有压力或紧张焦虑的事情有哪些? 你认为你是否有能力应对这些事情? 近来你的生活有哪些改变?
	日常生活中让你感到有压力和烦恼的事情有哪些? 这些压力对你意味着什么? 你是积极地还是消极地看待这些压力?
	由于疾病、住院、生活改变或家庭事件,你经历了哪些压力?
环境方面	你所处的环境是否让你感到紧张不安或烦恼,原因是什么?
家庭方面	你与你的家人关系如何,有无不和? 你和你的家人的关系是否使你感觉痛苦或烦恼?
职业方面	你是否感到工作压力很大,无法胜任? 通常你采取什么方式缓解紧张或压力?
经济方面	你的经济状况如何? 你是否感到入不敷出?

2. 量表评定　以定量和定性的方法来衡量压力对个体健康影响的常用量表有社会再适应评定量表(表 3-3-3)和住院患者压力评定量表(表 3-3-4)。社会再适应评定量表用于测评近一年不同类型的生活事件对个体的影响,预测个体出现健康问题的可能性。住院患者压力评定量表用于测评患者住院期间

Note

可能经历的压力。这两个量表主要用于压力源评估,累积分越高,压力越大。

表 3-3-3 社会再适应评定量表

生活事件	生活事件单位	生活事件	生活事件单位
1.配偶死亡	100	23.子女离家	29
2.离婚	73	24.司法纠纷	29
3.夫妻分居	65	25.个人突出成就	28
4.拘禁	63	26.配偶开始工作或离职	26
5.家庭成员死亡	63	27.上学或转业	26
6.外伤或生病	53	28.生活条件变化	25
7.结婚	50	29.个人习惯改变	24
8.解雇	47	30.与上级矛盾	23
9.复婚	45	31.工作时间或条件改变	20
10.退休	45	32.搬家	20
11.家庭成员患病	44	33.转学	20
12.怀孕	40	34.娱乐改变	19
13.性生活问题	39	35.宗教活动改变	19
14.家庭添成员	39	36.社交活动改变	18
15.调换工作	39	37.小量借贷	17
16.经济状况改变	38	38.睡眠习惯改变	16
17.好友死亡	37	39.家庭成员数量改变	15
18.工作性质改变	36	40.饮食习惯改变	15
19.夫妻不合	35	41.休假	13
20.中量借贷	31	42.过节	12
21.归还借贷	30	43.轻微的违法行为	11
22.职务改变	29		

注:生活事件单位数字相加即为总分,总分超过 300 分者,80% 可能患病;总分为 150~300 分者,50% 可能患病;总分小于 150 分者,30% 可能患病。

表 3-3-4 住院患者压力评定量表

事　　件	权　重	事　　件	权　重
1.和陌生人同住一室	13.9	11.不得不整天睡在床上	19.4
2.不得不改变饮食习惯	15.4	12.同室病友病情严重	21.2
3.不得不睡在陌生床上	15.9	13.排便、排尿需他人帮助	21.5
4.不得不穿患者衣服	16.0	14.同室病友不友好	21.6
5.四周有陌生机器	16.0	15.没有亲友探视	21.7
6.夜里被护士叫醒	16.9	16.病房色彩太鲜艳、太刺眼	21.7
7.生活上不得不依赖于别人的帮助	17.0	17.想到外貌会改变	22.7
8.不能在需要时读报、看电视、听收音机	17.7	18.节日或家庭纪念日住院	22.3
9.同室病友探访者太多	18.1	19.想到手术或其他治疗可能带来的痛苦	22.4
10.四周气味难闻	19.1	20.担心配偶疏远	22.7

续表

事　件	权　重	事　件	权　重
21.只能吃不对胃口的食物	23.1	36.不能支付医疗费用	27.4
22.不能与家人、朋友联系	23.4	37.有问题得不到解答	27.6
23.对医生护士不熟悉	23.4	38.思念家人	28.4
24.因事故住院	23.6	39.靠鼻饲进食	29.2
25.不知接受治疗护理的时间	24.2	40.用止痛药无效	31.2
26.担心给医护人员增添麻烦	24.5	41.不清楚治疗目的和效果	31.9
27.想到住院后收入会减少	25.9	42.疼痛时未用止痛药	32.4
28.对药物不能耐受	26.0	43.对疾病缺乏认识	34.0
29.听不懂医护人员的话	26.4	44.不清楚自己的诊断	34.1
30.想到将长期用药	26.4	45.想到自己可能再也不能说话	34.5
31.家人没来探视	26.5	46.想到可能失去听力	34.5
32.不得不手术	26.9	47.想到自己患了严重疾病	34.6
33.因住院而不得不离家	27.1	48.想到会失去肾脏或其他器官	39.2
34.毫无预测而突然住院	27.2	49.想到自己可能得了癌症	39.2
35.按呼叫器无人应答	27.3	50.想到自己可能失去视力	40.6

注:累计分越高,压力越大。

　　用于评估压力应对方式的常用量表为 Jaloviee 应对方式评定量表(表 3-3-5)。该表罗列了 41 种常用的压力应对方式。使用时,请患者仔细阅读,选择其使用每一种应对方式的频率。

表 3-3-5　Jaloviee 应对方式评定量表

应 对 方 式	从不	偶尔	有时	经常	总是
1.担心					
2.哭泣					
3.干体力活					
4.相信事情会变好					
5.一笑了之					
6.寻求其他解决问题的办法					
7.从事情中学会更多东西					
8.祈祷					
9.努力控制局面					
10.紧张,有些神经质					
11.客观、全面地看待问题					
12.寻找解决问题的最佳办法					
13.向家人、朋友寻求安慰或帮助					
14.独处					
15.回想以往解决问题的办法并分析是否仍有用					
16.吃食物,如瓜子、口香糖					
17.努力从事情中发现新的含义					
18.将问题暂时放在一边					

应 对 方 式	从不	偶尔	有时	经常	总是
19.将问题化解					
20.幻想					
21.设立解决问题的具体目标					
22.做最坏的打算					
23.接受事实					
24.疯狂、大喊大叫					
25.与相同处境的人商讨解决问题的办法					
26.睡一觉,相信第二天事情就会变好					
27.不担心,凡事终会有好结果					
28.主动寻求改变处境的方式					
29.回避					
30.能做什么就做什么,即使并无效果					
31.让其他人来处理这件事					
32.将注意力转移至他人或他处					
33.饮酒					
34.认为事情已经无望而听之任之					
35.认为自己命该如此而顺从					
36.埋怨他人使你陷入此困境					
37.静思					
38.服用药物					
39.绝望、放弃					
40.将注意力转移到其他想做的事情上					
41.吸烟					

3.观察与身体评估

(1)一般状态和行为:观察有无压力引起的生理反应,如厌食、胃痛、多食、疲乏、失眠、睡眠过多、头痛等;有无压力引起的认知反应,如感知能力与记忆力下降、思维紊乱、解决问题能力下降等;有无压力引起的情绪反应,如焦虑、愤怒、抑郁等;有无自杀或暴力倾向与行为。

(2)心血管系统:评估心率、心律、血压,注意有无血压升高、心率加快、心悸、胸痛等表现。

(3)呼吸系统:评估呼吸频率和呼吸型态,观察有无呼吸加快、过度通气、气短等情况。

(4)消化系统:注意有无厌食或暴食、腹痛、消化性溃疡等表现和主诉。

(5)肌肉骨骼系统:评估肌张力和身体活动情况,注意有无全身肌肉紧张、颤抖、重复某一动作等表现。

附:压力应对方式评估测试问卷

1.有时候我不愿面对与讨厌的人接触的机会。

A—是

B—否

2.我不愿回电话或邮件是因为不喜欢和对方打交道。

A—是

B—否

3.当人们提出棘手或尴尬的问题时,我总是试着改变话题。

A—是

B—否

4.在谈到令人尴尬或充满压力的问题时,我会隐瞒自己的真实想法。

A—是

B—否

5.在隐瞒真实想法时,我会使用玩笑、讽刺或含沙射影的话语暗示自己的不满。

A—是

B—否

6.在提出棘手问题时,我会用虚伪的奉承作为糖衣炮弹。

A—是

B—否

7.为强调自己的观点正确,有时我会夸大事实。

A—是

B—否

8.如果说不过别人,我会打断对方或改变话题,等合适的时候再提出来。

A—是

B—否

9.如果对方的观点愚蠢至极,我会毫无保留地告诉他们。

A—是

B—否

10.听到令人吃惊的观点时,我会说些让对方感到沮丧或生气的话,比如:"你少扯了!"或"一派胡言!"

A—是

B—否

11.当对话变得棘手时,我会从争论观点发展到对对方做出个人攻击。

A—是

B—否

12.在情绪激烈的讨论中,我常常表现得很粗暴,让对方感到羞辱或受伤。

A—是

B—否

 目 标 检 测

单选题

1.根据汉密尔顿焦虑量表得分情况,得分高于29分表示(   )。

A.无焦虑   B.严重焦虑   C.明显焦虑   D.可能有焦虑

2.焦虑患者的心理反应常表现为(   )。

A.血压升高   B.搓手顿足   C.面色苍白   D.脉搏加快

3.下面哪项不是老年人常见虐待行为?(   )

A.生理虐待   B.心理虐待   C.经济虐待   D.过度关注

参考答案

(姚月荣)

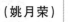

项目四　老年社会健康评估

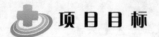

项目目标

知识目标

1. 熟悉老年社会健康评估的内容及方法。

2. 运用所学的知识对老年人进行社会健康评估。

能力目标

会使用评估工具对老年人进行社会健康评估。

素质目标

严守职业道德,培养尊老爱老的品格。

老年社会健康评估即对老年人的社会健康状况和社会功能进行评定。完整的社会健康评估及其内容,除生理、心理功能外,还应包括其社会状况。社会健康评估应对老年人的社会健康状况和社会功能进行评估,具体包括角色功能、所处环境、文化背景、家庭状况等方面。

任务一　角色功能评估

对老年人角色功能进行评估的目的是明确被评估者对角色的感知、对承担的角色是否满意、有无角色适应不良,以便及时采取干预措施,避免角色功能紊乱给老年人带来生理和心理两方面的不良影响。

一、角色的内涵

1. 角色　角色又称社会角色,是社会对个体或群体在特定场合下职能的划分,代表个体或群体在社会中的地位以及社会期望表现出的符合其地位的行为。角色不能单独存在,需要存在于与他人的相互关系中。老年人在其一生中经历了多重角色的转变,从婴儿到青年、中年直至老年,从学生到踏上工作岗位直至退休,从子女到父母直至(外)祖父母等,适应其角色非常重要。

2. 角色功能　角色功能是指从事正常角色活动的能力,包括正式的工作、社会活动、家务活动等,老年人由于老化及某些功能的退化而导致这种能力下降。个体对老年角色的适应与性别、个性、文化程度、家庭背景、社会地位、经济状况等因素密切相关。

二、角色功能的评估

老年人角色功能的评估,一般通过交谈、观察两种方法收集资料。评估的内容包括以下几个方面。

1. 角色的承担

(1) 一般角色:了解老年人过去的职业、离退休年份和现在有无工作,有助于防范由于离退休所带

102

来的不良影响,并确定目前的角色是否适应。评估角色的承担情况,可询问老年人最近一段时间做些什么事,哪些事情占去了大部分时间,对其而言什么事情是重要的,什么事情感觉很困难,是否感觉到角色负担过重或不足。

(2)家庭角色:老年人离开工作岗位后,家庭成了其主要的生活场所。大部分家庭有了第三代,老年人由父母的角色上升到(外)祖父母的角色,不仅增加了老年人的家庭角色,而且常常担当起照料第三代的任务。老年期又是丧偶的主要阶段,若老伴儿去世,就要失去相应的角色。另外,通过对性生活的评估,可以了解老年人的夫妻角色功能,有助于判断老年人社会角色及家庭角色型态。评估时要求护理人员持非评判、尊重事实的态度,询问老年人既往以及现在的情况。

(3)社会角色:通过对社会关系型态的评估,提供有关老年人自我概念和社会支持资源的信息。收集老年人每日活动的资料,对其社会关系型态进行评估,如果被评估者对每日活动不能明确表达,则提示社会角色的缺失或是不能融入社会活动中,也可提示是否有认知或其他精神障碍。

2.角色的认知 让老年人描述对自己承担的角色的感知和别人对其所承担的角色的期望,年龄老化对自己生活方式、人际关系等方面的影响。同时还应询问别人对他的角色期望是否认同。

3.角色的适应 让老年人描述对自己承担的角色是否满意以及与自己的角色期望是否相符合,观察有无角色适应不良的身心行为反应,如头痛、头晕、疲乏、睡眠障碍、焦虑、抑郁、忽视自己和疾病等。

任务二 所处环境评估

老年人的健康有赖于健康的生活环境,如果所处环境的变化超过了老年人的调节范围和适应能力,就会引起疾病。通过对所处环境进行评估,能更好地去除妨碍生活行为的不利因素,创造补偿机体缺损功能的有利因素,促进老年人生活质量的提高。

一、物理环境

物理环境是指一切存在于机体外环境的物理因素的总和。目前由于人口老龄化和"空巢"家庭的日益增多,大量老年人面临着独居的问题。居住环境是老年人的生活场所,是学习、社交、娱乐、休息的地方,评估时应了解其生活环境中的特殊资源及其对目前生活环境的特殊要求,其中居家环境安全评估是重点(表4-2-1),通过家访可获得这方面的资料。

表4-2-1 老年人居家环境安全评估表

项 目	评 估 要 素
1.一般居室	
1)光线	是否充足?
2)温度	是否适宜?
3)地面	是否平整、干燥?有无障碍物?
4)地毯	是否平整、不滑动?
5)家具	放置是否稳固、固定有序?有无障碍物?
6)床	是否在老年人膝盖以下、与其小腿长度基本相等?
7)电线	安置如何?是否远离火源、热源?
8)取暖设备	设置是否恰当?
9)电话号码	紧急电话号码是否放在易见、易取的地方?

续表

项　目	评估要素
2.厨房	
1)地板	有无防滑措施?
2)燃气	"开""关"按钮标志是否醒目?
3.浴室	
1)浴室门	是否内外均可打开?
2)地板	有无防滑措施?
3)便器	高低是否合适,有无扶手?
4)浴盆	高度是否合适? 盆底是否垫防滑胶毡?
4.楼梯	
1)光线	是否充足?
2)台阶	是否平整无破损? 高度是否合适? 台阶之间色彩差异是否明显?
3)扶手	有无扶手?

二、社会环境

社会环境包括经济、文化、教育、法律、制度、生活方式、社会关系、社会支持等方面。这些因素与人的健康密切相关,下面着重介绍经济、生活方式、社会关系与社会支持的评估。

1.经济　经济是保障人们衣、食、住、行的基本需要以及享受健康服务的物质基础。因此,在社会环境因素中,对老年人的健康以及患者角色适应影响最大的是经济。因退休、固定收入减少、给予经济支持的配偶去世所带来的经济困难,可导致老年人失去家庭地位、社会地位或生活的独立性。护理人员可通过询问以下问题了解老年人的经济状况:①您的经济来源有哪些? 单位工资福利如何? 对收入低的老年人,要询问这些收入是否足够支付食品、生活用品和部分医疗费用? ②家庭有无经济困难? 家庭是否有失业、待业人员? ③医疗费用的支付形式是哪种?

2.生活方式　生活方式是一个内容相当广泛的概念,它包括人们的衣、食、住、行、活动、工作、休息娱乐、社会交往、待人接物等物质生活和精神生活的价值观、道德观、审美观,以及与这些生活方式相关的方面。不同地区、不同民族、不同职业、不同社会阶层的人生活方式不一样。通过与被评估者及其亲友交谈或直接观察,评估饮食、睡眠、活动、娱乐等方面的习惯以及有无吸烟、酗酒等不良嗜好。若有不良生活方式,应进一步了解其给老年人带来的影响。

3.社会关系与社会支持　评估老年人是否有支持性的社会关系网络,如家庭关系是否稳定、家庭成员之间是否相互尊重,与邻居、老同事的关系是否融洽,家庭成员对老年人的态度。社会支持又分为情感支持和物质支持两个方面,而前者对健康和生活质量更为重要。社会支持的评估可采用社会支持评定量表。

任务三　文化背景评估

文化和家庭因素可以直接影响老年人的身心健康和健康保健。价值观、信念与信仰、习俗是文化的核心要素,与健康密切相关,决定着人们对健康、疾病、老化和死亡的看法及信念,是文化背景评估的主要内容。对老年人的文化背景评估同成年人。应该注意的是,老年住院患者容易发生文化休克,应结合观察进行询问;如果老年人独居,应详细询问是否有亲近的朋友、亲属。

一、文化背景评估

1.文化背景评估在老年人健康评估中的重要性 护理实践中,护理人员常面对不同文化背景的老年人;老年人的健康和健康保健可受信念、习俗、语言等文化因素的影响。

2.文化的定义 文化是一个社会及其成员所特有的物质和精神财富的总和,即特有人群为适应社会环境和物质环境而共有的行为和价值模式。文化是一个复合体,包括知识、信念、艺术、习俗、道德、法律和规范等。

3.文化的特征

(1)民族性:文化有鲜明的民族性。

(2)继承性和累积性:文化由世代相传、继承并逐渐丰富。

(3)获得性:文化是在后天的社会化过程中逐渐养成的。

(4)共享性:文化是社会人群共有的。

(5)复合性和双重性:所有文化都是复合存在的,既有理想成分又有现实成分。

4.文化的要素

(1)价值观:个体对生活方式与生活目标价值的看法或思想体系。价值观是在社会化过程中逐步形成的;是通过后天学习获得的;包含个体追求的目标及行为方法;以人生观、行为观、人际观、时间观和对自然的控制观为代表;目前对价值观的评估尚无评估工具。

价值观与健康保健的关系:价值观影响个体对健康问题的认识;左右个体解决问题的缓急和策略;影响其对治疗手段的选择;影响个体对疾病预后的看法;影响个体对疾病与治疗的态度。

(2)信念与信仰:信念是自己认为可以确信的看法;信仰是人们对某事物或思想的极度尊崇与信服,并作为精神寄托和行为准则。信念包括知识、见解,以及对世界万物的认识观。

信念、信仰与健康的关系:健康不单是没有疾病或虚弱,而且是身体、精神的健康和社会幸福的完美状态;信仰有多种,宗教信仰与精神健康关系密切。

健康信念与信仰的评估:目前应用最广泛的是 Kleinman 提出的评估模式,通过提问了解老年人对自身健康状况的看法及老年人所处文化对其健康信念的影响。

(3)习俗:习俗又叫风俗,是一个民族的人们在生产、居住、饮食、沟通、婚姻与家庭、医药、丧葬、节日、庆典礼仪等物质文化生活上的共同喜好、习惯和禁忌。与健康有关的习俗主要有饮食、沟通、医药、居住、婚姻与家庭等。

饮食包含的文化烙印最明显,也最难改变。通过交谈评估个体的饮食习俗,如食物种类、烹调方式、进食与餐饮,提升对饮食与健康关系的认识。

沟通是人与人之间动态的、持续的相互作用的过程,包括语言沟通和非语言沟通,二者具有高度的文化含量,注意特种语言、方言、语言禁忌。

传统医药是与健康行为关系最密切的习俗。某些土疗法简便易行、价廉,受老年人信赖。

二、文化休克的评估

1.文化休克 文化休克指人们生活在陌生的文化环境中所产生的迷惑与失落的经历。好发于从熟悉的环境到新环境由于沟通障碍、生活改变、风俗、信仰差异而产生的不适应。

2.分期和表现 失眠、食欲减退、焦虑、恐惧、沮丧、绝望等。

(1)陌生期:刚入院的迷茫。

(2)觉醒期:表现最突出,有失眠、食欲下降、焦虑、恐惧、沮丧、绝望等。

(3)适应期:从心理、生理、精神上逐渐适应。

3.评估方法 交谈与观察。

Note

任务四　家庭状况评估

一、家庭的定义和特征

1.定义　家庭是由婚姻、血缘或收养而产生的亲属间共同生活的小型群体。狭义定义为一夫一妻制的个体家庭,即单偶家庭。广义定义为婚姻出现后的各种家庭形式,如血缘家庭、亚血缘家庭、非血缘家庭。

2.特征

(1)家庭是群体不是个体,成员≥2个。

(2)婚姻是家庭的基础,是建立家庭的依据。

(3)成员条件:共同生活,有较密切的经济、情感交往。

二、家庭评估的重要性

(1)家庭是社会的最基本单位,个体与家庭密不可分。

(2)家庭的健康与个体,尤其是老年人密切相关。

(3)个体的健康知识、健康信念、行为在家庭中受其他成员的影响。

(4)老年人离退休后的主要活动场所是家庭。

(5)家庭是满足人们个体需求的最佳场所。

所以,护理人员只有将老年个体、家庭、护理三者联系起来,才能全面评估老年个体。

如:您退休了吗? 老伴儿身体好吗? 您有几个子女? 他们经常来看您吗? 子女做什么工作? 您与您老伴儿经常聊天,一起活动吗? 您的生活由谁来照顾?

三、家庭功能的评估

1.家庭主要功能　①满足基本需要;②建立关爱气氛;③培养家庭成员的社会责任感、社交意识和技能,促进健全人格发展;④维护家庭成员的安全和健康,为健康状况不好的成员提供良好的照顾和支持。

2.家庭评估的内容　家庭评估的内容包括家庭成员的基本资料、家庭结构和家庭功能。家庭功能的健全与否是最重要的评估内容。

3.评估方式

(1)观察:居住条件、衣着、饮食、家庭气氛、家庭亲密程度等。

(2)交谈:老伴儿情况、子女情况、夫妻之间的关系、生活来源等。

(3)量表评定:APGAR 家庭功能评估表见表 4-4-1。

表 4-4-1　APGAR 家庭功能评估表

项　目	经常	有时	很少
1.当我遇到困难时,可以从家人处得到满意的帮助。			
补充说明:			
2.我很满意家人与我讨论各种事情以及分担问题的方式。			
补充说明:			
3.当我希望从事新的活动或发展时,家人能接受并给予支持。			
补充说明:			

续表

项　目	经常	有时	很少
4.我很满意家人对我表达情感的方式以及对我愤怒、悲伤等情绪的 反应。 补充说明：			
5.我很满意家人与我共度美好时光的方式。 补充说明：			

注：此量表将家庭功能分为5个方面。评定方法："经常"得2分，"有时"得1分，"很少"得0分。计算总分值。评分标准：总分在7～10分为家庭功能无障碍，4～6分为家庭功能中度障碍，0～3分为重度家庭功能不足。

4.家庭资源 内部资源：经济、情感、信息、结构支持。外部资源：社会医疗、文化、宗教资源。

四、家庭压力的评估

家庭是获取支持的重要来源，也是压力的主要来源。

1.家庭压力的内容 ①家庭有无压力事件发生？②家庭成员对压力的感知。③压力事件对家庭成员身心的影响。④采取的应对方式有哪些？⑤应对压力事件的家庭资源有哪些？

家庭护理人员包括护士、家庭照顾者，特殊的是后者的评价。家庭照顾者指在家中对老年人进行照顾的子女、亲属、保姆等，不包括专业护士。

家庭照顾者的压力在老年人虚弱、患有疾病及家庭照顾者有身心反应时增大。

2.评估内容 评估内容包括照顾老年人的数量及自己可以完成的活动，可提供的照顾措施、时间和能获得的帮助。

（1）家庭照顾者压力：家庭照顾者在照顾期间所感受到的与照顾有关的躯体的、精神的、社会的、经济的压力。压力程度取决于客观和主观两个方面。

①客观因素。

a.家庭照顾者的年龄和身体状况。

b.需要照顾的老年人的数量和他们的身体状况。

c.家庭照顾者需要完成的其他工作的数量和性质。

d.家庭照顾者经济负担的大小。

e.家庭照顾者获得的支持系统的数量与类型。

f.照顾时间的长短与家庭照顾者可支配时间的多少。

②主观因素：与家庭照顾者心理和情绪反应有关的因素，包括家庭照顾者的个性、心理特征和有无负性情绪。

（2）家庭照顾者压力的评估。

①评估内容如下。

a.照顾老年人的数量及他们自己可以完成的自护活动。

b.家庭照顾者必须为老年人提供哪些照顾措施？

c.照顾老年人所需的时间和自己能支配的时间的多少。

d.家庭照顾者获得的支持和帮助。

②家庭照顾者压力的分度。

a.轻度：无明显身心应激症状，对老年人照顾较全面、周到。

b.中度：间断出现某些身心应激症状，对老年人照顾有时欠周到。

c.重度：出现明显身心应激症状，同时可能出现对老年人照顾不当。

家庭评估包括家庭成员基本资料、家庭类型与结构、家庭成员的关系、家庭功能与资源以及家庭压力等方面，涉及家庭功能的五个重要部分：适应度 A（adaptation）、合作度 P（partnership）、成长度 G（growth）、情感度 A（affection）、亲密度 R（resolve）。

参考答案

目标检测

一、多选题

家庭评估包括（　　　）。

A. 家庭成员基本资料　　　　B. 家庭类型与结构　　　　C. 家庭成员的关系

D. 家庭功能　　　　　　　　E. 家庭压力

二、单选题

1. 患者文化休克的主要表现为（　　　）。

A. 失眠　　　　　　　　　　B. 焦虑、恐惧　　　　　　C. 沮丧、绝望

D. 食欲下降　　　　　　　　E. 以上表现都可出现

2. 有关环境的定义不正确的是（　　　）。

A. 狭义的环境是指环绕所辖的区域

B. 广义的环境是指人类赖以生存、发展的社会与物质条件的总和

C. 人的环境分为外环境与内环境

D. 在护理界，环境定义为影响人们生存与发展的所有外在情况和影响

E. 人体的内环境是指人的内心世界

3. 导致住院患者发生文化休克的原因是（　　　）。

A. 与家人分离　　　　　　　B. 缺乏沟通　　　　　　　C. 日常活动改变

D. 对疾病和治疗的恐惧　　　E. 以上都是

4. 下列影响医患关系的因素哪项最确切？（　　　）

A. 来自患者方面的因素　　　　　　　　B. 来自医生方面的因素

C. 来自医院管理方面的因素　　　　　　D. 来自社会文化、经济方面的因素

E. 包括以上各方面

（姚月荣）

Note

项目五 老年实验室检查评估

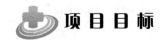

项目目标

知识目标

熟悉常用实验室检查的内容与临床意义。

能力目标

掌握常用实验室标本采集的方法与处理。

素质目标

严守职业道德,培养尊老爱老的品格。

任务一 血液一般检查

一、血液标本采集

正确采集血液标本是获得准确、可靠检查结果的关键。在自动化分析仪器应用普遍的实验室中,血液标本的采集和处理是检查前质量保证的主要环节。检查前质量保证包括检查申请、患者准备、标本采集、标本运送等环节。

(一)血液标本的采集方法

1.血液标本的类型 根据检查项目的不同,血液标本分为全血、血浆、血清和分离或浓缩的血细胞等,血液标本的类型与评价见表 5-1-1。

表 5-1-1 血液标本的类型与评价

类 型	评 价
全血	由全血细胞和血浆组成,保留了血液全部成分。主要用于血液学检查,如血细胞计数、血细胞形态学检查和红细胞沉降率测定等
血浆	全血抗凝后经离心除去血细胞成分,主要用于化学成分检查。采用去钙抗凝剂处理得到的血浆除了无钙离子外,含有其他全部凝血因子,适用于血栓与止血检查
血清	血液离心后凝固析出的液体部分,除了纤维蛋白原和相关凝血因子在血液凝固过程中被消耗和变形外,其他成分与血浆基本相同,适用于多数血液化学和免疫学检查
血细胞	有些检查项目要求将特定的细胞作为检查对象,如相对浓集的粒细胞、浓集的白血病细胞等

2.采集方法 任何一种血液标本的采集方法均要求保持血液标本的完整性和代表性。血液标本的

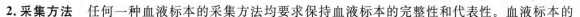

109

采集方法分为静脉采血法和动脉采血法。

（1）静脉采血法：血液标本的采集常用静脉采血法。静脉血液能准确反映全身血液的真实情况，不受气温和末梢循环干扰，更具有代表性，已在临床广泛应用。

常采用普通采血法进行静脉采血，普通采血法指传统的静脉采血法。普通采血法应注意：①根据检查项目、所需标本量选择注射器；②严格执行无菌操作；③采集标本时切忌将针栓向静脉内推，以免注射器的空气进入血液循环而形成气栓；④采集标本和注入试管时不可过度用力，以免血液产生泡沫而造成溶血。

负压采血法：又称为真空采血法。负压采血系统由负压采血管和负压采血针构成。负压采血管橡胶塞的颜色代表负压采血管的用途。如果使用标本量较大或检查项目较多时，只要更换负压采血管就可实现连续采集多管血液标本的目的，负压采血管种类见表5-1-2。

表 5-1-2　负压采血管种类

橡胶塞颜色	用　途	标　本	混匀操作	添　加　剂	作用机制
红色	常规生化/免疫	血清	不需混匀	无，内壁涂有硅酮	无
橘红色	快速生化	血清	标本采集后立即颠倒混匀5～8次	促凝剂	促进血液凝固
绿色	快速生化	血浆	标本采集后立即颠倒混匀5～8次	抗凝剂：肝素钠	抑制凝血酶形成
金黄色	快速生化	血清	标本采集后立即颠倒混匀5～8次	惰性分离胶、促凝剂	促进血液凝固
浅绿色	快速生化	血浆	标本采集后立即颠倒混匀5～8次	惰性分离胶	抑制凝血酶形成
紫色	血常规	全血	标本采集后立即颠倒混匀5～8次	EDTA-K$_3$	螯合钙离子
灰色	血糖	血浆	标本采集后立即颠倒混匀5～8次	氟化钠	抑制葡萄糖分解
浅蓝色	凝血	血浆	标本采集后立即颠倒混匀5次	枸橼酸钠：血液=1∶9	结合钙离子
黑色	血沉	全血	标本采集后立即颠倒混匀5次	枸橼酸钠：血液=1∶4	结合钙离子

负压采血注意事项：①检查负压采血管的橡胶塞：使用前切勿松动负压采血管橡胶塞，以免改变负压采血管的负压，导致所采集的标本量不准确。②穿刺针乳胶套的作用：包裹、封闭穿刺针针头，当针头刺入负压采血管后，乳胶套卷起。标本采集完毕，去除负压采血管后，乳胶套又重新封闭穿刺针针头，防止导管内血液继续流出而污染环境。

（2）动脉采血法：主要用于血气分析，常用的采集部位为桡动脉，也可选择肘动脉或股动脉。

动脉采血注意事项：①隔绝空气：标本采集后立即封闭针头斜面，再混匀标本。②立即送检：标本采集后应立即送检，否则应将标本置于2～6 ℃保存，但保存时间不超过2 h。③防止血肿形成：标本采集完毕，拔出针头后，用无菌干棉签用力按压采集部位5 min，以防血肿形成。

（二）血液标本的处理

血液标本处理应注意：①要视所有的血液标本有传染性，对"高危"标本，如乙型肝炎、艾滋病患者血液标本等，要注明标识；②把每一份血液标本视为无法重新获得的、唯一的标本，必须小心采集、保存、运送;③严禁标本与皮肤接触或污染器皿的外部和实验台。血液标本采集的注意事项见表5-1-3。

表 5-1-3 血液标本采集的注意事项

分 类	注 意 事 项
采集前	①提前告知患者,并判断患者是否有循环、出血等问题; ②安抚患者不要紧张,为患者可能发生的晕厥提前做好准备
安全事项	所有患者的标本都有潜在的传染性,要特别注意: ①全程监督血液标本的采集,并防止被采血针刺伤; ②采集血液标本时需要穿隔离服、戴一次性手套,必要时还需要戴面罩和护目镜; ③每接触一个患者后,均需要更换手套或洗手。用过的一次性手套应放入专门的生物危险品处理箱内; ④使用含氯消毒液对任何溢出物进行处理
针管和手套	①不能直接用手将针头从注射器上取下,可采用废弃针头收集系统(锐器盒)收取针头; ②将针管和手套放置到指定容器内; ③切勿将采血器具放置于患者床上
标本识别	①在采集血液标本前应首先确认患者的身份; ②用患者的唯一标识信息条形码标记每一份标本
负压采血管	负压采血管已被广泛应用,通过橡胶塞的颜色区别负压采血管的类型
操作程序	①采集同一患者的多个标本时,先使用用于检查细菌的无菌管,然后再使用无添加剂的采血管,但必须保证在血液凝固之前注入含抗凝剂的采血管内。 ②使用玻璃采血管的采集顺序:血培养管、无抗凝剂血清管、枸橼酸钠抗凝管、含其他抗凝剂的采血管。塑料采血管的顺序:血培养管、枸橼酸钠抗凝管、加或未加促凝剂或分离胶的血清管。 ③血液标本注入采血管后,颠倒混匀

1. 血液标本的保存与运送

(1) 血液标本的保存:当血液标本不能立即检查时,应选择合适的保存方式、保存条件予以保存。根据不同的检查项目,决定血液标本的保存时间和存放温度,不恰当的保存环境可直接影响检查结果。血液标本保存可分为室温保存、冷藏保存、冷冻保存,保存时应注意避光、防污染,尽量隔绝空气。冷冻保存的血液标本在融解时应注意重新混匀数次,以使被检查的成分分布均匀。

①分离后的血液标本。

a. 不能及时检查或需保留以备复查时,一般应将标本置于 4 ℃冰箱内保存。

b. 需保存 1 个月的血液标本,应置于 −20 ℃冰箱内保存。

c. 需要保存 3 个月以上的血液标本,分离后置于 −70 ℃冰箱保存。

d. 血液标本存放时需要密封,以免水分挥发而使血液标本浓缩。

e. 避免血液标本反复冻融。立即送检有检查血氨(密封送检)、血糖、红细胞沉降率、血气分析(密封送检)、乳酸分析等项目的血液标本。

②检查后的血液标本。如果不能立即处理检查后的血液标本,应根据血液标本的性质和要求,按照规定时间保存以备复查。急诊血液标本、非急诊血液标本都必须妥善保存,在需要重新检查时,确保血液标本检索快速有效。血液标本保存的原则是在有效的保存期内确保被检查物质不会发生明显改变。

(2) 血液标本的运送:血液标本的运送可采用人工运送、轨道传送或气压管道运送等。无论何种方式都应该遵循 3 个原则。

①唯一标识:血液标本都应具有唯一标识,除编号之外,还要包括患者的基本信息。目前,条形码系统的应用已较好地解决了这一问题。

Note

②生物安全：血液标本应使用可以反复消毒的专用容器进行运送。特殊血液标本应用有特殊标识字样（如剧毒、烈性传染等）的容器密封运送。必要时还应使用特殊运送容器。气压管道运送时必须使用负压采血管，并确保负压采血管橡胶塞牢固。

③尽快运送血液标本：以符合检查质量要求和满足临床诊治的需求。若血液标本不能及时运送或欲将血液标本送到院外检查部门进行检查，应将血液标本装入采血管内密封，再装入乙烯塑料袋内，根据保存温度要求可置于冰瓶或冷藏箱内运送。运送过程中应避免剧烈震荡。

2. 标本拒收　在接收血液标本时，医学检验人员可以拒收已确认不符合要求的血液标本。血液标本拒收常见原因如下：①溶血、抗凝血液标本出现凝固；②容器不当；③血液标本量不足或错误；④运送条件不当；⑤申请单和血液标本标签不一致；⑥血液标本污染、容器破漏等。

二、红细胞参数检查

（一）红细胞计数和血红蛋白测定

红细胞（RBC）计数和血红蛋白（Hb）测定是诊断红细胞系统疾病的基本方法，与血细胞比容结合，可用于诊断贫血、红细胞增多症和真性红细胞增多症，红细胞及血红蛋白参考区间见表5-1-4。

表 5-1-4　红细胞及血红蛋白参考区间

人群	RBC/($\times 10^{12}$/L)	Hb/(g/L)
成年男性	4.3～5.8	130～175
成年女性	3.8～5.1	115～150
新生儿	6.0～7.0	170～200

红细胞计数作为单一参数的诊断价值较小，常与 Hb 浓度、血细胞比容结合，红细胞计数常作为诊断贫血、真性红细胞增多症及红细胞增多症的主要指标之一。

1. 红细胞病理性增多

（1）相对性增多：见于呕吐高热、腹泻、多尿、多汗、大面积烧伤等因素造成的暂时性血液浓缩。原发疾病被治疗好转后，RBC、Hb 便恢复正常。

（2）绝对性增多。

①原发性增多：见于真性红细胞增多症（polycythemia vera）、家族性良性红细胞增多症等。真性红细胞增多症是干细胞受累所致的骨髓增生性疾病，RBC 可达（7～10）$\times 10^{12}$/L，Hb 大于 180 g/L。同时，白细胞、血小板也高于正常值。

②继发性增多：可由缺氧（慢性心、肺疾病，异常血红蛋白病，肾上腺皮质功能亢进等）刺激导致 EPO 大量分泌所致，也可见于某些疾病引起的 EPO 病理性分泌增多，如肾脏疾病、恶性肿瘤等。

2. 红细胞病理性减少　各种病理因素导致红细胞、血红蛋白低于参考区间下限，称为贫血（anemia）。其发生机制为红细胞生成障碍、造血原料缺乏和利用障碍、红细胞破坏过多和失血等。贫血的分类及其发生机制见表5-1-5。常见获得性贫血的原因及其临床特点见表5-1-6。

表 5-1-5　贫血的分类及其发生机制

分类	机制	原因
非增生性贫血	营养缺乏	铁、维生素 B_{12}、叶酸缺乏，慢性肾病（EPO 缺乏）、垂体疾病
	干细胞增殖和分化缺陷	中毒（乙醇、细胞毒药物）、放射线、感染
	取代红细胞造血	急性白血病、多脏器功能不全综合征（MODS）、淋巴瘤

续表

分 类	机 制	原 因
增生性贫血	红细胞缺陷	球形红细胞增多症、椭圆形红细胞增多症
	血红蛋白病、酶缺陷失血	α 或 β 珠蛋白生成障碍、葡萄糖-6-磷酸脱氢酶缺陷等急性或慢性失血导致红细胞丢失

表 5-1-6 常见获得性贫血的原因及其临床特点

种 类	原 因	症状和体征
铁缺乏	饮食性、失血性铁吸收障碍	失血病史（月经过多、胃溃疡）、粪便隐血试验阳性、偶见脾大、异食症（冰、土等）、吞咽困难、舌炎、反甲
慢性病性贫血	炎症性疾病、肾病（EPO 减少）和慢性病	炎症性疾病（慢性感染、慢性自身免疫性疾病）、肿瘤、慢性病（糖尿病、充血性心力衰竭）
维生素 B_{12} 缺乏性贫血	恶性贫血胃切除术后、回肠切除	舌炎、共济失调、位置感减弱
乙醇中毒性贫血	饮食不合理（叶酸缺乏）、消化道出血	粪便隐血试验阳性、饮食中毒、慢性肝病

血红蛋白可作为判断贫血程度的指标，根据血红蛋白减少的程度，将贫血分为 4 度（表 5-1-7）。当 RBC 小于 $1.5×10^{12}$/L，Hb 小于 45 g/L 时，应考虑输血。

表 5-1-7 贫血程度分级

分 度	血红蛋白浓度/(g/L)
轻度贫血	男性：90≤Hb<130。女性：90≤Hb<115
中度贫血	60≤Hb<90
重度贫血	30≤Hb<60
极重度贫血	Hb<30

(二) 血细胞比容

血细胞比容（hematocrit，HCT）是指一定体积的全血中红细胞所占的容积比值。

【参考区间】男性为 0.40～0.50；女性为 0.35～0.45。

【临床意义】HCT 临床意义与红细胞计数相似。

①HCT 增高：见于各种原因所致的血液浓缩和红细胞增多症，可用于临床决定是否需要补液及计算补液量的参考。

②HCT 减低：见于各种贫血。由于不同类型贫血时红细胞体积变化不同，故 HCT 的变化程度并不与红细胞计数相平行。

(三) 网织红细胞计数

网织红细胞（reticulocyte，Ret）计数是指测定单位容积外周血液 Ret 的数量。Ret 是晚幼红细胞脱核后到完全成熟红细胞之间的过渡细胞，其胞质中残存核糖体等嗜碱性物质，经煌焦油蓝等染色后，形成网状结构。

【参考区间】①成人:0.005～0.015(0.5%～1.5%)或(24～84)×10⁹/L。②新生儿:0.02～0.06(2%～6%)。

【临床意义】Ret 计数是反映骨髓红系造血状态的灵敏指标。主要用于鉴别贫血的类型,评估骨髓移植后、再生障碍性贫血治疗后的骨髓造血情况,评价骨髓的功能,观察贫血的治疗效果等。

1. 评价骨髓增生能力 ①Ret 增多:骨髓造血旺盛,见于各种增生性贫血,溶血性贫血时增多尤为显著。②Ret 减少:无效造血的指征,见于非增生性贫血、慢性病性贫血。

2. 贫血疗效观察的指标 ①增生性贫血和巨幼细胞贫血经抗贫血治疗有效时,Ret 增高先于 RBC 和 Hb,Ret 于治疗 2～3 天即见升高,7～10 天达高峰,2 周以后逐渐降至正常水平。此时,红细胞、血红蛋白才开始升高,这一现象称为网织红细胞反应,提示贫血得到纠正。②再生障碍性贫血,经抗贫血治疗无效时,Ret 不增高;若有效则 Ret 逐渐回升乃至轻度增高。

3. 骨髓移植后监测 骨髓移植后第 21 天,如 Ret 计数大于 15×10⁹/L,常表示无移植并发症。

4. 放疗和化疗的监测 机体接受放疗、化疗后,如果出现骨髓抑制,Ret 减少;停止治疗、骨髓功能恢复后,Ret 逐渐恢复。

(四) 红细胞沉降率

红细胞沉降率(erythrocyte sedimentation rate,ESR),简称血沉,是指在规定条件下,离体抗凝全血中的红细胞自然沉降的速率。正常情况下,红细胞表面带有负电荷,红细胞之间相互排斥而不易黏附和沉降。当血浆中某些带正电荷的物质(如球蛋白、纤维蛋白原、C 反应蛋白等)增多时,可促使红细胞发生黏附,红细胞易形成缗钱状,红细胞与血浆的接触面积减小,血沉加快;而白蛋白、糖蛋白带负电荷,其含量增多时血沉不加快。另外,红细胞大小、数量也可影响血沉。

【参考区间】魏氏法:男性 0～15 mm/h,女性 0～20 mm/h。

【临床意义】血沉是一项常规筛查试验,很多疾病均可表现为血沉加快,因此血沉是一项灵敏但缺乏特异性的指标,不能用于疾病的诊断。临床上,血沉主要用于观察病情的动态变化,区别功能性与器质性病变,鉴别良性肿瘤和恶性肿瘤等。

1. 血沉加快

(1) 生理性血沉加快:血沉受年龄、月经周期、妊娠的影响。

(2) 病理性血沉加快:对于鉴别疾病与动态观察病情变化,具有一定参考价值。

2. 血沉减慢 一般无意义。病理性血沉减慢可见于真性红细胞增多症、低纤维蛋白原血症、充血性心力衰竭、红细胞形态异常等。

(五) 红细胞形态学检查

【参考区间】①正常红细胞呈双凹圆盘形,大小相对均一,平均直径为 7.2 μm(6～9 μm);②Wrihgt 染色后为粉红色或琥珀色,血红蛋白充盈良好,呈正色素性、向心性淡染;③中央部位 1/3 为生理性淡染区;④胞质内无异常结构。

【临床意义】

1. 红细胞大小及染色异常

(1) 小红细胞:红细胞直径小于 6 μm,中央淡染区扩大,提示血红蛋白合成障碍,常见于缺铁性贫血及珠蛋白生成障碍性贫血。

(2) 大红细胞:红细胞直径大于 10 μm。高色素性的红细胞中央淡染区变小或消失,常见于巨幼细胞贫血,也可见于急性溶血性贫血和急性失血性贫血。红细胞直径大于 15 μm 者称为巨红细胞,最常见于巨幼细胞贫血。

(3) 红细胞大小不均:同一患者的红细胞之间直径相差一倍以上。常见于增生性贫血,尤其是巨幼细胞贫血。

(4) 多色性红细胞:一种未完全成熟的红细胞,因其胞质中残存少量嗜碱性物质,故被染为灰蓝色或灰红色,胞体较大。常见于增生性贫血,尤其是急性溶血性贫血。

2. 红细胞形态异常

（1）球形红细胞：直径小于 6 μm，厚度大于 2 μm，红细胞中央淡染区消失，且细胞中心着色深。主要见于遗传性球形红细胞增多症。

（2）靶形细胞：状似射击的靶标。见于珠蛋白生成障碍性贫血、异常血红蛋白病等。

（3）椭圆形细胞：红细胞横径缩短，长径增大，横径/长径小于 0.78。见于遗传性椭圆形细胞增多症及巨幼细胞贫血。

（4）镰刀细胞：细胞形如镰刀状，主要见于镰状细胞贫血。

三、白细胞参数检查

（一）白细胞计数与分类计数

白细胞（white blood cell，WBC；leukocyte，LEU）计数是单位容积外周血液各种白细胞的总数。白细胞分类计数（differential count，DC）是测定各种白细胞的相对百分率或绝对值。

【参考区间】

1. 白细胞计数 成人 $(3.5\sim9.5)\times10^9$/L；新生儿 $(15\sim20)\times10^9$/L；儿童 $(5\sim12)\times10^9$/L。

2. 白细胞分类计数 成人白细胞分类计数参考区间见表 5-1-8。

表 5-1-8 成人白细胞分类计数参考区间

细　　胞	相对百分率/（%）	绝对值/（$\times10^9$/L）
中性粒细胞（N）	40～75	1.8～6.3
嗜酸性粒细胞（E）	0.4～8.0	0.02～0.52
嗜碱性粒细胞（B）	0～1	0～0.06
淋巴细胞（L）	20～50	1.1～3.2
单核细胞（M）	3～10	0.1～0.6

【临床意义】白细胞数量高于 10×10^9/L 称为白细胞增多，低于 3.5×10^9/L 称为白细胞减少。而白细胞数量的增多与减少主要受中性粒细胞数量的影响，其临床意义与白细胞分类计数基本一致。

1. 中性粒细胞

(1)中性粒细胞增多。

①生理性增多：中性粒细胞生理性增多常为暂时性的，去除影响因素后可恢复正常。

②病理性增多：机体对各种病理因素刺激产生的应急反应，为机体动员骨髓储备池的粒细胞释放和边缘池的粒细胞进入循环池所致，以已成熟的分叶核粒细胞或较为成熟的杆状核粒细胞增多为主。

(2)中性粒细胞减少。

①某些感染，如病毒性感染、特殊杆菌感染及原虫感染。

②某些造血系统疾病，如再生障碍性贫血、粒细胞减少症、非白血性白血病等。

③慢性理化损伤：引起中性粒细胞减少的常见原因。

④物理因素、化学因素及化学药物。

2. 嗜酸性粒细胞

（1）嗜酸性粒细胞增多见于以下情况：①寄生虫病；②变态反应性疾病；③某些皮肤病；④某些造血系统疾病；⑤某些恶性肿瘤；⑥传染病。

（2）嗜酸性粒细胞减少的临床意义不大，多见于伤寒初期、大手术、严重烧伤等应激状态或长期使用肾上腺皮质激素后。

3. 嗜碱性粒细胞 嗜碱性粒细胞增多见于以下情况：①变态反应性疾病；②骨髓增殖性疾病；③脾切除术后；④恶性肿瘤。

4. 淋巴细胞 淋巴细胞生理性增多见于出生后 4～6 天和 4～6 岁。淋巴细胞病理性增多见于以下情况：①某些感染，主要为病毒性感染，如传染性单核细胞增多症、风疹、麻疹等；②淋巴瘤及慢性淋巴细胞白血病；③肾移植发生排斥反应。

5. 单核细胞　儿童期可有单核细胞生理性增多。单核细胞病理性增多见于以下情况：①某些感染，如疟疾；②某些造血系统疾病，如单核细胞白血病（MDS）；③急性传染病的恢复期；④急性感染的恢复期。

（二）白细胞形态学检查

1. 正常形态白细胞

（1）中性粒细胞：圆形，直径为 $10\sim15~\mu m$，为红细胞的 1.5～2 倍。核可分为杆状核和分叶核，染色质粗糙不均，排列成小块状，呈深紫红色。胞质丰富，有许多细小均匀、散在分布的紫红色中性颗粒。

（2）嗜酸性粒细胞：圆形，直径为 $13\sim15~\mu m$，略大于中性粒细胞。核常为分叶状，两叶居多，染色质颗粒粗，呈紫红色。胞质充满粗大均匀、紧密排列的橘红色嗜酸性颗粒，有立体感。

（3）嗜碱性粒细胞：圆形，直径为 $10\sim12~\mu m$。核常被颗粒遮盖，使其结构不清。胞质较少，淡红色，含粗大、大小不均、紫黑色嗜碱性颗粒，常盖于核上。

（4）淋巴细胞：圆形，直径为 $6\sim15~\mu m$。核圆形或椭圆形，深紫红色，染色质粗糙，排列均匀，呈粗块状。小淋巴细胞的胞质量少，大淋巴细胞的胞质丰富，呈透明淡蓝色，常有少量大小不等的深紫红色嗜天青颗粒。

（5）单核细胞：不规则圆形或椭圆形，直径为 $15\sim25~\mu m$，为外周血中最大的血细胞。核较大、不规则，可见肾形、马蹄形，或呈扭曲折叠状，染色质为细致疏松网状，有折叠感，呈淡紫红色。胞质量多，为淡蓝或淡红色，毛玻璃样半透明，含较多细小灰尘样紫红色嗜天青颗粒。

2. 异常形态白细胞

（1）中性粒细胞毒性变化：在严重的化脓性感染、败血症急性中毒、恶性肿瘤和大面积烧伤等病理情况下，中性粒细胞可发生大小不均、颗粒过多（中毒颗粒）、空泡形成、杜勒小体和退行性变等改变，这些形态变化对观察病情变化和判断预后有一定意义。

（2）中性粒细胞的核象变化：在骨髓中由原始细胞发育至成熟细胞的过程中，中性粒细胞的细胞核经历了由圆形到不规则形、杆状，最后呈分叶状的变化。健康人外周血中性粒细胞的细胞核主要以分叶核为主，杆状核少于 5%，无原始和幼稚细胞。病理情况下，中性粒细胞核象可发生核左移或核右移。

四、血小板参数检查

血小板计数是指单位容积的外周血中血小板的数量。

【参考区间】$(125\sim350)\times10^9$/L。

【临床意义】

1. 生理性变化　晨间低，午后高，安静时低，剧烈运动后增高，休息后又会恢复到原有水平。春季比秋季高，女性月经前降低，月经后增高，妊娠中后期增高，分娩后降低，静脉血高于毛细血管血。

2. 病理性变化

（1）血小板增多指血小板超过 400×10^9/L，主要见于生成增多和反应性增多，其他如脾切除术后。

（2）血小板减少指血小板低于 100×10^9/L，主要见于以下情况：①生成障碍，如再生障碍性贫血，恶性肿瘤的骨髓浸润或化疗，放射性损伤，急性白血病；②破坏或消耗增多，如原发性免疫性血小板减少症，血小板减少性紫癜，弥散性血管内凝血（DIC）；③分布异常，如脾大，血液被稀释（输入大量库存血或大量血浆）；④先天性的血小板减少，见于新生儿血小板减少症，巨大血小板综合征。

（关凌）

任务二 尿液检查

尿液是血液经肾小球滤过,肾小管和集合管重吸收及排泌后所形成的终末代谢物。尿液检查主要用于以下情况:①协助泌尿系统疾病的诊断,进行疗效观察;②协助其他系统疾病的诊断;③中毒及职业病的辅助诊断;④用药的监护;⑤健康人群的普查。

一、尿液标本

(一)尿液标本的采集

正确采集尿液标本是保证检查结果准确可靠的前提。患者留取尿液标本之前,医护人员必须对其进行留尿指导。根据检查目的不同,尿液标本可分为晨尿、随机尿、计时尿和特殊尿标本。

(二)尿液标本的保存

采集尿液标本后应及时送检,以免因细菌繁殖或有形成分被破坏而影响检查结果。尿液检查应在采集标本后 2 h 内完成,最好在 30 min 内完成,如有特殊情况不能及时检查,可将尿液标本进行冷藏保存或化学防腐保存。

1.冷藏 不能立即进行常规检查的尿液标本可进行冷藏保存。4 ℃冰箱可防止尿液中一般细菌的生长,维持尿液较恒定的弱酸性,并能保持尿液中有形成分及某些成分的生物活性在 6 h 内基本不变。但应注意有些尿液标本冷藏后有盐类析出,可影响显微镜检查。

2.化学防腐 防腐剂可抑制细菌生长,维持尿液的弱酸性,可根据不同的检查目的选择适宜的防腐剂(表 5-2-1)。

表 5-2-1 化学防腐剂

防 腐 剂	用 量	用 途
甲醛	100 mL 尿液中加入 400 g/L 甲醛 0.5 mL	用于管型、细胞检查
甲苯	1000 mL 尿液中加入 0.5 mL 甲苯	在 24 h 内可抑制细菌生长,可用尿酸盐沉淀。用于蛋白质、尿酸、类固醇等的检查
浓盐酸	1000 mL 尿液中加入 10 mL 浓盐酸	用于钙、草酸盐等的检查。因可破坏有形成分、沉淀溶质及杀菌,故不能用于常规筛查
碳酸钠	24 h 尿液中加入 4 g 碳酸钠	用于尿胆原检查

二、尿液的一般性状检查

【参考区间】尿液一般性状检查的指标与参考区间见表 5-2-2。

表 5-2-2 尿液一般性状检查的指标与参考区间

指 标	参 考 区 间
尿量	成人:1000～2000 mL/24 h,即 1 mL/(h·kg)
颜色与透明度	新鲜尿液呈淡黄色,清澈透明
比重	成人:1.015～1.025,晨尿最高,一般大于 1.020
酸碱度	新鲜尿液多呈弱酸性,随机尿 pH 为 4.5～8.0,晨尿 pH 约 6.5
气味	挥发性酸的气味

Note

【临床意义】

1. 尿量

（1）成人 24 h 尿量超过 2500 mL 称为多尿。生理性多尿见于习惯性多饮、精神紧张、输液或应用利尿药、脱水药等；病理性多尿见于糖尿病、尿崩症、慢性间质性肾炎、慢性肾盂肾炎和急性肾衰竭等。

（2）少尿与无尿：成人 24 h 尿量少于 400 mL 或每小时少于 17 mL 称为少尿；成人 24 h 尿量少于 100 mL 称为无尿（anuria）。少尿与无尿主要由肾前性、肾性和肾后性等因素所致。

2. 颜色　健康人尿液因含有尿色素、尿胆原、尿胆素及尿卟啉等物质而呈淡黄色，但易受食物、药物和尿量等因素影响。生理情况下尿液颜色变化较大：①大量饮水、寒冷时尿量增多则颜色淡；饮水少、运动出汗等时尿量少而颜色深；食用大量胡萝卜、木瓜等可使尿液呈深黄色，食用芦荟则尿液呈红色。②月经血污染可使尿液呈红色。③药物对尿液颜色也有一定的影响，如维生素 B_2、呋喃唑酮、小檗碱等可使尿液呈黄色、深黄色，番泻叶、山道年等可使尿液呈橙色、橙黄色，酚磺酞、番泻叶、芦荟、氨基比林、磺胺类药物等可使尿液呈红色、红褐色等。常见的病理尿液颜色变化有红色、深黄色、白色等。

（1）红色：最常见的尿液颜色变化。

①血尿：尿液内含有一定量的红细胞时称为血尿（hematuria）。1000 mL 尿液中含有 1 mL 以上血液，且尿液外观呈红色，称为肉眼血尿（macroscopic hematuria）。由于出血量不同，尿液可呈淡红色云雾状洗肉水样或混有血凝块。在排除月经血的污染之后，血尿常见于以下情况：a. 泌尿生殖系统疾病，如炎症损伤、结石、出血或肿瘤等；b. 出血性疾病，如血小板减少症、血友病等；c. 其他，如感染性疾病、结缔组织疾病、心血管疾病、内分泌代谢性疾病，及某些健康人剧烈运动后的一过性血尿等。

②血红蛋白尿：血管内溶血时血浆游离血红蛋白增多（1000～1350 mg/L），超过结合珠蛋白（haptoglobin，Hp）的结合能力，因其相对分子质量较小，可通过肾小球滤出而形成血红蛋白尿（hemoglobinuria）。尿液呈暗红色、棕红色甚至酱油色。常见于蚕豆病、阵发性睡眠性血红蛋白尿（PNH）及血型不合的输血反应、阵发性寒冷性血红蛋白尿（PCH）、行军性血红蛋白尿、免疫性溶血性贫血等。

③肌红蛋白尿（myoglobinuria）：尿液呈粉红色或暗红色，常见于肌肉组织广泛损伤、变性，如急性心肌梗死、大面积烧伤、创伤等。

④卟啉尿（porphyrinuria）：尿液呈红葡萄酒色，常见于先天性卟啉代谢异常等。

（2）深黄色：最常见于胆红素尿（bilirubinuria），尿液呈深黄色，振荡后产生的泡沫也呈黄色，胆红素定性试验阳性。常见于胆汁淤积性黄疸及肝细胞性黄疸，但尿液放置过久后，胆红素被氧化为胆绿素，则使尿液呈棕绿色。

3. 透明度　健康人新鲜尿液澄清透明，由于含有盐类结晶、少量上皮细胞、核蛋白和黏蛋白等物质，放置后尿液可出现混浊或微量絮状沉淀。尿液混浊度与某些盐类结晶、尿液酸碱度、温度改变有关。

新鲜尿液发生混浊可由盐类结晶、红细胞、白细胞（脓细胞）、细菌、乳糜等引起。

4. 比重

（1）比重增高：主要见于高热、脱水、出汗过多、周围循环衰竭等致血容量不足的肾前性少尿。病理情况下，如尿液中含有大量葡萄糖的糖尿病患者或含有大量蛋白质的肾病综合征患者，尿液比重均增高。

（2）比重降低：主要见于慢性肾衰竭、尿崩症等。如尿液比重持续固定在 1.010 左右，提示肾实质严重损害。

5. 气味　尿液气味来自挥发性酸和酯类。尿液长时间放置后，尿素分解而产生氨臭味。慢性膀胱炎和尿潴留患者的尿液可有氨臭味，糖尿病酮症酸中毒患者的尿液可有烂苹果样气味，有机磷中毒患者的尿液可有蒜臭味，苯丙酮尿症患者的尿液有鼠尿样臭味。

三、尿液化学检查

【参考区间】尿液化学检查的指标与参考区间见表 5-2-3。

表 5-2-3　尿液化学检查的指标与参考区间

指　标	参考区间
尿 pH	普通饮食时 pH 约为 6.5,但可在 4.5~8.0 之间波动
尿蛋白质	定性:阴性。定量:0~80 mg/24 h
尿糖	定性:阴性。定量:0.56~5.0 mmol/24 h
尿酮体	阴性
尿液胆红素和尿胆原	胆红素定性为阴性,定量≤2 mg/L。尿胆原定性为阴性或弱阳性,定量≤10 mg/L
尿液亚硝酸盐	阴性

【临床意义】

1. 尿 pH

(1) 酸性尿多见于酸中毒、发热、脱水或服用氯化铵等,亦可见于糖尿病酮症酸中毒、痛风、白血病。

(2) 碱性尿多见于碱中毒、泌尿系统变形杆菌感染、肾小管性酸中毒或服用碳酸氢钠等。

2. 尿蛋白质

健康人尿液中含有极少量的蛋白质,当尿液蛋白质含量超过 150 mg/24 h,尿蛋白质定性试验呈阳性,称为蛋白尿(proteinuria)。

(1) 生理性蛋白尿。

①功能性蛋白尿:因剧烈运动(或劳累)、受寒、发热、精神紧张、交感神经兴奋等所致的暂时性蛋白尿,与肾血管痉挛或充血导致的肾小球毛细血管壁通透性增高有关。多见于青少年,尿蛋白质定性不超过(＋),定量不超过 500 mg/24 h。

②体位性蛋白尿:又称为直立性蛋白尿(orthostatic proteinuria),可能是直立时前突的脊柱压迫左肾静脉导致局部静脉压增高而引起,卧位休息后蛋白尿即消失。此种体位性蛋白尿多发生于瘦高体形的青少年。

(2) 病理性蛋白尿:见于各种肾脏及肾脏以外疾病,多为持续性蛋白尿。病理性蛋白尿几乎是任何肾脏疾病的标志。

3. 尿糖　健康人尿液中可有微量葡萄糖,定性试验呈阴性。当血糖大于 8.8 mol/L,超过肾小管重吸收能力的最大限度(即肾糖阈)或近端肾小管重吸收功能障碍时,尿糖增加,尿糖定性试验呈阳性,称糖尿(glucosuria)。

(1) 生理性糖尿:①饮食性糖尿:由食糖过多或输注葡萄糖溶液过快、过多所致。②精神性糖尿:由精神过度紧张、情绪激动,使交感神经兴奋,肾上腺素分泌过多,引起的一过性高血糖所致。③妊娠糖尿:正常妊娠晚期,由于细胞外液容量增加,近曲小管的重吸收功能受到抑制,肾糖阀下降所致。

(2) 病理性糖尿:病理性糖尿的分类及临床意义见表 5-2-4。

表 5-2-4　病理性糖尿的分类及临床意义

分　类	临　床　意　义
暂时性糖尿	又称为应激性糖尿,见于脑外伤、脑血管病等的应激反应,胰高血糖素分泌过多,导致暂时性高血糖所致的糖尿
血糖正常性糖尿	又称为肾性糖尿,是指血糖正常,但肾糖阈降低所致的糖尿,慢性肾炎或肾病综合征也可因肾小管受损,导致糖的重吸收障碍而出现糖尿
血糖增高性糖尿	糖尿病及甲状腺功能亢进、嗜铬细胞瘤、肢端肥大症等内分泌疾病,血糖增高所致的糖尿
其他	哺乳期乳糖尿、遗传性半乳糖或果糖尿、戊糖尿等

4. 尿酮体　酮体(ketone body)是体内脂肪分解代谢的中间产物,包括乙酰乙酸、β-羟丁酸和丙酮。血液酮体增高,尿酮体呈阳性的尿液称为酮尿(ketonuria)。

酮尿可见于糖尿病酮症酸中毒、妊娠剧烈呕吐、子痫、长期饥饿、禁食、全身麻醉等,重症患者长期不

Note

能进食也可出现酮尿。

5. 尿液胆红素和尿胆原　尿液胆红素、尿胆原检查主要用于黄疸的鉴别,其变化特点见表5-2-5。

表5-2-5　不同类型黄疸患者尿胆原、尿胆素和尿液胆红素的变化特点

指　标	健　康　人	溶血性黄疸	肝细胞性黄疸	胆汁淤积性黄疸
尿液颜色	浅黄	深黄	深黄	深黄
尿胆原	弱阳性/阴性	强阳性	阳性	阴性
尿胆素	阴性	阴性	阳性	阴性
尿液胆红素	阴性	阴性	阳性	阳性

6. 尿液亚硝酸盐　尿液亚硝酸盐试验阳性提示存在尿路感染。常见的肠杆菌科细菌,如大肠杆菌、变形杆菌等可将硝酸盐还原为亚硝酸盐。但有些细菌不能将硝酸盐还原为亚硝酸盐,如葡萄球菌、淋病奈瑟球菌等,故其阴性不能排除尿路感染。同时检查尿液中亚硝酸盐与白细胞,则意义更大。

四、尿液显微镜检查

尿液显微镜检查的成分主要有细胞、管型、病原体和结晶等。通过检查可以了解泌尿系统的变化,对泌尿系统疾病的诊断、鉴别诊断及预后判断等有重要意义,也可弥补一般性状检查、化学检查等难以发现的异常变化,对减少漏诊、误诊有重要价值。目前,标准化尿液显微镜检查法是尿液有形成分检查的"金标准"。

【临床意义】

1. 细胞

(1) 红细胞:尿液中新鲜的红细胞呈浅黄色、双凹圆盘形;在高渗尿液中,红细胞常皱缩成颜色较深的桑葚形或星形称为棘细胞(heckle cell);在低渗尿液中,红细胞吸水胀大,血红蛋白逸出,形成大小不等的空环形,称为红细胞淡影(blood shadow)。

肉眼观察尿液无血色,而显微镜检查时每高倍视野红细胞平均大于3个,称镜下血尿(microscopic hematuria)。其意义与肉眼血尿相同。红细胞形态可以帮助判断血尿的来源。

(2) 白细胞:尿液中的白细胞主要是中性粒细胞。在新鲜尿液中其形态与血液白细胞一致;在炎症过程中被破坏或死亡的白细胞称为脓细胞(pus cell);在低渗尿液中,中性粒细胞吸水肿胀,胞质内的颗粒进行布朗运动,由于光的折射,在油镜下可见灰蓝色发光现象,称为闪光细胞(glitter cell)。尿液白细胞增多,提示泌尿系统有化脓性感染,如肾盂肾炎、膀胱炎、尿道炎或肾结核合并感染等。肾移植术后尿液中可见淋巴细胞。

(3) 上皮细胞:尿液中的上皮细胞主要有来自肾小管的上皮细胞,肾盂、输尿管、膀胱和尿道近膀胱段的移行上皮细胞,输尿管下部、膀胱、尿道、阴道表层的鳞状上皮细胞。①大量上皮细胞伴白细胞见于泌尿系统感染,如肾盂肾炎、膀胱炎、尿道炎等;②移行上皮细胞成片脱落见于肾盂、输尿管或膀胱颈部炎症;③肾小管上皮细胞见于急性肾小管坏死、肾移植排斥反应、慢性肾炎、肾梗死等。

2. 管型(cast)　管型是蛋白质、细胞及其崩解产物在肾小管、集合管内凝固而成的圆柱形蛋白聚体。构成管型的主要成分有由肾小管分泌的 Tamm-Horsfall 蛋白(T-H 蛋白)、血浆蛋白、各种细胞及其变性的产物等。管型类型、性质对各种肾炎的诊断有重要的意义。管型的体积越大、越宽,表明肾脏损伤越严重。但是,当肾脏疾病发展到后期,可交替使用的肾单位、肾小管和集合管浓缩、稀释功能完全丧失后,则不能形成管型。所以,管型的消失究竟是病情好转还是恶化,应结合临床进行综合分析。

3. 结晶　尿液中盐类结晶的析出取决于该物质饱和度、尿液 pH、温度等因素。常见的结晶有尿酸结晶、草酸钙结晶和磷酸盐类结晶,一般无临床意义。但当结晶伴随较多红细胞出现于新鲜尿液中时,多为尿路结石所致。亮氨酸和酪氨酸结晶少见,分别见于严重的肝实质损伤和氨基酸代谢障碍等。

(关凌)

任务三 粪便检查

粪便(feces)由已消化的和未消化的食物残渣、消化道分泌物、肠道黏膜脱落物、细菌、无机盐和水分等组成。粪便检查的主要目的如下：①了解消化系统有无炎症、出血、寄生虫感染、恶性肿瘤等；②根据粪便的性状和组成，间接地判断消化系统器官的功能状况；③检查有无病原菌，以协助诊断肠道传染病。

一、粪便标本采集

粪便标本的采集方法直接影响粪便检查结果的准确性。粪便标本的采集方法与要求见表5-3-1。

表 5-3-1 粪便标本的采集方法与要求

标本类型		采集方法	要 求
常规检查标本		新鲜，采集异常部分，无异常时可多部位采集	无污染，及时送检
寄生虫检查标本	血吸虫毛蚴	采集脓液、血液或黏液处	不小于30 g或整份标本送检
	烧虫卵	透明薄膜拭子于晚12时或清晨排便前自肛门褶皱处拭取	立即送检
	阿米巴滋养体	脓血和稀软部分	立即送检，寒冷季节注意保暖
	虫卵检查及虫卵计数	24 h粪便	检查虫体时应仔细搜查或过筛，检查虫卵时应混匀标本后检查，要求三送三检
隐血试验标本		新鲜	采用化学法检查时，应于检查前3天禁食肉类及动物血，禁服铁剂、维生素C、铋剂

粪便标本采集的注意事项如下。

①采用自然排便后的标本，不宜采用肛诊法和使用泻剂或灌肠后的粪便标本。

②容器要清洁、干燥、有盖，无渗漏和吸水。

③用于细菌学检查的标本应采集于无菌容器内。

④标本要新鲜，不得混有尿液消毒剂和污水等，以免破坏有形成分和病原体等。

⑤应采集含有黏液、脓液、血液的部分；外观无异常者可于粪便的表面、深处等多部位采集标本。

⑥及时送检，并于1 h内检查完毕，否则由于消化酶和酸碱度变化等影响，可能导致有形成分的破坏。

二、粪便一般性状检查

【参考区间】①成人一般每天排便1次，100～300 g，为成形软便，呈黄褐色，有少量黏液，有粪臭。②婴幼儿粪便可为黄色或金黄色，糊状。

【临床意义】粪便一般性状受食物的种类、性质、量的影响较大，也受某些药物的影响。

1. 量 健康人的粪便量随食物种类、食量及消化器官的功能状态而异。以细粮和肉食为主者粪便量较少；以粗粮和蔬菜为主者粪便量较多。当胃肠道胰腺有炎症或功能紊乱时，因炎症渗出、肠蠕动加快及消化吸收功能不良，可使排便次数和排便量有不同程度的增多。如果排便次数减少，但排便量增多，多见于肠道上段病变；排便次数增多，但每次排便量减少，多为肠道下段病变。

2. 性状 病理情况下粪便性状改变及临床意义见表5-3-2。

表 5-3-2　粪便性状改变及临床意义

粪　便	特　点	临床意义
稀汁便	脓样,含有膜状物	假膜性肠炎
	洗肉水样	副溶血性弧菌食物中毒
	红豆汤样	出血性小肠炎
	稀水样	艾滋病伴发肠道隐孢子虫感染
米泔水样便	白色淘米水样,含有黏液片块	霍乱、副霍乱
黏液便	小肠病变,黏液混于粪便中;大肠病变,黏液附着在粪便表面	大肠病变、肠道炎症或受刺激、肿瘤、某些细菌性痢疾
溏便	粥样、粗糙	消化不良、慢性胃炎、胃窦潴留
胨状便	黏胨状、膜状或纽带状物	过敏性肠炎、慢性细菌性痢疾
鲜血便	鲜红色,滴落于排便之后或附在粪便表面	直肠癌、直肠息肉、肛裂或痔疮
脓血便	脓样、脓血样、黏液样、黏液脓血样	细菌性痢疾、阿米巴痢疾、结肠癌、肠结核、溃疡性结肠炎
乳凝块	黄白色乳凝块或蛋花样	婴儿消化不良、婴儿腹泻
变形便	球形硬便	习惯性便秘、老年人排便无力
	细条、扁片状	肠痉挛、直肠或肛门狭窄
	细铅笔状	肠痉挛、肛裂、痔疮、直肠癌

3.颜色　粪便的颜色可因进食种类不同而异,肉食者粪便偏黑褐色,进食过多绿色蔬菜者粪便偏暗绿色。病理情况下,粪便颜色变化及意义见表 5-3-3。

表 5-3-3　粪便颜色变化及意义

颜　色	生　理　性	病　理　性
淡黄色	婴儿	服用大黄、山道年、番泻叶,胆红素增多
绿色	食用大量蔬菜	服用甘汞、某些抗生素及胆绿素增多
白陶土色	食用大量脂肪	胆汁淤积性黄疸,服用硫酸钡、大量金霉素
红色	食用大量番茄、红辣椒、西瓜等	直肠癌、痔疮、肛裂等,服用利福平
果酱色	食用大量咖啡因、樱桃、桑葚、巧克力等	阿米巴痢疾、肠套叠等
柏油色	食用动物血和肝脏等	上消化道出血,服用铁剂、活性炭等

4.气味　食物在肠道中经细菌作用后,产生吲哚、硫醇、3-甲基吲哚、硫化氢等很多有臭味的物质,故正常粪便有一定臭味。一般素食者味轻,肉食者味重。结肠癌、结肠溃疡合并感染时常有恶臭味;阿米巴痢疾有鱼腥味;脂肪和糖消化不良时有酸臭味。

5.寄生虫虫体　肉眼可直接分辨肠道寄生虫虫体。

三、粪便隐血试验

消化道出血量较少时,红细胞被消化分解,粪便外观无血色,且显微镜检查也未发现红细胞者称为隐血(occult blood)。采用化学方法或免疫学方法检查粪便微量出血的试验称为粪便隐血试验(fecal occult blood test,FOBT)。FOBT对消化道出血,特别是消化道肿瘤的诊断与鉴别诊断具有重要价值。

【参考区间】阴性。

【临床意义】FOBT 的临床意义与评价见表 5-3-4。当 FOBT 阳性时,应及时寻找出血原因。FOBT 阳性的临床诊断方法与临床意义见表 5-3-5。

表 5-3-4　FOBT 的临床意义与评价

临床意义	评　价
诊断消化道出血	凡是能引起消化道出血的疾病或损伤都可使 FOBT 呈阳性
鉴别溃疡与肿瘤	FOBT 对消化性溃疡诊断的阳性率为 40%~70%,呈间断阳性;FOBT 对消化道恶性肿瘤诊断的阳性率达 95%,呈持续阳性
恶性肿瘤筛查	①FOBT 常作为消化道恶性肿瘤的筛检试验,但其特异性达不到 100%。因此,FOBT 必须与临床其他资料综合分析,进行诊断与鉴别诊断。②对 50 岁以上无症状的人群,每年做 1 次 FOBT,对早期发现消化道恶性肿瘤具有重要价值

表 5-3-5　FOBT 阳性的临床诊断方法与临床意义

诊断方法	项　目	临床意义
体格检查	局部视诊	寻找痔疮、肛门周围组织或局部疾病
实验室检查	肛门指诊	检查是否有息肉
	肿瘤标志物	筛查消化道肿瘤
器械检查	结肠镜	检查良性、恶性肿瘤,感染性疾病憩室炎和血管发育异常等
	胃镜	检查胃和十二指肠溃疡、肿瘤,食管裂孔疝或静脉曲张
	小肠镜	检查腹部疾病、Meckel 憩室炎、血管发育异常等

四、粪便显微镜检查

【参考区间】粪便显微镜检查项目及参考区间见表 5-3-6。

表 5-3-6　粪便显微镜检查项目及参考区间

成　分	参 考 区 间
细胞	无红细胞、吞噬细胞和肿瘤细胞,偶见白细胞,少见柱状上皮细胞
食物残渣	偶见淀粉颗粒、脂肪小滴,可见少量肌肉纤维、结缔组织、弹力纤维、植物细胞和植物纤维
结晶	可见少量无临床意义的结晶,如磷酸盐、草酸钙、碳酸钙结晶
细菌	粪便中的细菌较多,球菌与杆菌的比例大约为 1:10,约占粪便干重的 1/3,多为正常菌群,可有人体酵母菌
寄生虫	无寄生虫及寄生虫虫卵

【临床意义】

1. 细胞和食物残渣　粪便中细胞及食物残渣增多的临床意义分别见表 5-3-7 和表 5-3-8。

表 5-3-7　粪便中细胞增多的临床意义

细　胞	临床意义
红细胞	①肠道下段的病变;②阿米巴痢疾有大量堆积、变性的红细胞,且数量多于白细胞;③细菌性痢疾红细胞形态多正常,数量少于白细胞,且分散存在

细　　胞	临床意义
白细胞	以中性粒细胞为主。①肠炎患者每高倍视野白细胞少于 15 个,常分散存在;②细菌性痢疾、溃疡性结肠炎患者白细胞大量增多,可见成堆的脓细胞;③肠易激综合征、寄生虫感染患者可见大量嗜酸性粒细胞
吞噬细胞	见于急性细菌性痢疾、出血性肠炎、溃疡性结肠炎患者。吞噬细胞是诊断急性细菌性痢疾的主要依据之一
上皮细胞	大量增多或成片出现,见于结肠炎、假膜性肠炎患者
肿瘤细胞	结肠癌、直肠癌患者

表 5-3-8　粪便中食物残渣增多的临床意义

残 渣 成 分	临床意义
脂肪小滴	每高倍视野脂肪小滴多于 6 个为脂肪排泄增多。如果出现大量脂肪小滴称为脂肪泻,见于急性和慢性胰腺炎、胰头癌、吸收不良综合征、胆汁淤积性黄疸等
肌肉纤维	肠蠕动亢进、胰蛋白酶缺乏、腹泻等
结缔组织、弹力纤维	胃蛋白酶缺乏症和腹泻
植物细胞、植物纤维	胃蛋白酶缺乏症、肠蠕动亢进和腹泻等
淀粉颗粒	消化功能不良、腹泻、慢性胰腺炎、胰腺功能不全

2.结晶　病理性结晶主要有:①夏科-莱登结晶:见于阿米巴痢疾、钩虫病和过敏性肠炎等患者。②血红素结晶:为棕黄色斜方形结晶,主要见于胃肠道出血患者。

3.细菌

(1)细菌:大肠杆菌、厌氧杆菌、肠球菌为成人粪便中的主要细菌,而产气杆菌、变形杆菌、铜绿假单胞菌等多为过路菌,双歧杆菌、拟杆菌、葡萄球菌和肠杆菌为婴儿粪便中的主要细菌。正常粪便中的菌量和菌谱处于相对稳定状态,保持着与宿主间的生态平衡。正常菌群消失或比例失调,称为肠道菌群失调症(dysbacteriosis)。可通过粪便涂片染色检查、细菌培养鉴定确定致病菌。

(2)真菌:正常粪便中极少见假丝酵母菌,即使有也多为外源性污染所致。在病理情况下,粪便中以白假丝酵母菌多见,常见于长期应用广谱抗生素、激素、免疫抑制剂和放射治疗、化学治疗以及各种慢性消耗性疾病等。

4.寄生虫及虫卵

(1)蠕虫:病理情况下粪便涂片中可见到蛔虫卵、鞭虫卵、钩虫卵、蛲虫卵、肺吸虫卵、肝吸虫卵、血吸虫卵、姜片虫卵等。检查时要注意虫卵的大小、色泽、形状、卵壳厚薄及内部结构等,要认真观察并予以鉴别。

(2)原虫。

①溶组织阿米巴:取新鲜粪便的脓血黏液部分进行显微镜检查,可见到滋养体或找到包囊。

②蓝氏贾第鞭毛虫:滋养体的形状如纵切的半个去核的梨,前端钝圆,后端尖细,背面隆起而腹面凹陷,两侧对称,形似勺子,腹部前半部有吸盘,借此可吸附于肠黏膜上。包囊呈卵圆形,大小约 $10\ \mu m \times 15\ \mu m$。

五、粪便检查项目的临床应用

粪便一般性状只能粗略推断病因,对各种原因引起的腹泻及肠道寄生虫病的诊断,显微镜检查是必不可少的,FOBT 对消化道出血的诊断及鉴别诊断、消化道肿瘤的筛检有重要价值。

1.诊断肠道感染性疾病　粪便检查是诊断腹泻必备的检查项目,如肠炎、细菌性痢疾、阿米巴痢疾、肠伤寒、假膜性肠炎等,除了观察粪便一般性状变化外,粪便显微镜检查及培养有确定诊断及鉴别诊断的价值。

2.诊断肠道寄生虫病 如蛔虫病、钩虫病、鞭虫病、姜片虫病、绦虫病、血吸虫病等,通过粪便涂片显微镜检查找到相应的虫卵可确定诊断。

3.筛查消化吸收功能 对慢性腹泻患者进行常规粪便显微镜检查,见到较多淀粉颗粒、脂肪小滴或肌肉纤维等,常提示为慢性胰腺炎等胰腺外分泌功能不全,可进一步做相关检查。

4.鉴别黄疸 胆汁淤积性黄疸患者粪便为白陶土色,粪胆原定性检查呈阴性,定量检查粪胆原降低;溶血性黄疸患者粪便呈深黄色,粪胆原定性检查呈阳性,定量检查粪胆原增多。

5.筛查消化道肿瘤 FOBT持续阳性常提示胃肠道恶性肿瘤,若为间歇性阳性则提示其他原因消化道出血,可进一步做相关检查,如内镜或钡餐。粪便显微镜检查如发现有癌细胞可确诊为结肠直肠癌。

(关凌)

任务四 痰 液 检 查

痰液(sputum)是肺泡、支气管和气管所产生的分泌物。健康人痰液很少,只有当呼吸道黏膜和肺泡受刺激时,其分泌物增多,可有痰液咳出,痰液中有时易混入唾液和鼻腔分泌物。在病理情况下,当呼吸道黏膜受到理化因素、感染等刺激时,黏膜充血、水肿,浆液渗出,黏膜分泌增多。痰液中可出现细菌、肿瘤细胞及血细胞等。因此,痰液检查对某些呼吸系统疾病,如肺结核、肺吸虫、肺部肿瘤、支气管哮喘、支气管扩张和慢性支气管炎等的诊断、疗效观察和预后判断有一定价值。

痰液标本采集的方法根据检查目的和患者情况而定,自然咳痰法是最常用的方法。痰液标本采集的方法与评价见表5-4-1。

表 5-4-1　痰液标本采集的方法与评价

方　　法	评　　价
自然咳痰法	最常用的方法。采集标本前嘱患者刷牙,清水漱口数次后,用力咳出气管深部或肺部的痰液,采集于干燥洁净容器内,要避免混杂唾液或鼻咽分泌物
雾化蒸气吸入法	操作简单、经济、方便、无痛苦、无毒副作用,患者易于接受,适用于自然咳痰法采集标本不理想时
一次性吸痰管法	适用于昏迷患者、婴幼儿

痰液标本的质量可直接影响痰液一般性状检查结果,因此,要特别注意标本的采集与处理,痰液标本采集与处理的注意事项见表5-4-2。

表 5-4-2　痰液标本采集与处理的注意事项

项　　目		注　意　事　项
采集方法		①采集合适的痰液标本,采集痰液标本时,先用清水漱口,用力咳出气管深处的痰液,注意勿混入鼻咽分泌物;②医护人员正确指导患者咳痰
送检时间		及时送检,若不能及时送检,可暂时冷藏保存,但不能超过24 h
采集时间	一般性状检查	①痰液一般性状检查以清晨第一口痰液标本为宜;②检查24 h痰液量或观察分层情况时,容器内可加少量苯酚防腐

续表

项 目	注 意 事 项
细胞学检查	上午9—10时采集深咳的痰液最好
病原生物学检查	①采集12～24 h的痰液,用于漂浮或浓集抗酸杆菌检查;②无菌采集标本(先用无菌水漱口,以避免口腔内正常菌群的污染),适用于细菌培养;③经气管穿刺吸取法和经支气管镜抽取法采集的标本,适用于厌氧菌培养

一、痰液一般性状检查

1. 痰液量 呼吸系统疾病患者痰液量增多,可为50～100 mL/24 h,且因病种和病情而异。急性呼吸系统感染较慢性炎症的痰液量少,病毒感染较细菌感染痰液量少。痰液量增多常见于支气管扩张、肺脓肿、肺水肿、肺空洞性改变和慢性支气管炎,有时甚至超过100 mL/24 h。在疾病治疗过程中,如痰液量减少,一般提示病情好转;如有支气管阻塞使痰液不能排出,可见痰液量减少,反而表明病情加重。

2. 颜色 在病理情况下,痰液颜色可发生改变,但缺乏特异性。痰液颜色改变的常见原因及临床意义见表5-4-3。

表 5-4-3　痰液颜色改变的常见原因和临床意义

颜 色	常 见 原 因	临 床 意 义
黄色、黄绿色	脓细胞增多	肺炎、慢性支气管炎、支气管扩张、肺脓肿、肺结核
红色、棕红色	出血	肺癌、肺结核、支气管扩张
铁锈色	血红蛋白变性	急性肺水肿、大叶性肺炎、肺梗死
粉红色泡沫样	肺淤血、肺水肿	左心功能不全
烂桃样灰黄色	肺组织坏死	肺吸虫病
棕褐色	红细胞破坏	阿米巴肺脓肿、肺吸虫病
灰色、灰黑色	吸入粉尘、烟雾	矿工、锅炉工、长期吸烟者
无色(大量)	支气管黏液溢出	肺泡细胞癌

3. 性状 不同疾病产生的痰液可有不同的性状,甚至出现异物,这种性状改变有助于临床诊断。痰液性状改变的特点及临床意义见表5-4-4。

表 5-4-4　痰液性状改变的特点及临床意义

性 状	特 点	临 床 意 义
黏液性	黏稠、无色透明或灰色、白色牵拉成丝	急性支气管炎、支气管哮喘
浆液性	稀薄、泡沫	肺水肿、肺淤血
脓性	混浊、黄绿色或绿色、有臭味	支气管扩张、肺脓肿
黏液脓性	黏液、脓细胞、淡黄白色	慢性气管炎发作期、支气管扩张
浆液脓性	静置后分4层,上层为泡沫和黏液,中层为浆液,下层为脓细胞,底层为坏死组织	支气管扩张
血性	痰液中带鲜红血丝,血性泡沫样痰	支气管扩张、肺水肿、肺癌、肺梗死

4. 气味 血腥气味见于各种原因所致的呼吸道出血,如肺结核等;粪臭味见于膈下脓肿与肺相通时、肠梗阻、腹膜炎等;特殊臭味见于肺脓肿、晚期肺癌、化脓性支气管炎或支气管扩张等;大蒜味见于中毒、有机磷杀虫剂中毒等。

二、痰液检查项目的临床应用

1.肺部感染性疾病的病原学 痰液的性状对诊断有一定的意义。如痰液为黄色或黄绿色脓性提示呼吸道化脓性感染;如痰液有恶臭味则提示厌氧菌感染。痰液涂片革兰染色可大致识别感染细菌的种类。要严格按照要求采集标本进行细菌培养,以鉴定菌种、筛查敏感药物,指导临床药物治疗。

2.开放性肺结核的诊断 如痰液涂片发现结核分枝杆菌,则可诊断为开放性肺结核。若采用集菌法进行结核分枝杆菌培养,除了可了解结核分枝杆菌有无生长繁殖能力外,还可进一步进行药敏试验、菌型鉴定。

3.肺癌的诊断 痰液脱落细胞阳性是确诊肺癌的组织学依据,若能正确采集标本,肺癌的痰液细胞学阳性检出率可达 60%～70%,而且方法简单,无痛苦,易于被患者接受,是诊断肺癌的主要方法之一。

4.肺部寄生虫病的诊断 痰液中发现寄生虫、虫卵或滋养体,即可确诊肺部寄生虫病。

(关凌)

任务五 肝功能检查评估

肝脏是人体十分重要的代谢器官,其功能包括:①参与糖、蛋白质和脂肪代谢;②合成 90%以上蛋白质及全部白蛋白;③参与胆红素代谢;④分泌和排泄胆汁;⑤参与一些激素的灭活与排泄;⑥合成多种凝血因子;⑦参与维生素的活化和储藏;⑧解毒功能。为检测肝功能状态的实验室检查称为肝功能检验,包括蛋白质代谢检查、胆红素代谢检查、血清酶学检查。肿瘤标志物及肝炎病毒抗原和抗体的检查不属于肝功能检查。检查肝功能的主要目的在于诊断肝脏有无疾病及其病因、鉴别黄疸类型、了解肝细胞损坏程度、观察病情、判断预后等。由于肝脏功能复杂且代偿能力强,在肝脏疾病的早期,肝功能检查往往无异常,只有在肝细胞损坏到一定程度时,才可出现异常。因此,肝功能正常不能完全排除肝脏疾病。另外,某些肝外疾病也可引起肝功能异常。在诊断肝脏疾病时,需要密切结合临床症状、体征和影像学资料,科学、合理地选择肝功能检查项目,必要时还需选择肿瘤标志物、肝炎病毒标志物和其他检查,进行综合分析,才能做出正确的诊断。

一、标本采集

1.蛋白质代谢检查、胆红素代谢检查和血清酶学检查采集标本方法 抽取空腹静脉血 2 mL,注入干燥试管中送检,不抗凝。注意标本切勿溶血,如怀疑有溶血应重新抽血送检。采血前应避免剧烈运动。

2.乙型肝炎病毒标志物检查采集标本方法 抽取空腹静脉血 4 mL,注入干燥试管中送检,不抗凝。由于乙型肝炎是一种主要通过血液传播的传染病,因此静脉抽血时除须特别注意无菌操作的各项环节外,还要严格执行消毒隔离制度,所用过的注射器及污染物必须严格消毒处理后才可丢弃,同时还要防止医源性交叉感染。

二、常见肝脏疾病检查项目的选择与意义

1.健康检查 可选择肝炎病毒标志物、血清蛋白、白蛋白与球蛋白比值(A/G 值)、谷丙转氨酶(ALT)、谷草转氨酶(AST)等;其意义为可检查血清蛋白及转氨酶,发现比较隐匿的慢性肝炎损害。

2.急性肝炎 可选择肝炎病毒标志物、ALT、AST、血清蛋白、尿胆红素、尿胆原等;其意义为查找病因,了解肝内损伤情况及病情变化。

3.慢性肝炎 在急性肝炎检查项目基础上,增加血清碱性磷酸酶(ALP)、谷氨酰转移酶(GGT)、血

清蛋白电泳、A/G 值、凝血酶原时间（PT）、活化部分凝血活酶时间（APTT）等；其意义为发现病情是否活动，判断预后。

4. 原发性肝癌 ALP、GGT、α-L-岩藻糖苷酶（AFU）、血清蛋白电泳、甲胎蛋白（AFP）等；其意义为当 AFP 正常时，检查其他项目联合诊断原发性肝癌。

5. 肝硬化 ALT、AST、总胆红素（STB）、血清蛋白电泳、A/G 值、PT、APTT 等；其意义为结合单胺氧化酶（MAO）、脯氨酰羟化酶（PH）、Ⅲ型前胶原氨基末端肽（PⅢP）等检查可了解肝纤维化程度。

6. 鉴别黄疸 ALP、GCT、STB、结合胆红素（CB）、非结合胆红素（UCB）、胆汁酸、尿胆红素、尿胆原等；其意义为结合临床症状及其他检查进行鉴别。

三、血清蛋白质测定

肝脏是蛋白质代谢的重要场所。肝功能受损时，其合成的白蛋白减少，而单核巨噬细胞系统生成的球蛋白增加，出现血清总蛋白、A/G 值改变。血清总蛋白（STP）和白蛋白检测是反映肝脏功能的重要指标。

（一）血清总蛋白和 A/G 值测定

1. 参考值 成人血清总蛋白为 65～85 g/L；白蛋白（A）为 40～55 g/L；球蛋白（G）为 20～40 g/L；白蛋白与球蛋白的比值（A/G 值）为（1.2～2.4）：1。

2. 临床意义 由于肝脏有很大的代偿能力且白蛋白的半衰期（15～19 天）较长，只有在肝损害达到一定程度或一定病程后才出现血清总蛋白及白蛋白量的改变。因此血清总蛋白及白蛋白的检测主要用于反映慢性肝损害和肝实质细胞的储备功能，而急性和局灶性肝损害时 STP 及 A/G 值多为正常。血清总蛋白降低常见于白蛋白的减少，血清总蛋白增高则常同时有球蛋白增高。

临床上常见的血清蛋白质改变如下。

（1）血清总蛋白及白蛋白升高：见于各种原因引起的血浆浓缩或蛋白质合成障碍。

（2）血清总蛋白及白蛋白降低：血清总蛋白＜60 g/L，或白蛋白＜25 g/L，称为低蛋白血症。见于：①各种肝脏疾病引起的肝功能损害；②蛋白质丢失过多，如肾病综合征；③消耗过多，见于甲状腺功能亢进、恶性肿瘤等；④摄入蛋白质不足或吸收障碍。

（3）血清总蛋白及球蛋白升高：血清总蛋白增高主要为球蛋白升高，其中又以 γ 球蛋白升高为主。血清总蛋白＞80 g/L 或球蛋白＞35 g/L 称为高蛋白血症或高球蛋白血症。见于慢性肝脏疾病、多发性骨髓瘤、淋巴瘤、巨球蛋白血症、自身免疫性疾病、慢性炎症和感染。

（4）血清球蛋白降低：主要是球蛋白合成减少，见于婴幼儿、免疫功能抑制等。

（5）A/G 值降低或倒置：最常见于严重肝功能损害。

（二）血清蛋白电泳

1. 参考值 醋酸纤维素膜法：白蛋白 0.62～0.71；α₁ 球蛋白 0.03～0.04；α₂ 球蛋白 0.06～0.10；β 球蛋白 0.07～0.11；γ 球蛋白 0.09～0.18。

2. 临床意义

（1）肝脏疾病：白蛋白降低，α₁、α₂、β 球蛋白也有降低倾向，γ 球蛋白增加。见于慢性肝炎、肝硬化、肝细胞癌。急性及轻症肝炎电泳结果多无异常。

（2）M 蛋白血症：白蛋白轻度降低，单克隆 γ 球蛋白明显升高，也有 β 球蛋白升高，偶有 α 球蛋白升高。在 γ 区带、β 区带或 β 区带与 γ 区带之间出现结构均一致密、基底窄而峰高尖的 M 蛋白。见于多发性骨髓瘤、原发性巨球蛋白血症等。

（3）肾病综合征和糖尿病肾病：由于脂蛋白升高，α₂ 球蛋白及 β 球蛋白升高，而白蛋白及 γ 球蛋白降低。

（4）炎症：各种急性炎症或慢性炎症表现为 α₁、α₂、β 球蛋白升高。

（5）其他：结缔组织病常有多克隆 γ 球蛋白升高；先天性低 γ 球蛋白血症时，γ 球蛋白降低；蛋白丢失性肠病表现为白蛋白及 γ 球蛋白降低，α₂ 球蛋白升高。

四、血清胆红素测定

临床常用测定血清总胆红素、结合胆红素和非结合胆红素含量的方法判断胆红素代谢是否异常,是临床诊断黄疸和鉴别黄疸类型的重要依据。

（一）参考值

总胆红素(STB):3.4～17.1 μmol/L。

结合胆红素(CB):0～6.8 μmol/L。

非结合胆红素(UCB):1.7～10.2 μmol/L。

结合胆红素/总胆红素值(CB/STB值):0.2～0.4。

（二）临床意义

1.判断有无黄疸及黄疸的程度 STB 17.1～34.2 μmol/L 为隐性黄疸或亚临床黄疸;STB 34.2～171 μmol/L 为轻度黄疸;STB 171～342 μmol/L 为中度黄疸;STB ＞ 342 μmol/L 为重度黄疸。

2.根据黄疸程度推断黄疸原因 溶血性黄疸通常为轻度黄疸,STB ＜85.5 μmol/L;细胞性黄疸为轻、中度黄疸,STB 为 17.1～171 μmol/L;梗阻性黄疸常为中、重度黄疸,不完全性梗阻者 STB 为 171～342 μmol/L,完全性梗阻者 STB 常高于 342 μmol/L。

3.根据 CB 及 UCB 增高程度及 CB/STB 值判断黄疸类型 溶血性黄疸以 UCB 增高明显,CB/STB 值小于 0.2;肝细胞性黄疸 CB 及 UCB 均增加,CB/STB 值为 0.2～0.5;梗阻性黄疸以 CB 增高明显,CB/STB 值大于 0.5。

五、血清酶学检查

肝脏是人体含酶最丰富的器官,含酶种类已知有数百种,但常用于临床诊断的不过十余种。有些酶具有一定的组织特异性,酶活性测定用于肝胆疾病的诊断。

当肝脏发生实质性损害时,存在于肝细胞内的某些酶(如谷丙转氨酶、谷草转氨酶)释放入血,血中这些酶活性升高;而由肝合成的酶(如凝血酶)则活性降低。胆道阻塞时,血中经胆汁排出的某些酶(如碱性磷酸酶等)的活性升高。有的酶(如单胺氧化酶)与肝纤维组织增生有关。

（一）血清转氨酶测定

用于肝脏疾病检查的转氨酶主要是谷丙转氨酶(alanine aminotransferase,ALT)和谷草转氨酶(aspartate aminotransferase,AST)。转氨酶测定的适应证:①诊断和鉴别诊断肝胆疾病、心肌梗死、骨骼肌损伤;②作为临床用药的监测指标;③监测病情变化和治疗反应。ALT 存在于人体许多脏器内,其活性强度的顺序为肝＞肾＞心＞骨骼肌。肝内含量最丰富,ALT 主要存在于肝细胞中,由于整个肝内酶活性比血清中高约 100 倍,故只要有 1/100 的肝细胞坏死,便可使血清 ALT 活性升高。因此,ALT 是最敏感的肝功能检测指标。

AST 存在于人和动物的大多数组织细胞中,心、肝、肾和骨骼肌中含量丰富,其活性强度的顺序大致为心＞肝＞骨骼肌＞肾。

1.参考值 ALT(速率法):男性为 9～50 U/L,女性为 7～40 U/L。AST(速率法):男性为 15～40 U/L,女性为 13～35 U/L。

2.临床意义

（1）急性病毒性肝炎:ALT 与 AST 均显著升高,可达正常上限的 20～50 倍,甚至 100 倍。而 ALT 升高更显著,ALT/AST＞1 是诊断病毒性肝炎的重要依据。通常在肝炎病毒感染后 1～2 周达高峰,3～5 周逐渐下降,ALT/AST 逐渐恢复正常。如转氨酶活性不能降至正常或反复波动,提示病变仍在进行或有慢性倾向。

（2）重症肝炎或亚急性肝炎:病程初期以 ALT 升高明显,如在症状恶化时酶活性下降而黄疸进行性加深,称为"胆酶分离"现象,提示肝细胞严重坏死,预后不良。

Note

129

（3）慢性病毒性肝炎：转氨酶轻度升高或正常，ALT/AST>1。ALT/AST<1提示慢性肝炎可能进入活动期。

（4）非病毒性肝炎：肝癌、酒精性肝病、药物性肝病、脂肪肝时，转氨酶轻度上升（100~200 U/L）或正常，ALT/AST<1。

（5）肝硬化：转氨酶活性取决于肝细胞进行性坏死的程度。代偿期ALT正常或轻度上升，活动期转氨酶轻、中度升高。

（6）胆汁淤积：转氨酶活性正常或轻度升高。

（7）急性心肌梗死：AST明显升高，ALT/AST>1。

（二）血清碱性磷酸酶

健康人血清碱性磷酸酶（alkaline phosphatase，ALP）主要来源于肝脏、骨骼、肠道，其中以肝源性和骨源性为主。ALP与AST、ALT及GGT联合检查可鉴别诊断胆汁淤积状况。ALP主要用于：①肝胆疾病的诊断与监测：胆汁淤积性黄疸、胆汁性肝硬化、肝细胞性疾病、原发性肝肿瘤、肝转移癌。②骨病的诊断与监测：原发性骨病，如变形性骨炎、佝偻病、原发性骨痛等；继发性骨病，如骨转移瘤、多发性骨髓瘤、骨折愈合等。

1. 参考值　速率法：男性为45~125 U/L；女性20~49岁为35~100 U/L，50~79岁为50~135 U/L。

2. 临床意义

生理性升高见于孕妇、儿童。

病理性升高见于以下情况。

（1）肝胆系统疾病：在肝胆系统疾病中，ALP升高（由于胆管上皮细胞合成增多）是判断胆道梗阻的最好指标，但不能鉴别是肝内胆汁淤积还是肝外胆道梗阻。各种肝内、外胆管阻塞性疾病时ALP明显升高，且与胆红素升高相平行。ALP对胆汁淤积性疾病诊断的灵敏度高（80%~100%），其升高的持续时间长。以肝实质病变为主的肝胆疾病（如肝炎、肝硬化），ALP仅轻度升高（主要与肝源性ALP释放有关），因而ALP反映肝细胞损害并不灵敏。

（2）鉴别黄疸：同时检查ALP和ALT有助于黄疸的鉴别诊断。①胆汁淤积性黄疸：ALP多明显升高，而ALT仅轻度升高。②肝细胞性黄疸：ALT活性明显升高，ALP正常或稍升高。③肝内局限性胆道梗阻：ALP明显升高，胆红素不升高。④毛细胆管性肝炎：ALP和ALT均明显升高。

（3）其他：多种骨病及骨折愈合期血清ALP升高；佝偻病、甲状旁腺功能亢进等血清ALP也升高。

（三）血清γ-谷氨酰转移酶

γ-谷氨酰转移酶（gamma-glutamyltransferase，GGT）在体内分布较广，其活性强度的顺序为肾>胰>肝>脾，GGT主要来自肝胆系统，在各种肝胆系统疾病中血清GGT均可明显升高。GGT测定主要用于：①肝胆疾病的诊断、鉴别诊断与监测；②结合其他检查进行慢性乙醇中毒（长期酗酒）的监测。

1. 参考值　速率法：男性为10~60 U/L；女性为7~45 U/L。

2. 临床意义

（1）原发性或转移性肝癌：肝癌时由于肝内胆管阻塞，肝细胞合成GGT增多，同时癌细胞也合成GGT，可使GGT显著升高，且GGT活性与肿瘤大小及病情严重程度呈平行关系。因此，动态观察GGT有助于判断疗效和预后。

（2）胆汁淤积性黄疸：肝内或肝外胆管阻塞时，GGT排泄受阻，易随胆汁反流入血，使血清GGT明显升高，其升高程度比肝癌时更明显，而且与血清胆红素、ALP的变化相一致。阻塞发生越快，GGT上升越快；阻塞越严重，GGT上升越显著。

（3）病毒性肝炎和肝硬化：急性肝炎患者GGT中度升高，但上升幅度明显低于ALT。若GGT持续升高提示急性肝炎转为慢性肝炎；慢性肝炎、肝硬化的非活动期GGT可正常，若持续升高提示病变活动或病情恶化；在肝炎恢复期GGT仍升高，提示尚未痊愈；如果GGT长期升高，可能有肝坏死。

（4）其他：酗酒者GGT可升高，乙醇性肝病GGT多显著升高，故GGT对乙醇性肝病的诊断有一定的价值。药物性肝损害、阿米巴肝脓肿、脂肪肝、胰腺炎等 GGT 亦可增高。

六、乙型肝炎病毒标志物检验

现已确定的肝炎病毒有甲、乙、丙、丁、戊型 5 种类型,其中乙型肝炎病毒(hepatitis B virus,HBV)流行最广,对人类健康威胁最大,也是目前研究得比较清楚的一种类型。检验血中有无其标志物是诊断乙型肝炎、确定其病变类型、判断其发展预后的重要指标。乙型肝炎病毒标志物共有三对,包括乙型肝炎病毒表面抗原(HBsAg)及表面抗体(抗 HBs)、乙型肝炎病毒核心抗原(HBcAg)及核心抗体(抗 HBc)、乙型肝炎病毒 e 抗原(HBeAg)及 e 抗体(抗 HBe)。其中核心抗原全部存在于肝细胞核中,释放时抗原周围常被 HBsAg 包裹,很难直接测定,所以临床只对标志物中的其他两对半进行检验。

（一）标本采集方法

标本采集方法随检验需要不同而略有不同。

1.乙型肝炎病毒表面抗原　抽取静脉血 3 mL,注入干燥试管中送检,不抗凝。注意点同 ALP 检验。

2.其他乙型肝炎表面抗原或抗体的单项检验　原则上同乙型肝炎病毒表面抗原,但只需抽血 2 mL 即可。

3.全部乙型肝炎病毒标志物（两对半）　原则上同乙型肝炎病毒表面抗原,但需抽血 4 mL。

（二）参考值与临床意义

乙型肝炎病毒标志物检验结果多用阴性(－)和阳性(＋)表示,必要时可用滴度表示阳性程度。

1.HBsAg 阳性　HBV 感染的指标,其滴度高低与传染性有关。如仅此项阳性提示感染过 HBV 或是 HBV 携带者。

2.抗 HBs 阳性　可因隐性感染 HBV、急性乙型肝炎恢复后以及注射乙型肝炎疫苗后产生,是机体对 HBsAg 产生免疫力的标志,也是乙型肝炎好转康复的标志。

3.HBeAg 阳性　HBV 复制的指标,与传染性强弱相关。在慢性活动性肝炎、肝硬化、肝癌患者中检出率高,可提示病情的发展和转归。

4.抗 HBe 阳性　一般认为是机体 HBV 复制减少的标志,传染性可能减弱。

5.抗 HBc 阳性　HBV 对肝细胞损害程度的标志,也可反映 HBV 的复制情况。一般见于慢性肝炎及 HBV 长期携带者、可检出 HBsAg 及抗 HBs 阴性的乙型肝炎患者。

(范华)

任务六　肾功能检查评估

肾脏是机体重要的生命器官之一。肾脏的主要功能是通过生成尿液来排泄代谢产物、废物和毒物,调节、维持机体的水、电解质和酸碱平衡。肾脏还具有内分泌功能,可以合成和分泌 EPO、肾素、前列腺素等多种生物活性物质,对红细胞生成、血压、钙磷代谢等具有调节作用。正常肾脏有强大的储备能力,当肾损害尚未达到明显程度时,肾功能检查仍可正常,故肾功能检查不能作为肾损害的早期诊断指标,而是判断肾脏病变严重程度、预测预后、确定疗效、调整某些药物剂量的主要依据。

肾功能检查项目主要有以下内容。

1.内生肌酐清除率　内生肌酐清除率是反映肾小球滤过功能及粗略估计有效肾单位数量的试验,当肾小球受损达 50％时即可降低。其操作简便、灵敏度较高,是目前临床常用的肾功能检查项目之一。

2.尿浓缩稀释试验　尿浓缩稀释试验是测定远曲小管和集合管重吸收功能的试验,方法简便,但不能精确反映肾组织损害部位和范围。尿液蛋白质和葡萄糖会影响比重结果的准确性。因此,开展渗量、尿渗量与血浆渗量比值的测定,对进一步了解肾脏的浓缩稀释功能有益。

3. 尿素氮(BUN)和肌酐(Cr)　BUN 和 Cr 是反映肾小球滤过功能的指标,灵敏度低,多在肾脏疾病晚期、骨功能严重受损时才有诊断价值。但因其简便、实用,仍在临床广泛使用。如尿毒症患者,连续动态检查 BUN 和 Cr,可以判断病变的严重程度和血液透析的效果。

4. 血液 pH 和血浆 CO_2　血液 pH 和血浆 CO_2 用于判断机体是否有酸碱平衡紊乱、电解质紊乱、尿毒症等改变。

肾功能检查评估内容包括肾小球功能和肾小管功能。

一、标本采集方法

(一) 内生肌酐清除率(Ccr)检查标本采集方法

内生肌酐清除率检查采用标准 24 h 留尿计算法。

(1) 检验前连续低蛋白饮食共 3 天,每天蛋白质摄入量应少于 40 g,禁食肉类,避免剧烈运动。

(2) 于第 4 天晨 8 时将尿液排净,然后收集 24 h 尿液(次日晨 8 时尿液必须留下),并加入甲苯 4～5 mL 防腐。抽取静脉血 2～3 mL,抗凝或不抗凝均可,与 24 h 尿同时送检。

(3) 注意事项。

①当尿量少于 0.5 mL/min 时,Ccr 可明显降低,因此当尿量明显下降时,该值不能反映肾小球滤过功能实际的下降情况。

②某些药物如甲基多巴、洋地黄类、头孢类抗生素、维生素 C 等,均可在肌酐测定时产生类似肌酐的反应,从而使测定值偏高,试验时需避免使用。

③糖尿病患者应在病情控制较好的情况下测定 Ccr,因为酮体产生的乙酰乙酸可干扰尿肌酐的测定结果。

④正常人 Ccr 可有差异,一般男性略高于女性,青年人略高于老年人。

(二) 血清尿素氮和肌酐测定的标本采集方法

抽取空腹静脉血 3 mL,注入干燥试管后送检。如单测肌酐可拔去针头,沿管壁将血缓慢注入含草酸钾等一般抗凝剂的抗凝管中,充分混匀后送检。注意不要用力振荡。

(三) 酚红排泄试验标本采集方法

(1) 检验前 2 h 开始至检验结束禁止吸烟、饮茶或咖啡等。

(2) 检验开始时嘱患者一次性饮水 300～500 mL,20 min 后排净尿液。

(3) 排尿后静脉注射 0.6%酚红 1 mL。为了保持用量准确,最好用少量生理盐水冲洗安瓿及注射器,并将残量也注入血管。20 kg 以下婴幼儿的用量酌情递减。

(4) 于静脉注射酚红后 15 min、30 min、60 min 和 120 min 分别收集患者尿液 4 次,将标本置于 4 个干燥清洁的容器中送检。

(四) 尿液浓缩稀释功能检查的标本采集方法

1.3 h 比重试验　试验当日患者正常饮食和活动,晨 8 时排尿弃去,此后每隔 3 h 排尿 1 次至次晨 8 时,分别置于不同的容器中,测定尿量和比重。

2. 昼夜尿比重试验　试验当日患者三餐正常进食,但每餐含水量不宜超过 600 mL,此外不再进餐、饮水。晨 8 时排尿弃去,上午 10 时、12 时,下午 2 时、4 时、6 时、8 时及次晨 8 时各留尿 1 次,分别测定尿量和比重。

二、肾小球功能

(一) 内生肌酐清除率

肾脏在单位时间内把若干毫升血液中的内生肌酐全部清除出去的能力,称为内生肌酐清除率(endogenous creatinine clearance rate,Ccr),Ccr 是评价肾小球滤过功能最常用的方法。Ccr 检查的适应证:①评价肾小球滤过功能,评估肾脏疾病时肾小球损伤的程度;②指导肾脏及有关疾病的治疗与用药;③肾脏移植术后的监测。

1.参考值 以 1.73 m² 体表面积计,成人 Ccr 为 80～120 mL/min。

2.临床意义

(1)判断肾功能损伤的程度:当肾小球滤过率(GFR)降低到正常的 50％,Ccr 可低至 50 mL/min,但 Cr、BUN 仍正常。故 Ccr 是较早反映 GFR 的灵敏指标。

(2)评估肾功能:根据 Ccr 可将肾功能分为 4 期。

第 1 期(肾衰竭代偿期):Ccr 为 51～80 mL/min。

第 2 期(肾衰竭失代偿期):Ccr 为 20～50 mL/min。

第 3 期(肾衰竭期,尿毒症前期):Ccr 为 10～19 mL/min。

第 4 期(尿毒症期或终末期肾衰竭):Ccr<10 mL/min。

(3)指导临床治疗。

①慢性肾衰竭 Ccr 为 30～40 mL/min,应开始限制蛋白质摄入。

②慢性肾衰竭 Ccr 为 10～30 mL/min,用氢氯噻嗪等利尿药治疗常无效,不宜应用。

③慢性肾衰竭 Ccr<10 mL/min,应结合临床进行肾替代治疗,对袢利尿剂的反应极差。

④肾衰竭时,可根据 Ccr 来调节由肾代谢或经肾排出药物的剂量和决定用药时间间隔。

(二)血清尿素

1.参考值 成人为 3.2～7.1 mmol/L,儿童为 1.8～6.5 mmol/L。

2.临床意义

(1)判断肾功能损害的程度:器质性肾功能损害,特别是慢性肾衰竭时,尿素明显升高,急性肾衰竭患者尿素可无明显变化,GFR 下降至 50％以下时,尿素才升高,因此,尿素不是早期判断肾功能损害的指标,但对慢性肾衰竭(特别是尿毒症)病情严重程度的判断有价值。①肾衰竭代偿期尿素低于 9 mmol/L;②肾衰竭失代偿期尿素为 9～20 mmol/L;③肾衰竭期尿素高于 20 mmol/L。

(2)评价蛋白质摄入或分解情况:急性传染病、高热、上消化道大出血、大面积烧伤、大手术和甲状腺功能亢进、高蛋白饮食等,尿素均升高,而血肌酐多不升高。

(三)肌酐

1.参考值 男性为 53～106 μmol/L,女性为 44～97 μmol/L。

2.临床意义 血清肌酐(SCr)浓度可作为 GFR 受损的指标,检查的灵敏度较 BUN 好,但并非早期诊断指标。

(1)评价肾小球滤过功能:①急性肾衰竭患者 SCr 浓度进行性升高,为器质性损害的指标;②慢性肾衰竭患者 SCr 浓度升高程度与病变严重性一致。

代偿期:SCr< 178 μmol/L。

失代偿期:SCr 为 178～444 μmol/L。

肾衰竭期:SCr 为 445～707 μmol/L。

尿毒症期:SCr>707 μmol/L。

(2)鉴别肾前性和肾性少尿:①肾性少尿患者 SCr 浓度常超过 200 μmol/L,血清尿素与 SCr 同时升高,血清尿素与 SCr 比值≤10∶1。②肾前性少尿患者 SCr 浓度多不超过 200 μmol/L,血清尿素升高较快,SCr 不相应升高,血清尿素与 SCr 比值常大于 10∶1。

三、肾小管功能

(一)尿浓缩稀释试验

1.参考值 成人 24 h 尿量为 1000～2000 mL,昼尿量与夜尿量之比为(3～4)∶1,其中夜尿量低于 750 mL;尿液最高比重应在 1.018 以上;昼尿中最高比重与最低比重之差应大于 0.009。

2. 临床意义　①少尿伴高比重见于血容量不足引起的肾前性少尿;②多尿伴低比重,或夜尿增多伴比重固定在 1.010,表明肾小管浓缩功能差,见于慢性肾炎、慢性肾衰竭、慢性肾盂肾炎或尿崩症等。

(二) 尿渗量

1. 参考值　禁饮后尿渗量(U_{osm})为 600～1000 mOsm/(kg·H_2O),平均为 800 mOsm/(kg·H_2O),24 h 内最大范围为 40～1400 mOsm/(kg·H_2O)。血浆渗量(P_{osm})为 275～305 mOsm/(kg·H_2O),平均为 300 mOsm/(kg·H_2O)。尿渗量与血浆渗量之比为(3～4.5):1。

2. 临床意义　尿渗量高于血浆渗量,表示尿液浓缩,称为高渗尿;尿渗量低于血浆渗量,表示尿液稀释,称为低渗尿;若尿渗量与血浆渗量相等则为等渗尿,提示肾脏浓缩功能受损。

（范华）

任务七　骨髓检查评估

一、骨髓标本采集

(一) 适应证

(1) 原因不明的肝、脾、淋巴结肿大。

(2) 原因不明的发热、恶病质。

(3) 原因不明的骨痛、骨质破坏和紫癜。

(4) 外周血液血细胞一系、二系或三系增多(或减少),出现幼稚细胞。

(5) 造血系统疾病定期复查、化疗后疗效观察。

(二) 禁忌证

(1) 血友病和有明显出血倾向的患者。

(2) 外周血液检查能确诊者。

(3) 妊娠中晚期孕妇做骨髓穿刺应慎重。

(三) 标本采集方法

骨髓细胞形态学检查可通过骨髓穿刺(或活检)术获取标本。

1. 选择穿刺部位　首先选择髂后(或髂前)上棘,其次为胸骨和棘突。对于再生障碍性贫血患者,由于其造血具有向心性分布特点,其穿刺部位以胸骨为最佳,其次是棘突,髂骨最差。

2. 采集标本量　采集骨髓液 0.2 mL,最多不超过 0.5 mL(以防骨髓液被稀释而影响检查结果)。

3. 制备骨髓涂片　制备 6～8 张骨髓涂片,同时送检 2～3 张血涂片。

4. 注意事项

(1) 采集前:①骨髓标本采集前先进行外周血液检查(如白细胞分类计数);②骨髓细胞形态学检查是有创伤性的检查,应掌握其检查的适应证和禁忌证,告知患者检查的目的、过程、意义及风险;③与患者签署知情同意书;④加强医患沟通,为患者提供人文关怀;⑤必要时给予镇静剂和镇痛剂。

(2) 采集中:①继续为患者提供人文关怀;②防止发生大出血、胸骨骨折和伤及大血管等(如胸骨穿刺时)。

(3) 采集后:①压迫穿刺点以防出血过量;②密切观察患者的症状与体征,观察有无休克表现及感染症状;③必要时给予镇静剂和镇痛剂。

二、骨髓细胞形态学

骨髓细胞形态学是传统骨髓检查中的重要项目,是白细胞疾病(尤其是恶性疾病)诊断中的经典方法,是造血系统及相关疾病诊断、鉴别诊断和疗效观察的重要手段之一。

骨髓细胞形态学检查参考区间见表5-7-1。

表 5-7-1　骨髓细胞形态学检查参考区间

项　　目	特　　征
骨髓增生程度	增生活跃,粒红比值(G∶E)为(2~4)∶1
粒细胞系统	占有核细胞40%~60%,其中原始粒细胞<2%,早幼粒细胞<5%,中性粒细胞、晚幼粒细胞各占约10%,杆状核粒细胞明显多于分叶核粒细胞,嗜酸性粒细胞<5%,嗜碱性粒细胞<1%。各阶段细胞形态无明显异常
红细胞系统	占有核细胞20%左右。其中原始红细胞<2%,早幼红细胞<5%,中幼红细胞、晚幼红细胞各占约10%。各阶段细胞形态无明显异常
巨核细胞系统	巨核细胞为7~35个/片(1.5 cm×3 cm)。其中原始巨核细胞0~5%,幼巨核细胞0~10%,主要是颗粒型和产血小板型巨核细胞,血小板散在或成簇分布。细胞形态无明显异常
淋巴细胞系统	占有核细胞20%,均为成熟淋巴细胞
单核细胞	单核细胞<4%,大多为成熟阶段细胞,且细胞形态无明显异常
浆细胞	浆细胞<2%,大多为成熟阶段细胞,且细胞形态无明显异常
其他细胞	可见少量内皮细胞、成骨细胞、吞噬细胞、组织嗜碱细胞等,分裂象细胞少见,无其他异常细胞及寄生虫

【临床意义】

1. 骨髓检查内容

(1)低倍镜观察:主要目的是判断骨髓涂片质量、骨髓增生程度、计数巨核细胞数量和观察有无体积大或特殊异常细胞。

(2)油镜检查:在低倍镜下全面观察骨髓涂片后,根据细胞分布和染色情况,确定检查部位,再换成油镜观察和计数200~500个有核细胞,根据细胞的形态学特点,分类各系统、各阶段细胞,并计数得到其百分率,以了解各系统增生程度和各阶段细胞质量的变化。同时,要注意是否有异常细胞及寄生虫等。计数的细胞包括粒细胞、红细胞、淋巴细胞、浆细胞、单核细胞等。

2. 血细胞发育的一般规律　血细胞从原始阶段到成熟阶段的发育过程是连续的,其形态学变化有一定的规律性,掌握其规律性对认识细胞有极大帮助。各系血细胞的发育可分为原始细胞、幼稚细胞和成熟细胞三个阶段,红系细胞和粒系细胞的幼稚阶段又可分为早幼细胞、中幼细胞和晚幼细胞3个时期。细胞发育过程中形态演变的一般规律见表5-7-2。

表 5-7-2　细胞发育过程形态演变

项　　目	要　　点	演　变　规　律
体积和形状	—	由大变小,但巨核细胞系由小变大,早幼粒细胞比原始细胞略大。在胞体大小变化的同时常发生形态变化,如巨核细胞、浆细胞和单核细胞从圆形、椭圆形变成不规则形
细胞质	含量	由少变多,淋巴细胞变化不明显
	颜色	由深蓝色变为浅蓝色或淡红色
	颗粒	从无到有,从非特异性到特异性。红系细胞始终无颗粒

续表

项　目	要　点	演　变　规　律
细胞核	大小和形态	由大变小，由圆形至不规则或分叶。巨核细胞由小变大。红系细胞核始终是圆形的，直至脱核
	染色质	由细密、疏松至粗糙、致密或凝集成块，着色由浅到深（随DNA含量增多而加深）
	核仁	从有到无，从清晰、模糊不清至消失（核仁是原始细胞的标志，但有核仁的细胞不一定是原始细胞）
	核膜	从不明显变为明显
核/质值	—	由大变小，巨核细胞系则由小变大

3.血细胞正常形态学特征　在光学显微镜下，经 Wright 或 Giemsa 染色的血细胞具有特征形态学的特点。浆细胞是 B 淋巴细胞在抗原刺激和 T 淋巴细胞辅助下发育而成的。骨髓中还可以见到网状细胞、内皮细胞、纤维细胞、组织嗜碱细胞（即肥大细胞）、成骨细胞、破骨细胞及一些退化的细胞等。

常用有核细胞与成熟红细胞比值来估计骨髓中有核细胞绝对或相对数量，以判断骨髓增生程度。骨髓增生程度分级及临床意义见表 5-7-3。

表 5-7-3　骨髓增生程度分级及临床意义

骨髓增生程度	有核细胞与成熟红细胞的比值	每高倍镜下有核细胞均数/个	临床意义
增生极度活跃	1∶1	>100	各型白血病
增生明显活跃	1∶10	50～100	各型白血病、增生性贫血
增生活跃	1∶20	20～50	正常骨髓象、某些贫血
增生减低	1∶50	5～10	再生障碍性贫血（慢性型）
增生极度减低	1∶200	<5	再生障碍性贫血（急性型）

由于骨髓细胞形态学检查穿刺抽吸骨髓液，只有稀释的可能，而绝无浓缩的机会，所以，当增生程度介于两者之间时，应上提一级。这种方法精度差，目前临床实际应用时，通常是观察骨髓小粒中有核细胞的多少，并与不同造血系统疾病中有核细胞的数目进行比对以及结合经验，大致判断骨髓细胞的增生情况。骨髓取材良好时，细胞明显增多与明显减少，可以客观地反映白细胞疾病的主要骨髓病变。

4.粒红比值　各阶段粒细胞百分率总和与各阶段有核红细胞百分率总和之比，称为粒红比值。粒红比值正常为(2～4)∶1，平均为 3∶1。粒红比值变化的临床意义见表 5-7-4。

表 5-7-4　粒红比值变化的临床意义

粒红比值	临床意义
正常	①正常骨髓象；②粒系细胞、红系细胞平行增多（红白血病）或减少（再生障碍性贫血）；③病变未累及粒系细胞、红系细胞两系的疾病，如多发性骨髓瘤、ITP、骨髓转移癌等
增高	由粒系细胞增多或红系细胞减少所致：①急性或慢性粒细胞白血病；②急性化脓性感染、中性粒细胞型类白血病反应；③单纯红细胞再生障碍性贫血
减低	由粒系细胞减少或红系细胞增多所致：①粒系细胞减少，如粒细胞缺乏症；②红系细胞增多，如多种增生性贫血、真性或继发性红细胞增多症

5.其他细胞或结构　巨核细胞体积大或巨大，且易分布在涂片的尾部和边缘，故在低倍视野下计数即可，如果对疾病进行分期则需要在油镜下观察。特殊异常细胞是指骨髓转移癌细胞、淋巴瘤细胞、戈谢细胞、尼曼-匹克细胞、海蓝组织细胞等，由于其体积大或巨大、形态怪异或特征显著、成堆分布等，在低倍镜宽视野范围下，更易于检查。

6.骨髓细胞形态学检查分析　根据骨髓细胞形态学检查特点，结合外周血常规和临床资料，提出临床诊断意见或供临床参考的意见,必要时提出下一步应进行检查的建议。对于诊断已明确的疾病,经治疗后再进行骨髓细胞形态学检查,将其与治疗前的骨髓细胞形态学检查结果进行比较,并提出疾病部分缓解、完全缓解、复发等意见。骨髓细胞形态学检查分析的诊断意见及特点见表5-7-5。

表 5-7-5 骨髓细胞形态学检查分析的诊断意见及特点

诊 断 意 见	特 点
肯定性诊断	骨髓细胞形态学特征与临床表现均典型,如各型白血病、巨幼细胞贫血、多发性骨髓瘤、骨髓转移癌、戈谢病、尼曼-匹克病等
支持性诊断	骨髓细胞形态学检查、血常规的形态改变可以解释临床表现,如支持 IDA、再生障碍性贫血、溶血性贫血等,同时可建议做进一步相应检查
符合性诊断	骨髓呈非特异性改变,但结合其他检查可解释临床表现,如溶血性贫血、ITP、ET、脾功能亢进等,同时可建议做进一步检查
可疑性诊断	骨髓细胞形态学检查有部分变化或出现少量异常细胞,临床表现不典型,可能为某种疾病早期、前期或不典型者,要结合临床表现做进一步相应的检查,并动态观察其变化
排除性诊断	怀疑某种血液疾病,但骨髓细胞形态学检查不支持时,应注意是否为疾病早期,如疑诊 ITP,其骨髓中易见血小板和产血小板型巨核细胞、巨核细胞无成熟障碍,即可做出排除诊断
形态学描述	骨髓细胞形态学检查确有某些改变,但对临床诊断提不出支持或否定性意见时,可以简述其形态学特点,并建议动态观察,尽可能提出进一步检查的建议

三、骨髓细胞形态学检查的临床应用

骨髓细胞形态学检查是造血系统肿瘤诊断的基本方法之一,高质量的外周血液涂片和骨髓涂片适用于白血病的形态学诊断。骨髓细胞形态学和骨髓组织学联合检查能更好地发挥骨髓细胞形态学和组织学检查的优点,同时,两种检查方法联合应用对造血系统疾病治疗效果的观察也有重要的价值。

当骨髓造血异常时,外周血液血细胞的数值、形态和功能出现异常变化,可通过全血细胞计数及血涂片血细胞形态的变化反映出来,但骨髓细胞的数量和形态出现异常则更为特异。骨髓细胞形态学检查的临床应用及评价见表5-7-6。

表 5-7-6 骨髓细胞形态学检查的临床应用及评价

应 用	评 价
诊断造血系统疾病	对巨幼细胞贫血、白血病、类脂质沉积病、多发性骨髓瘤、海蓝组织细胞增生症有决定性诊断价值
协助诊断某些疾病	①造血系统疾病:再生障碍性贫血、溶血性贫血、缺铁性贫血、粒细胞缺乏症、ITP 等。 ②某些感染性疾病:疟疾、黑热病、弓形体病等。 ③恶性肿瘤的骨髓转移:肺癌、乳腺癌、前列腺癌、胃癌等发生骨髓转移

(王硕)

任务八 生化检查评估

一、血清电解质测定

人体内存在的液体称为体液(body fluid)。体液中有无机物和有机物,无机物与部分以离子形式存

在的有机物统称为电解质。体液以细胞膜为界,分为细胞内液和细胞外液。细胞外液因其存在的部位不同,又分为血浆和细胞间液,细胞外液中水与电解质处于动态平衡。

水分在人体中的相对含量与年龄和性别有关,新生儿水分约占总体重的70%,1岁后到中年逐渐减少至60%,女性较男性低5%。体内水分的2/3分布在细胞内,1/3分布在细胞外。血浆仅占细胞外液的1/4,约为3.5 L。人体每天补充水分1.0～1.5 L。水平衡紊乱表现为水过多(水肿)、水过少(脱水)和水分布异常。

电解质具有维持体液渗透压及保持水正常分布的作用。电解质中的阳离子有钠离子(Na^+)、钾离子(K^+)、钙离子(Ca^{2+})和镁离子(Mg^{2+})等,阴离子有氯离子(Cl^-)、碳酸氢根离子(HCO_3^-)、磷酸根离子(HPO_4^{2-},$H_2PO_4^-$)、硫酸根离子(SO_4^{2-})、乳酸根离子和蛋白质阴离子等。血浆中的电解质主要有Na^+、K^+和Cl^-等。细胞内液中最多的阳离子是K^+,细胞外液中最多的阳离子是Na^+,最多的阴离子是Cl^-。氢离子浓度低,体液中以酸碱度(pH)表示氢离子浓度。

正常情况下,机体通过各种缓冲体系、肺和肾脏等调控系统维持内环境平衡,调节细胞内外水、电解质和酸碱平衡。当这些动态平衡因外部因素或内部因素受到干扰或发生紊乱时,机体通过生理调控系统的代偿功能对平衡紊乱予以纠正。临床上通过电解质及血液气体分析等实验室检查,及时了解机体内环境的变化,以指导临床诊断、病情监测和治疗。

临床上常用静脉血清(浆)测定电解质,也有采用全血标本进行床旁检测(POCT)。需要注意的是,不同类型的标本测定电解质时,其参考范围存在差异,血浆钾离子浓度低于血清钾离子浓度、全血钾离子浓度0.2～0.5 mmol/L。

1.血钾测定 细胞内液钾占总钾量的98%,细胞外液钾仅占2%,血浆钾占总钾量的0.3%。钾的主要生理功能是维持细胞代谢、细胞内渗透压、酸碱平衡、神经肌肉应激性和心肌的节律性。

【标本采集】血清或肝素锂抗凝血浆,黄色、红色或绿色管帽负压采血管采血,标本采集时避免溶血,因红细胞破坏后钾从细胞内移出,可引起血钾显著假性升高。

【参考范围】3.5～5.5 mmol/L。

【临床意义】

(1)血钾降低:血清钾<3.5 mmol/L为低钾血症。见于:①摄入不足:胃肠功能紊乱、长期无钾饮食、手术后长期禁食等未及时补钾。②丢失过度:严重呕吐或腹泻、肾上腺皮质功能亢进、长期使用强利尿剂、肾小管功能障碍、大面积烫伤等。③细胞外钾进入细胞内:代谢性碱中毒、胰岛素治疗、肌无力、甲状腺功能亢进等。

(2)血钾升高:血清钾>5.5 mmol/L称为高钾血症。见于:①摄入过多:输入大量库存血液,补钾过多、过快,过度应用含钾药物,如注射大剂量青霉素钾等。②钾排泄障碍:急性肾衰竭少尿或无尿期、慢性肾衰竭、肾上腺皮质功能减退、长期大量使用潴钾利尿剂等。③细胞内钾移出:重度溶血、挤压综合征、组织破坏、大面积烧伤、运动过度,呼吸障碍所致组织缺氧和酸中毒、休克、组织损伤、中毒和化疗等,注射高渗盐水或甘露醇等。

2.血钠测定 钠离子是细胞外液的主要阳离子,约44%分布在细胞外液,9%存在于细胞内液,其余分布在骨骼中。钠的主要功能是维持体液的正常渗透压、酸碱平衡,以及肌肉和神经的应激作用。血浆钠离子含量较红细胞高10倍,是血浆中含量最多的阳离子。血钠对保持血液容量、调节酸碱平衡、维持血浆正常晶体渗透压有重要意义。

【标本采集】血清或肝素锂抗凝血浆,黄色、红色或绿色管帽负压采血管空腹采血,溶血对检验结果的影响不大。

【参考范围】135～145 mmol/L。

【临床意义】

(1)血钠降低:血清钠<135 mmol/L为低钠血症。见于:①摄入不足:长期低盐饮食、饥饿、营养不良,低盐治疗及不适当的输液。②胃肠道失钠:幽门梗阻、呕吐、腹泻及胃肠造瘘等。③肾失钠:肾小管病变、反复使用利尿剂、慢性肾衰竭、肾上腺皮质功能减退、糖尿病酮症酸中毒。④皮肤性失钠:大面积

烧伤、大量出汗只补充水不补充钠。⑤大量引流浆膜腔积液。

（2）血钠升高：血钠＞145 mmol/L 为高钠血症。见于：①摄入量过多：进食过量钠盐或注射高渗盐水且伴有肾功能障碍，心脏复苏时输入过多碳酸氢钠，透析液比例失调等。②体内水分摄入过少或丢失过多：渗透性利尿或肾小管浓缩功能不全、出汗过多、甲状腺功能亢进等。③肾上腺皮质功能亢进：库欣病、原发性醛固酮增多症等使肾小管对钠的重吸收增加。④脑性高钠血症：脑外伤、脑血管意外、垂体肿瘤。

3. 血氯测定 氯是细胞外阴离子，常伴随钠的摄入与排出。人体细胞内氯的含量仅为细胞外的一半。氯的主要功能为调节体内酸碱平衡，渗透压，水、电解质平衡，以及参与胃液中胃酸的生成。

【标本采集】血清或肝素锂抗凝血浆，黄色、红色或绿色管帽负压采血管空腹采血，溶血对检验结果的影响不大。

【参考范围】96～106 mmol/L。

【临床意义】

（1）血氯降低：血清氯＜96 mmol/L 为低氯血症。血清氯降低大多为稀释性，不伴酸碱平衡失调的低氯血症一般无重要的临床意义。见于：①摄入不足：饥饿、营养不良、出汗过多或低盐治疗后。②丢失过多：严重呕吐、腹泻、胃肠道引流，反复应用利尿剂，肾上腺皮质功能减退，糖尿病酮症酸中毒。③氯向组织内转移过多：急性肾炎、肾小管疾病、酸中毒等。④水摄入过多：尿崩症。⑤呼吸性酸中毒。

（2）血氯升高：血清氯＞106 mmol/L 为高氯血症。见于：①摄入过多：摄入或静脉输入过量 NaCl 溶液。②排泄减少：急性肾小球肾炎无尿者，肾血流量减少，如充血性心力衰竭。③脱水：腹泻、呕吐、出汗等致血氯浓缩。④换气过度：呼吸性碱中毒。⑤肾上腺皮质功能亢进：肾小管对氯化钠重吸收增加。

4. 血钙测定 人体总钙99％以上以磷酸钙的形式存在于骨骼及牙齿中，血液中钙含量不及总钙的1％，主要存在于血浆中。钙离子的主要生理功能为降低神经肌肉的兴奋性、维持心肌传导系统的兴奋性和节律性，参与肌肉收缩及神经传导，激活酯酶和三磷酸腺苷及参与凝血过程。

【标本采集】血清或肝素锂抗凝血浆，黄色、红色或绿色管帽负压采血管空腹采血，避免标本溶血。

【参考范围】血清总钙为 2.25～2.75 mmol/L；离子钙为 1.03～1.23 mmol/L。

【临床意义】

（1）血钙升高。见于：①摄入过多：静脉输入钙过量、大量饮用牛奶等。②钙吸收作用增强：维生素A 或维生素 D 摄入过多。③溶骨作用增强：原发性甲状旁腺功能亢进、甲状腺功能亢进、转移性骨癌、急性白血病、多发性骨髓瘤和淋巴瘤等。④肾脏功能损害：急性肾衰竭。

（2）血钙降低：血清总钙低于 2.25 mmol/L 为低钙血症。见于：①摄入不足或吸收不良：长期低钙饮食、腹泻、胆汁淤积性黄疸、急性坏死性胰腺炎、妊娠后期等。②钙吸收作用减弱：佝偻病、软骨病。③成骨作用增强：甲状旁腺功能减退、恶性肿瘤骨转移。④肾脏疾病：急、慢性肾衰竭，肾病综合征，肾小管性酸中毒。

5. 血磷测定 体内的磷70％～80％存在于骨骼以及软组织和细胞内，小部分存在于体液中。血液中的磷以有机磷和无机磷两种形式存在。血清磷测定通常指测定无机磷。正常人血磷和血钙浓度的乘积为一常数（浓度以 mg/dL 计算，乘积等于 40）。磷的生理功能主要为调节酸碱平衡，参与多种酶促反应和糖、脂类及氨基酸代谢，构成生物膜和维持膜的功能，以及参与骨骼形成。

【标本采集】血清或肝素锂抗凝血浆，黄色、红色或绿色管帽负压采血管空腹采血，避免标本溶血，以免导致检验结果假性偏高。

【参考范围】成人为 0.97～1.61 mmol/L；儿童为 1.29～1.94 mmol/L。

【临床意义】

（1）血磷降低：血清磷低于 0.97 mmol/L 为低磷血症。见于：①摄入不足或吸收不良：佝偻病、脂肪泻、长期服用含铝的制酸剂、饥饿或恶病质、维生素 D 缺乏。②丢失过多：呕吐和腹泻、血液透析、肾小管性酸中毒、急性痛风。③磷转入细胞内：静脉注射葡萄糖或胰岛素、过度换气综合征、妊娠、急性心肌梗死、甲状腺功能减退。④其他：乙醇中毒、糖尿病酮症酸中毒、甲状旁腺功能亢进、维生素 D 抵抗性佝偻病等。

(2) 血磷升高:血清磷高于 1.61 mmol/L 为高磷血症。见于:①内分泌疾病:甲状旁腺功能减退、甲状腺功能减退。②肾排泄受阻:慢性肾衰竭。③维生素 D 过多。④其他:肢端肥大症、多发性骨髓瘤、骨折愈合期、艾迪生病、急性重型肝炎、粒细胞性白血病等。

6. 血镁测定 镁主要存在于细胞内,红细胞中镁离子含量高于血清,血清镁以游离镁(55%)、与碳酸、磷酸或枸橼酸结合的镁盐(15%)以及蛋白结合镁(30%)3 种形式存在。前两者具有生物活性。钙和镁的生理功能相似。临床上,低钙血症常伴随低镁血症。

【标本采集】血清,黄色或红色管帽负压采血管空腹采血。避免标本溶血,以免导致检验结果假性偏高。

【参考范围】成人为 0.74～1.0 mmol/L,男性高于女性。

【临床意义】

(1) 血镁降低。见于:①摄入不足:禁食、呕吐、慢性腹泻。②尿排出过多:肾功能不全、服用利尿剂。③其他:甲状旁腺功能亢进、原发性醛固酮增多症、糖尿病酮症酸中毒等。

(2) 血镁增高。见于:①肾功能不全少尿期;②甲状旁腺功能减退;③艾迪生病;④多发性骨髓瘤;⑤镁制剂用量过多。

二、血清脂质与脂蛋白检查

血液中所有脂质总称为血脂,包括:①总胆固醇(total cholesterol,TC):其中 30% 是游离胆固醇(free cholesterol,FC),70% 是胆固醇酯(cholesterol ester,CE)。细胞内主要为 FC,血浆内以 CE 含量较多。胆固醇是细胞膜的重要组成成分,也是胆酸、肾上腺和性腺激素的前体。②甘油三酯(triglyceride,TG):包括由食物经肠道摄取的外源性 TG 和由肝脏合成的内源性 TG。TG 主要存在于乳糜微粒和前 β 脂蛋白中,是体内脂肪组织的主要成分。TG 参与 TC 和 CE 的形成,并与血栓形成有密切关系。③磷脂(phospholipid,PL):细胞膜的重要组成成分,存在于神经组织、细胞膜和血浆中。④游离脂肪酸(free fatty acid,FFA):血浆中未与甘油及胆固醇酯化的脂肪酸,又称为非酯化脂肪酸。

血浆脂质 95% 以上以脂蛋白(lipoprotein,Lp)的形式存在并运转。脂蛋白为血浆脂质与蛋白质(apolipoprotein,Apo,即载脂蛋白)结合的复合物,除 FFA 与清蛋白结合外,血浆脂质都与特殊的球蛋白相结合。载脂蛋白有类似表面活性剂的作用,使不溶于水的脂质变为溶解状态,所以正常血浆虽含相当量脂类却较清晰透明。

根据不同密度可将 Lp 分为乳糜微粒(chylomicron,CM)、极低密度脂蛋白(very low density lipoprotein,VLDL,即前 βLp)、中间密度脂蛋白(intermediate density lipoprotein,IDL,即宽 βLp)、低密度脂蛋白(low density lipoprotein,LDL,即 βLp)和高密度脂蛋白(high density lipoprotein,HDL,即 αLp)。

载脂蛋白是决定脂蛋白性质的主要组分,其主要功能为构成脂蛋白、激活或抑制脂蛋白代谢有关的酶以及和与脂蛋白代谢有关的特异性受体结合。已经发现的载脂蛋白有 ApoA I、ApoA II、ApoB48、ApoB100、ApoC II、ApoC III、ApoE、Apo(a)。

血脂既是重要的生理物质,又与许多疾病的发生、发展,尤其是动脉粥样硬化和由其引起的心脑血管疾病有密切的关系,成为这些疾病的危险因素。所以血脂检查对于动脉粥样硬化及心脑血管疾病的诊断、治疗和预防都有重要意义。

(一) 血清脂质测定

1. 血清总胆固醇测定

【标本采集】素食或低脂饮食 3 天后,红色、黄色或绿色管帽负压采血管采集空腹静脉血。采血过程中止血带结扎时间不可过长,防止标本溶血。采血前 24 h 内禁酒、避免剧烈运动。

【参考范围】合适范围为 2.8～5.2 mmol/L(200 mg/dL);边缘升高范围为 5.23～5.69 mmol/L(201～219 mg/dL);升高范围为 5.72 mmol/L(220 mg/dL)以上。

【临床意义】

(1) 胆固醇升高。见于：①生理性：主要取决于饮食性质、体力劳动量、环境因素、性别和年龄等。青年男性高于女性；女性绝经后高于同龄男性；新生儿哺乳后很快接近成人水平；胆固醇水平有随年龄增长而升高的趋势，但 70 岁后降低。②病理性：见于冠状动脉硬化症、高脂血症、甲状腺功能减退、糖尿病、肾病综合征、类脂性肾病、胆总管阻塞等。

(2) 胆固醇降低：见于急性重型肝炎、肝硬化、甲状腺功能亢进、严重营养不良和严重贫血等。

(3) 对已经诊断为冠心病的患者，要求血清胆固醇控制在 4.66 mmol/L 以下。

2. 血清甘油三酯(triglyceride,TG)测定

【标本采集】素食或低脂饮食 3 天后，红色、黄色或绿色管帽负压采血管采集空腹静脉血。采血过程中止血带结扎时间不可过长，防止标本溶血。采血前 24 h 内禁酒、避免剧烈运动。

【参考范围】合适范围为 1.7 mmol/L(150 mg/dL)以下。

【临床意义】

(1) TG 升高。见于：①生理性：高脂饮食，一般餐后 2～4 h 达高峰，8 h 后基本恢复空腹水平；运动不足和肥胖。②病理性：高脂血症、动脉硬化症、肥胖症、胆汁淤积性黄疸、糖尿病、脂肪肝、肾病综合征、高脂饮食和酗酒等。

(2) TG 降低：见于低脂蛋白血症、严重肝脏疾病、甲状腺功能亢进、肾上腺皮质功能减退等。

(二) 血清脂蛋白测定

1. 血清高密度脂蛋白胆固醇(high density lipoprotein cholesterol,HDL-C)测定 高密度脂蛋白是血清中颗粒最小、密度最大的一组脂蛋白，按密度大小分为 HDL_2、HDL_3、超高密度脂蛋白(VHDL)。HDL 在胆固醇由末梢组织向肝脏的逆转运中起重要作用。HDL-C 表示的是与 HDL 结合的总胆固醇（包括游离胆固醇和胆固醇酯），一般以测定 HDL-C 的含量来估计 HDL 水平。

【标本采集】素食或低脂饮食 3 天后，红色、黄色或绿色管帽负压采血管采集空腹静脉血。采血过程中止血带结扎时间不可过长，防止标本溶血。采血前 24 h 内禁酒、避免剧烈运动。

【参考范围】0.91～1.56 mmol/L。

【临床意义】

(1) 判断发生冠心病的危险性：HDL-C 水平低的个体患冠心病的危险性增加；HDL-C 水平高者，患冠心病的可能性小。对冠心病患者要求治疗目标为 HDL-C 水平大于 1.00 mmol/L。

(2) HDL-C 升高：生理性升高见于饮酒、长期足量运动。病理性升高见于原发性胆汁性肝硬化。

(3) HDL-C 降低：生理性降低见于高糖及素食饮食、肥胖、吸烟和运动不足。病理性降低见于动脉粥样硬化、糖尿病、肾病综合征、急性心肌梗死、肝损害等。

2. 血清低密度脂蛋白胆固醇(low density lipoprotein cholesterol,LDL-C)测定 低密度脂蛋白含有的主要载脂蛋白为 ApoB100。LDL 的主要功能是将胆固醇自肝脏运向周围组织细胞，使动脉内膜下沉积大量脂质，促进动脉粥样硬化的形成。一般以测定 LDL-C 含量表示 LDL 水平。

【标本采集】素食或低脂饮食 3 天后，红色、黄色或绿色管帽负压采血管采集空腹静脉血。采血过程中止血带结扎时间不可过长，防止标本溶血。采血前 24 h 内禁酒、避免剧烈运动。

【参考范围】合适范围为低于 3.10 mmol/L(120 mg/dL)；边缘升高范围为 3.13～3.59 mmol/L(121～139 mg/dL)；升高范围为高于 3.62 mmol/L(140 mg/dL)。

【临床意义】

(1) LDL-C 升高：LDL-C 升高与冠心病发病呈正相关关系，因此可用于判断发生冠心病的危险性。此外，甲状腺功能减退、肾病综合征、胆汁淤积性黄疸、肥胖症、糖尿病、慢性肾衰竭等患者 LDL-C 可升高。

(2) LDL-C 降低：见于甲状腺功能亢进和肝硬化等。

3. 血清脂蛋白(a)测定 脂蛋白(a)(Lp(a))是一种特殊的脂蛋白，其结构在蛋白质方面与 LDL 很相似，但带有一个富含碳水化合物和高度亲水性的称为 Apo(a)的蛋白。Apo(a)和纤溶酶原有同源性，一方面 Apo(a)和纤溶酶原竞争,可以延缓纤维蛋白的溶解;另一方面,Lp(a)促进 LDL 在血管壁上聚集,故高 Lp(a)有增加动脉粥样硬化和动脉血栓形成的危险。

【标本采集】素食或低脂饮食 3 天后,红色、黄色或绿色管帽真空采血管采集空腹静脉血。采血过程中止血带结扎时间不可过长,防止标本溶血。采血前 24 h 内禁酒、避免剧烈运动。

【参考范围】0～300 mg/L。

【临床意义】Lp(a)浓度明显升高是冠心病的一个独立危险因素,其浓度随年龄的增加而增大。此外 Lp(a)浓度升高还可见于 1 型糖尿病、肾脏疾病、炎症、手术或创伤后以及血液透析后等。

(三)血清载脂蛋白测定

1. 血清载脂蛋白 A I 测定　载脂蛋白 A(apo-lipoprotein A,ApoA)有 ApoA I、ApoA II、ApoA IV 三种,ApoA I 和 ApoA II 主要分布在 HDL 中,是 HDL 的主要载脂蛋白。其中 ApoA I 的意义最明确,在组织中的浓度也最高,为临床常用的检测指标。

【标本采集】素食或低脂饮食 3 天后,红色、黄色或绿色管帽负压采血管采集空腹静脉血。采血过程中止血带结扎时间不可过长,防止标本溶血。采血前 24 h 内禁酒、避免剧烈运动。

【参考范围】ApoA I:男性为 1.1～1.72 g/L;女性为 1.2～1.9 g/L。

【临床意义】ApoA I 与 HDL 一样可以预测和评价冠心病的危险性。

2. 血清载脂蛋白 B 测定　载脂蛋白 B(apo-lipoprotein B,ApoB)有 ApoB48 和 ApoB100 两种,前者主要存在于乳糜微粒中,后者存在于 LDL 中。ApoB100 是 LDL 中含量最高的蛋白质,90% 以上的 ApoB100 分布在 LDL 中,其余的在 VLDL 中,实验室通常测定 ApoB100。

【标本采集】素食或低脂饮食 3 天后,红色、黄色或绿色管帽负压采血管采集空腹静脉血。采血过程中止血带结扎时间不可过长,防止标本溶血。采血前 24 h 内禁酒、避免剧烈运动。

【参考范围】ApoB100:男性为 0.75～1.55 g/L;女性为 0.8～1.55 g/L。

【临床意义】ApoB 增高与动脉粥样硬化、冠心病的发病率呈正相关关系,也是冠心病的危险因素,可用于评价冠心病的危险性和降脂治疗的效果。糖尿病、甲状腺功能减退、肾病综合征和肾衰竭等也可见 ApoB 升高。ApoB 降低见于无 β 脂蛋白血症、低 β 脂蛋白血症、恶性肿瘤、甲状腺功能亢进和营养不良等。

3. 其他载脂蛋白测定　载脂蛋白 ApoA II、ApoC II、ApoC III、ApoE 也可测定,其临床价值尚需进一步明确。

(王硕)

任务九　浆膜腔积液检查评估

人体的胸腔、腹腔、心包腔及关节腔统称为浆膜腔。生理状态下,浆膜腔有少量液体,主要起润滑作用。病理状态下,腔内有大量液体潴留,称为浆膜腔积液。通过积液检查,区分积液的性质对疾病的诊断和治疗有重要的意义。

(一)浆膜腔积液的分类与发生机制

根据浆膜腔积液产生的原因与性质不同,可将其分为漏出液和渗出液两大类。

1. 漏出液　漏出液为非炎性积液,其形成的主要原因如下:①血浆胶体渗透压降低,当血清白蛋白低于 25 g/L 时就可能出现浆膜腔积液,见于晚期肝硬化、肾病综合征和重度营养不良等;②毛细血管内流体静脉压升高,如充血性心力衰竭、晚期肝硬化及静脉回流受阻等;③淋巴管阻塞,如丝虫病或肿瘤压迫淋巴管,可出现乳糜样漏出液。

2. 渗出液　渗出液多为炎性积液,炎症时由于病原微生物的毒素、组织缺氧及炎症介质作用,内皮细胞受损,血管通透性增大,血液中大分子物质渗出血管壁。细菌感染为产生渗出液的主要原因,其他如外伤、血液、胆汁、胰液和胃液等刺激或恶性肿瘤也可引起类似渗出液的积液。渗出液常表现为单一浆膜腔积液。

(二)浆膜腔积液标本的采集与处理

浆膜腔积液由临床医师通过浆膜腔穿刺获得,留取4管,每管1~2 mL,第1管做细菌学检查,第2管做化学和免疫学检查,第3管做细胞学检查,第4管不加抗凝剂以观察有无凝集现象。标本需及时送检,一般不超过1 h,以免细胞变性、破坏或出现凝块而影响检查结果。细胞学检查可用EDTA-K_2抗凝,化学和免疫学检查宜用肝素抗凝。

(三)一般性状检查

1. 颜色 漏出液常为淡黄色。渗出液常为深黄色,因病因不同,可呈现不同颜色,如恶性肿瘤、结核性胸膜炎或腹膜炎,出血性疾病和内脏损伤时呈红色血性,铜绿假单胞菌感染时呈绿色,化脓性感染时多呈黄色脓样,淋巴管阻塞时常呈乳白色。

2 透明度 漏出液常为清晰透明液体;渗出液常混浊,以化脓菌感染最混浊,可有凝块及絮状物产生,结核杆菌感染可呈微混浊、云雾状,乳糜液因含大量脂肪也呈混浊外观。

3. 凝固性 漏出液因含纤维蛋白原少,不易凝固。渗出液因含较多纤维蛋白原、细菌及组织裂解产物,多自行凝固或出现凝块。

4. 比重 漏出液含蛋白质、细胞成分少,比重常在1.015以下;渗出液含有较多蛋白质、细胞成分,比重常高于1.018。

(四)化学检查

1. 黏蛋白定性试验 浆膜上皮细胞在炎性反应刺激下分泌的黏蛋白增加,黏蛋白是一种酸性糖蛋白,等电点为pH 3~5,在稀乙酸中出现白色沉淀。漏出液此试验常为阴性,渗出液常为阳性。

2. 蛋白质定量 一般认为渗出液蛋白质含量常大于30 g/L,漏出液蛋白质含量常小于25 g/L。

3. 葡萄糖定量 漏出液葡萄糖含量与血糖近似,渗出液中因所含细菌或细胞酶的分解作用,葡萄糖含量减少,尤以化脓性细菌感染时最低,结核性积液次之。

4. 酶学检查 浆膜腔积液中含各种酶,目前用于临床检查的酶主要有如下几种:①乳酸脱氢酶(LD):有助于渗出液与漏出液的鉴别。LD>200 U/L或与血清LD比值超过0.6,提示可能为渗出液,其中化脓性胸膜炎LD显著升高,癌性积液中度升高,结核性积液略高于正常。②腺苷脱氨酶(ADA):结核性积液时,ADA明显升高,有助于结核病的诊断及疗效观察。③淀粉酶(AMY):大多数胰腺炎、胰腺癌或胰腺创伤所致的腹腔积液中淀粉酶活性升高。

(五)显微镜检查

1. 细胞计数 漏出液细胞较少,常低于100×10^6/L,渗出液常高于500×10^6/L,化脓性积液可达1000×10^6/L以上。

2. 细胞分类 漏出液主要是淋巴细胞和间皮细胞。渗出液细胞较多,各种细胞增多的临床意义不同:①中性粒细胞为主:常见于化脓性积液或结核性积液的早期。②淋巴细胞为主:常见于慢性炎症,如结核性积液和癌性积液等。③嗜酸性粒细胞为主:常见于变态反应和寄生虫感染引起的积液。④其他:炎症积液时,大量中性粒细胞出现的同时,常伴有组织细胞出现。浆膜刺激或受损时,间皮细胞可增多。狼疮性浆膜炎时,偶可找到狼疮细胞。

3. 寄生虫检查 阿米巴病的积液中可找到阿米巴滋养体。乳糜样积液应注意检查有无微丝蚴。

4. 脱落细胞学检查 疑为恶性肿瘤时可将积液离心沉淀,检查是否有肿瘤细胞。在浆膜腔积液中检出恶性肿瘤细胞是诊断原发性或继发性恶性肿瘤的重要依据。

(六)微生物学检查

肯定或疑为渗出液时应做细菌学检查,将积液离心沉淀,涂片并染色后查找致病菌,必要时做细菌培养,一旦培养阳性应做药物敏感试验供临床用药参考。

(七) 漏出液与渗出液鉴别

区分积液的性质对疾病的诊断和治疗很重要,漏出液与渗出液的鉴别要点见表5-9-1。

表 5-9-1　漏出液与渗出液的鉴别要点

检查项目	漏出液	渗出液
原因	非炎症所致	炎症、肿瘤、化学或物理刺激等
外观	淡黄色、浆液性	黄色,血性、脓性或乳糜性
透明度	清晰透明或微混浊	混浊
比重	<1.015	>1.018
凝固性	不易凝固	易凝固
黏蛋白定性	阴性	阳性
蛋白质定量/(g/L)	<25	>30
葡萄糖定量/(mmol/L)	与血糖相近	低于血糖
细胞总数/($\times 10^6$/L)	<100	>500
细胞分类	以淋巴细胞为主,偶见间皮细胞	中性粒细胞增多主要见于化脓性积液或结核性积液早期;淋巴细胞增多主要见于结核性积液和癌性积液;嗜酸性粒细胞增多见于寄生虫感染或结缔组织病
细菌	无	可有
积液/血清蛋白值	<0.5	>0.5
乳酸脱氢酶/(U/L)	<200	>200
积液 LD/血清 LD	<0.6	>0.6
肿瘤细胞	无	可有

 目 标 检 测

一、单选题

1.血液常规检查使用的负压采血管的颜色是(　　)。

A.红色　　　　　B.橘红色　　　　　C.浅绿色　　　　　D.紫色　　　　　E.黑色

2.根据血红蛋白的减少程度,将贫血分为(　　)度。

A.3　　　　　B.4　　　　　C.5　　　　　D.6　　　　　E.7

3.下列属于骨髓细胞形态学检查禁忌证的是(　　)。

A.原因不明的肝、脾、淋巴结肿大

B.原因不明的发热、恶病质

C.原因不明的骨痛、骨质破坏和紫癜

D.外周血液血细胞一系、二系或三系增多(或减少),出现幼稚细胞

E.血友病和有明显出血倾向的患者

4.1000 mL尿液中含有(　　)mL以上血液,可出现肉眼血尿。

A.1　　　　　B.2　　　　　C.3　　　　　D.4　　　　　E.5

5.血清钾正常值的参考范围是(　　)。

A.3~4 mmol/L　　　　　B.3.5~4.5 mmol/L　　　　　C.3.5~5.0 mmol/L

D.3.5~5.5 mmol/L　　　　　E.4~5.5 mmol/L

Note

6.大叶性肺炎患者痰液颜色为（　　）。

A. 棕褐色　　　B. 棕红色　　　　　C. 黄绿色　　　　D. 铁锈色　　　　E. 灰黄色

7.尿液细菌学培养采集的尿液标本为（　　）。

A. 晨尿　　　　B. 随机尿　　　　　C. 清洁中段尿　　D. 餐后尿　　　　E. 3 h 尿

8.血清白蛋白减少,球蛋白增加最主要见于下列哪种疾病?（　　）

A. 急性肝炎　　　　　　　　B. 肾病综合征　　　　　　　　C. 急性肾小球肾炎

D. 肝硬化　　　　　　　　　E. 胆囊炎

9.下列哪种蛋白质不是由肝细胞产生?（　　）

A. 白蛋白　　　B. 球蛋白　　　　　C. 糖蛋白　　　　D. 脂蛋白　　　　E. 凝血因子

10.下列哪项检查对肝硬化诊断最有意义?（　　）

A. 谷丙转氨酶　　　　　　　B. 碱性磷酸酶　　　　　　　　C. 甲胎蛋白

D. 胆红素定量　　　　　　　E. 白蛋白/球蛋白值

11.白蛋白减少到何值以下,易产生脱水?（　　）

A. 10 g/L　　　B. 20 g/L　　　　　C. 25 g/L　　　　D. 30 g/L　　　　E. 50 g/L

12.正常人 A/G 值为（　　）。

A.（1～1.2）：1　　　　　　　B.（1～1.5）：1　　　　　　　C.（1.5～2.0）：1

D.（1.5～2.5）：1　　　　　　E.（1.8～2.5）：1

13.关于肝硬化患者常见的肝功能障碍的描述,以下哪项正确?（　　）

A. 血胆固醇升高　　　　　　B. 血结合胆红素显著升高　　　C. 血胆固醇酯升高

D. 碱性磷酸酶升高　　　　　E. γ 球蛋白升高

14.肝硬化肝实质损害的最主要依据是（　　）。

A. 血氨升高　　　　　　　　B. 胆固醇降低　　　　　　　　C. 血清胆红素增加

D. 白蛋白减少及凝血酶原时间延长　　E. 甲胎蛋白升高

15.总胆红素为何值时,临床可判断为完全梗阻性黄疸?（　　）

A. 34～170 μmol/L　　　　　B. 170～340 μmol/L　　　　C. 340～450 μmol/L

D. 340～510 μmol/L　　　　　E. 170～265 μmol/L

16.溶血性黄疸时,胆红素代谢的主要特点是（　　）。

A. 血清非结合胆红素升高　　B. 血清结合胆红素升高　　　　C. 尿胆红素阳性

D. 尿内尿胆原减少　　　　　E. 以血清结合胆红素升高为主

17.急性病毒性肝炎首选检测的酶是（　　）。

A. 转氨酶　　　B. 碱性磷酸酶　　　C. 单胺氧化酶　　D. 乳酸脱氢酶　　E. 脯氨酰羟化酶

18.能在急性肾小球肾炎早期反映肾小球滤过功能受损程度的指标是（　　）。

A. 血清尿素氮测定（BUN）　　B. 血清肌酐（Cr）　　　　　　C. 自由水清除率（C_{H_2O}）

D. 内生肌酐清除率（Ccr）测定　E. 渗透溶质清除率（C_{osm}）

19.肾病患者 Ccr 为 40 mL/min,应选择的治疗方案是（　　）。

A. 噻嗪类利尿剂　　　　　　B. 限制蛋白质摄入　　　　　　C. 人工透析

D. 应用利尿剂　　　　　　　E. 实施肾移植手术

20.作为慢性肾炎临床分型参考的指标是（　　）。

A. 尿沉渣检查红细胞形态　　B. 内生肌酐清除率　　　　　　C. 血清尿素氮测定

D. 自由水清除率　　　　　　E. 渗透溶质清除率

21.Ccr 用于初步估计肾功能的损害程度,当 Ccr 为 20～11 mL/min 时,肾功能为（　　）。

A. 轻度损害　　　　　　　　B. 重度损害　　　　　　　　　C. 早期肾衰竭

D. 晚期肾衰竭　　　　　　　E. 终末期肾衰竭

22.女性患者血清尿素氮为 8.5 mmol/L,血肌酐为 85 μmol/L,可能的原因是（　　）。

Note

A. 尿路梗阻　　　　　　　　B. 肾动脉硬化引起肾衰竭　　　　　C. 心力衰竭

D. 尿毒症　　　　　　　　　E. 慢性肾盂肾炎引起肾衰竭

23. 慢性肾炎检测结果如下：Ccr 为 40 mL/min、Cr 为 200 μmol/L、BUN 为 10 mmol/L。肾功能状态为（　　）。

A. 肾功能轻度受损　　　　　　B. 肾衰竭代偿期　　　　　　　　C. 尿毒症期

D. 尿毒症前期　　　　　　　　E. 以上都不是

二、简答题

1. 简述负压采血法的注意事项。

2. 简述骨髓细胞形态学检查的注意事项。

3. 简述常用尿液化学防腐剂、用量及用法。

（王硕）

项目六　老年器械检查评估

任务一　心电图检查评估

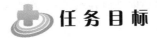

任务目标

知识目标

1.掌握：心电图各波段的组成、命名与特点；异常心电图（心肌梗死、心律失常等）的特点，心电图的分析步骤。

2.熟悉：心电图常用导联体系；心电图测量方法。

能力目标

1.掌握正常心电图、临床常见异常心电图的图形及其临床意义。

2.运用心电图检查手段为老年人进行心电图检查评估。

素质目标

具有尊重老年人、保护老年人隐私的意识，具有良好的伦理道德行为。

　　人的心脏跳动主要由位于右心房上方的窦房结控制，窦房结能自动产生兴奋，并以生物电的形式沿着特殊的传导系统迅速传到心脏的各个部分，心肌接收到兴奋信号后，产生一系列相应的电活动，引起心肌收缩。心脏在机械收缩之前，首先产生电激动，心脏电激动所产生的微小电流可通过人体组织传导至体表。在体表不同部位放置 2 个电极，分别用导线连接至心电图机，即可将体表两点间的电位变化描记下来，形成一条连续的曲线，即为心电图（electrocardiogram，ECG）。心电图技术已广泛应用于临床，是心血管疾病诊断中实用、简便的无创检查方法，也是监测危重患者、观察和判断病情变化的常用手段。观察心电图的变化规律及其与临床疾病间的关系是学习心电图的重要内容。心电图对分析和鉴别各种心律失常、缺血性心脏病等，具有较高的价值，但心电图波形的改变受许多因素影响缺乏特异性，某些心脏病早期，其心电图可能是正常的，故心电图检查有其局限性。因此，必须结合临床资料方能做出正确诊断。

一、心电图基本知识

（一）心电图产生原理

　　心脏的传导系统与每一心动周期顺序出现的心电变化密切相关。正常心电活动始于窦房结，其产生的激动在兴奋心房肌的同时，经结间束传导至房室结，然后循希氏束到左、右束支，再到浦肯野纤维，最后兴奋心室肌。这种先后有序的电激动的传播，引起一系列电位变化，形成了心电图上相应的波段。心脏传导系统如图 6-1-1 所示。

Note

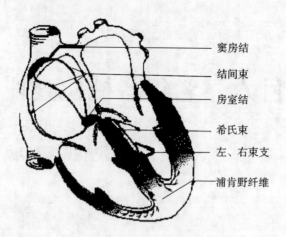

图 6-1-1　心脏传导系统

窦房结
结间束
房室结
希氏束
左、右束支
浦肯野纤维

（二）心肌细胞的电位变化规律

心肌细胞的生物电变化是由细胞膜对其两侧的 K^+、Na^+、Cl^-、Ca^{2+} 等带电离子的选择性通透及各种离子的定向流动引起的,表现为细胞膜内外电位的变化(图 6-1-2)。

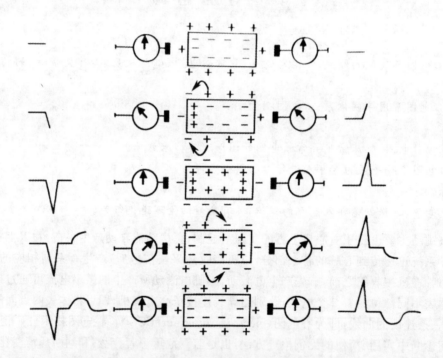

图 6-1-2　电肌细胞的电位变化

1. 极化阶段　当心肌细胞在静息状态时,细胞膜外聚集着带正电荷的阳离子,膜内聚集着同等数量的带负电荷的阴离子。这种在静息时膜外带正电荷、膜内带负电荷的相对恒定状态,称为极化状态(polarization)。此时,细胞膜表面和内外均无电流活动。

2. 除极阶段　当心肌细胞某个部位受到一定强度的刺激时,离子跨过细胞膜,引起细胞内、外电荷的交换,膜电位由极化状态下的外正内负状态迅速逆转为外负内正状态,这个过程称为除极(depolarization)。由于已除极部位膜外带负电荷,邻近未除极部位的细胞膜外仍带正电荷,两者之间形成一对电偶(dipole)。沿着除极方向总是电源(正电荷)在前,电穴(负电荷)在后,电流从未除极部位流向已除极部位,并沿着一定的方向迅速扩展,直至整个心肌细胞完全除极。除极过程非常迅速,历时2～3 ms,故描记出高而窄的波形。除极完毕后,细胞膜外暂无电位变化,电流曲线回至等电位线。

3. 复极阶段　心肌细胞除极之后,再经过多种离子的后续移动及离子泵的耗能调整,细胞膜逐渐恢复到静息时的极化状态,这个过程称为复极(repolarization)。此时细胞内、外两侧的电位差不仅由外负内正状态变为外正内负状态,且各种离子也基本回复到除极前的分布情况。复极过程与除极过程方向一致,但因沿复极方向总是电穴(负电荷)在前,电源(正电荷)在后,所以描记的复极波的方向与除极波相反。复极过程较除极过程缓慢,历时大约 300 ms,复极完毕后,细胞膜外恢复到正电位,电位差消失,电流曲线回至等电位线。

(三)心电向量

1.心电向量 既有一定大小又有一定方向的物理量称为向量。心肌细胞在除极与复极时可产生电偶,电偶两极的电荷数量聚集得越多,则两极间的电位差(电动势)就越大。电偶的大小就是电偶电动势的大小,电偶的方向是由电穴指向电源;电偶既有大小,又有方向,因此称为心电向量。心电向量常用箭头来表示,箭头的方向代表电偶的方向,箭杆的长度代表电偶电动势的大小。除(复)极时产生的心电向量分别称为除(复)极向量。除极向量的方向与除极方向一致,而复极向量的方向与复极方向相反。

2.瞬间综合心电向量 心脏在除极或复极的过程中,每个瞬间都有许多心肌细胞同时发生除极或复极,产生许多大小和方向各不相同的心电向量。许多向量又可用向量综合法归并为瞬间的综合向量,心脏的除极或复极过程可以看成是由无数个依次发生的瞬间综合向量组成。若 2 个向量方向相同,综合向量为两者之和,其方向与原来的方向相同;若方向相反,综合向量为两者之差,其方向与较大的向量一致;若 2 个向量互成角度,综合向量以平行四边形法则求得(图 6-1-3)。

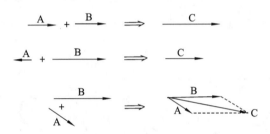

图 6-1-3 心电向量表示方法

3.心电向量与心电图的关系 心电图是平面心电向量环中 P 环、QRS 环和 T 环在各导联轴上的投影(即空间向量环的第二次投影)所描记的曲线。额面向量环投影在六轴系统各导联轴上,形成肢体导联心电图的图形;横面向量环投影在心前导联的各导联轴上,形成心前导联心电图的图形。

(四)心电图各波段的组成与命名

正常心脏的激动起源于窦房结,在兴奋心房的同时,激动沿结间束—房室结,希氏束—左、右束支,浦肯野纤维顺序传导,最后兴奋心室。这种先后有序的电激动的传播,引起一系列电位变化,就形成了心电图上的相应波段(图 6-1-4)。正常心电图每一心动周期中,随着时间的变化出现一系列的波段,分别称为 P 波、QRS 波群、T 波、U 波、PR 段、P-R 间期、ST 段和 Q-T 间期。

P 波:反映心房除极过程的电位与时间变化。

PR 段:反映心房复极过程及房室结,希氏束,左、右束支的电活动,是从 P 波终点至 QRS 波群起点间的线段。

P-R 间期:代表激动从窦房结通过心房、房室交界区到心室开始除极的时间,是从 P 波起点至 QRS 波群起点的时间,包括 P 波和 PR 段在内。

QRS 波群:反映心室除极过程的电位与时间变化。

T 波:反映心室晚期复极的电位与时间变化。

ST 段:反映心室早期缓慢复极的电位与时间变化,是从 QRS 波群终点至 T 波起点间的线段。

Q-T 间期:代表心室除极与复极过程的总时间,是从 QRS 波群起点至 T 波终点间的时间。

U 波:发生机制不明,多认为是心肌激动的激后电位。

(五)心电图导联体系

在人体不同部位放置电极,并通过导联线与心电图机电流计的正负极相连,这种电路连接方法称为

Note

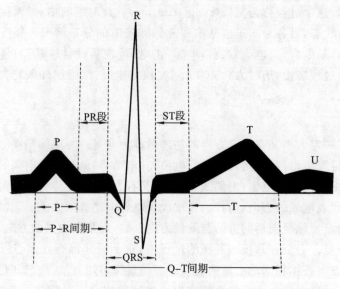

图 6-1-4　心电图波段

导联。不同的电极位置和连接方法可组成不同的导联,已形成了一个由 Einthoven 创设且被广泛采纳的国际通用导联体系,称为常规 12 导联体系。

1. 标准导联　标准导联属于双极肢体导联,反映 2 个肢体之间的电位差变化,分别用 Ⅰ、Ⅱ、Ⅲ 作为标记(图 6-1-5)。

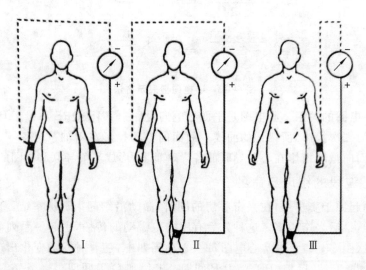

图 6-1-5　标准导联示意图

标准导联 Ⅰ:正极(探查电极)为左上肢,负极为右上肢。

标准导联 Ⅱ:正极(探查电极)为左下肢,负极为右上肢。

标准导联 Ⅲ:正极(探查电极)为左下肢,负极为左上肢。

2. 单极肢体导联与加压单极肢体导联

(1) 单极肢体导联:将左上肢、右上肢和左下肢的 3 个电极各通过 5000 Ω 电阻,然后并联起来组成无干电极或中心电端,该处电位接近零电位且较稳定。将心电图机的负极连接中心电端,正板(即探查电极)分别连接右上肢、左上肢、左下肢,即构成单极肢体导联,分别称为右上肢单极导联(VR)、左上肢单极导联(VL)和左下肢单极导联(VF)(图 6-1-6)。

(2) 加压单极肢体导联:若在描记某一个单极肢体导联心电图时,将该肢体与中心电端的连线断开,这样可使探查电极所反映的电压升高 50%,波幅增大而便于观测,这种连接方式为目前广泛应用的加压单极肢体导联。加压单极肢体导联属于单极导联,基本上代表检查部位的电位变化(图 6-1-7)。

Note

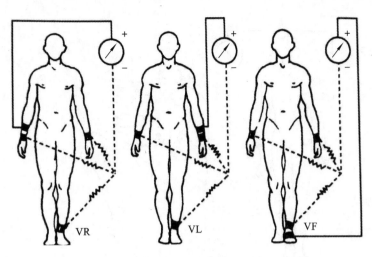

图 6-1-6 单极肢体导联

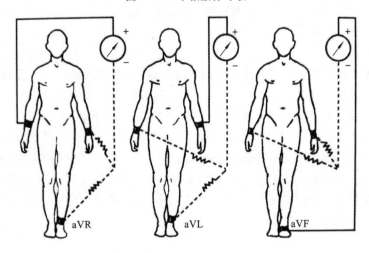

图 6-1-7 加压单极肢体导联

加压单极右上肢导联:导联符号为 aVR,正极(探查电极)为右上肢,负极为左上肢+左下肢。

加压单极左上肢导联:导联符号为 aVL,正极(探查电极)为左上肢,负极为右上肢+左下肢。

加压单极左下肢导联:导联符号为 aVF,正极(探查电极)为左下肢,负极为右上肢+左上肢。

a 代表加压 50%,V 代表电压,R、L、F 分别代表右上肢、左上肢和左下肢。

(3)心前区导联:又称胸导联,属单极导联,即将正极(探查电极)分别放置于心前区不同部位,负极则与中心电端连接(图 6-1-8)。

V_1:正极为胸骨右缘第 4 肋间,负极为中心电端,主要可以反映右心室壁改变。

V_2:正极为胸骨左缘第 4 肋间,负极为中心电端,主要可以反映左心室壁改变。

V_3:正极为 V_2 与 V_4 连线中点,负极为中心电端,主要可以反映左、右心室移行改变。

V_4:正极为左锁骨中线平第 5 肋间,负极为中心电端,主要可以反映右心室壁改变。

V_5:正极为左腋前线与 V_4 同一水平,负极为中心电端,主要可以反映左心室壁改变。

V_6:正极为左腋中线与 V_4 同一水平,负极为中心电端,主要可以反映左心室壁改变。

常规 12 导联心电图检查基本能满足心电图诊断的需要,但在特殊情况下,可选用其他导联。

V_7:正极为左腋后线同 V_4 水平,负极为中心电端,主要可以反映左心室壁改变。

V_8:正极为左肩胛线同 V_4 水平,负极为中心电端,主要可以诊断后壁心肌梗死。

V_9:正极为左脊旁线同 V_4 水平,负极为中心电端,主要可以诊断后壁心肌梗死。

$V_3R \sim V_8R$:正极为右胸部与 $V_3 \sim V_8$ 对称处,负极为中心电端,主要可以诊断右心病变。

V_E:正极为胸骨剑突处,负极为中心电端,主要可以诊断下壁心肌梗死。

S_5:正极为胸骨右缘第 5 肋间,负极为中心电端,主要可以诊断下壁心肌梗死。

Note

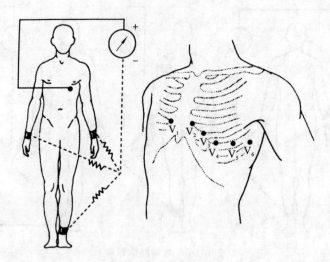

图 6-1-8　心前区导联

（六）心电图测量

1. 心电图记录纸　心电图多描记在特殊的记录纸上,心电图记录纸由纵线和横线划分成 1 mm² 的小方格。图纸上的横向距离代表时间,用以计算各波、段和间期所占的时间,当走纸速度为 25 mm/s 时,每两条纵线间(1 mm)表示 0.04 s(1 小方格),粗线间隔有 5 小方格,故每两条粗线之间(中方格)代表 0.2 s,5 个中方格(1 个大格)即为 1 s;图纸上的纵向距离代表电压,用以计算各波振幅的高度或深度,当定标电压 1 mV＝10 mm 时,两条横线间(1 mm)表示 0.1 mV,每两条粗线之间(5 小格)代表 0.5 mV(图 6-1-9)。需定标时方波为定标信号;有时在描记中,由于波形过大,可以把定标电压调节为 1 mV ＝5 mm,此时两条横线间(1 mm)表示 0.2 mV;如果波形过小,可以使定标电压调节为 1 mV＝20 mm,此时两条横线间(1 mm)表示 0.05 mV。

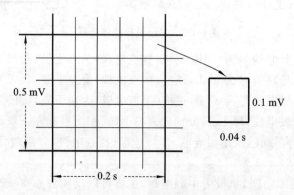

0.5 mV

0.1 mV

0.04 s

0.2 s

图 6-1-9　心电图记录

2. 振幅(或深度)的测量　等电位线的上缘垂直地测量到该波的顶点为正向波的振幅;自等电位线的下缘垂直地测量到该波的底端为负向波的深度。若为双向波,则以正负相加的代数和计算,等电位线以 PT 段为标准,QRS 起始部是测量 QRS 波群、ST 段、T 波和 U 波振幅(或深度)统一采用的参考水平线(图 6-1-10)。测量 ST 段移位时,以 QRS 起始部作为参考水平线,通常取 J 点(QRS 波群的终末与 ST 段起始的交接点)后 60 ms 或 80 ms 处为测量点。当 ST 段上升时,应测出该点 ST 段上缘距参考水平线上缘的垂线距离;当 ST 段下移时,应测量该点 ST 段下缘距参考水平线下缘的垂线距离。

3. 时间的测量　各波时间的测量应从该波起始部的内缘(凸面起点)至波形终末部分的内缘(凸面终点)。正向波的时间从等电位线下缘测量,负向波的时间应从等电位线上缘测量。应选择波幅最大、波形清晰的导联进行测量,室壁激动时间(VAT)是从 QRS 波群起点到 R 波峰垂直线之间的水平距离(图 6-1-11)。

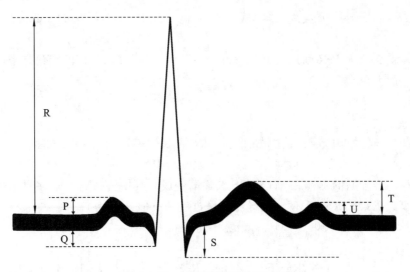

图 6-1-10 振幅(或深度)的测量

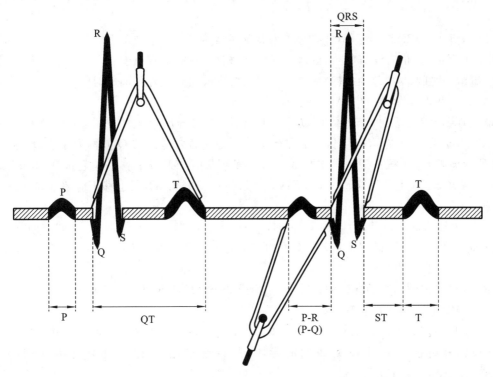

图 6-1-11 时间的测量

4. 心率的测量

(1) 心率规则:只需测量 1 个心动周期值,去除 60,即得到每分钟心脏激动次数。每分钟心率＝60/R-R 或 P-P 间期(s),或按 R-R 或 P-P 间距查表取得结果。

(2) 心律不齐:①可以数 30 大格(共 6 s)内的 QRS 波群或 P 波数,乘以 10,即为每分钟的心室率或心房率;②测量 5 个以上 R-R 或 P-P 间距,以其平均值去除 60,即得每分钟心室率或心房率。

(3) 估算心率:根据 R-R 或 P-P 间距的大格数(每格 0.2 s)可大约估算心率值,心率＝300/大格数。

（七）正常心电图的波形特点及正常值

1. P 波

(1) 位置与形态:任何导联的 P 波一定出现在 QRS 波群之前。P 波光滑圆钝,可有轻度切迹。P 波方向在 aVR 导联中绝对倒置,Ⅰ、Ⅱ、aVF、$V_4 \sim V_6$ 导联均直立,其余导联可呈倒置、双向或低平。

(2) 时间与电压:时间为 0.12 s,肢体导联电压＜0.25 mV,胸导联电压＜0.20 mV,V_1 导联 P 波为

153

双向时,其负向波称为 V_1 导联 P 波终末电势($PtfV_1$),健康人 $PtfV_1 > -0.04$ mm·s(负向波的波幅与时间的乘积)。

2. P-R 间期 健康成人 P-R 间期为 $0.12 \sim 0.20$ s。但其与年龄、心率的变化有密切关系,年龄越大或心率越慢,P-R 间期越长。

3. QRS 波群

(1)形态。

①Ⅰ、Ⅱ、aVF 导联的 QRS 波群主波向上,aVR 导联的 QRS 波群主波向下,Ⅲ、aVL 导联变化较多。

②胸导联:$V_1 \sim V_6$ 导联的 R 波逐渐增高,S 波逐渐变浅。其中 V_1、V_6 导联多呈 rS 型,R/S<1,V_5、V_6 导联多呈 qR 型或 Rs 型,RS>1,V_3、V_4 导联多呈过渡区波形,R/S≈1。

(2)时间:健康成人多为 $0.06 \sim 0.10$ s,最宽不超过 0.11 s。

(3)电压。

①肢体导联:RaVL<1.2 mV,RaVF<2.0 mV,RaVR<0.5 mV,RⅠ+RⅢ<2.5 mV。

②胸导联:RV_1<1.0 mV,RV_1+SV_5<1.2 mV,RV_5<2.5 mV,RV_5+SV_1<4.0 mV(男)或 3.5 mV(女)。

6 个肢体导联的 QRS 波群振幅(正向波与负向波振幅的绝对值相加)一般不应小于 0.5 mV,6 个胸导联的 QRS 波群振幅(正向波与负向波振幅的绝对值相加)一般不应小于 0.8 mV,否则称为低电压。

(4)室壁激动时间(VAT):心室激动波从心室肌的内膜面到达外膜面的时间,借以了解心室是否肥厚。健康人 V_1 导联 VAT<0.03 s,V_5 导联 VAT<0.05 s。

(5)Q 波:除 aVR 导联外,其他导联 Q 波的振幅不超过同导联 R 波的 1/4,时间<0.04 s,而且无切迹。健康人 V_1、V_2 导联可能呈 QS 型,但不应有 Q 波。超过正常范围的 Q 波称为异常 Q 波。

4. ST 段 健康人 ST 段一般为等电位线。在任何导联中,ST 段下移不应超过 0.05 mV。肢体导联和 $V_4 \sim V_6$ 导联 ST 段上移不应超过 0.1 mV,在 $V_1 \sim V_3$ 导联中 ST 段上移不应超过 0.3 mV。

5. T 波

(1)形态:T 波为前端较长、后端较短、占时较长的钝圆波形。正常情况下,T 波方向常与 QRS 波群的主波方向一致。在Ⅰ、Ⅱ、$V_4 \sim V_6$ 导联中均直立,在 aVR 导联中倒置,其他导联可直立、倒置或双向。

(2)电压:在以 R 波为主的导联中,T 波振幅不应低于同导联 R 波的 1/10,心前区导联的 T 波可高达 $1.2 \sim 1.5$ mV,但不应超过同导联 R 波。

6. Q-T 间期 Q-T 间期一般为 $0.32 \sim 0.44$ s,但其与心率有密切关系。心率增快,Q-T 间期缩短;反之,则延长。为纠正心率对 Q-T 间期的影响,所以常采用校正的 Q-T 间期(Q-Tc),Q-Tc= $Q-T/\sqrt{R-R}$,正常 Q-Tc≤0.44 s。

7. U 波 U 波出现在 T 波后 $0.02 \sim 0.04$ s,其方向多数与 T 波一致,且不应高于同导联 T 波。在心前区导联 $V_2 \sim V_4$ 较清楚。U 波明显增高常见于低钾血症。

二、异常心电图

(一)窦性心律失常

由窦房结冲动引起的心律,统称为窦性心律,其正常频率成人为 $60 \sim 100$ 次/分。窦性心律的频率超过 100 次/分,称为窦性心动过速(sinus tachycardia);低于 60 次/分,称为窦性心动过缓(sinus bradycardia);当其节律发生快慢不一改变,不同 P-P 或 R-R 间期的差异大于 0.12 s,称为窦性心律不齐(sinus arrhythmia)。

1. 窦性心动过速 常见于健康人吸烟、饮茶、咖啡或酒,运动,情绪激动;亦常见于某些病理状态,如发热、贫血、失血、休克、心力衰竭、甲状腺功能亢进以及应用肾上腺素、阿托品等药物。可无症状或仅有心悸感。

2. 窦性心动过缓 可见于健康的青年人、运动员、睡眠状态；也可见于颅内高压、甲状腺功能减退、阻塞性黄疸、服用洋地黄及抗心律失常药物，如 β-受体阻滞剂、胺碘酮、钙通道阻滞剂；器质性心脏病中常见于冠心病、心肌炎、心肌病。可引起头晕、乏力、胸痛等。患者可因躯体不适而紧张不安。

3. 窦性心律不齐 青少年、老年人、自主神经功能不稳定者，且常与呼吸周期有关。也可见于心脏病患者，或与使用洋地黄有关。

护理人员应重点评估脉搏频率、节律及心率、心律和心音的变化。心率可超过 100 次/分或低于 60 次/分，窦性心律不齐时表现为心率快慢稍不规则，常在吸气时心率加快，呼气时心率减慢。

心电图表现：①均可见窦性 P 波（Ⅰ、Ⅱ、aVF 导联直立，aVR 导联倒置），P-R 间期≥0.12 s；②窦性心动过速时 P-P 或 R-R 间期＜0.6 s；③窦性心动过缓时 P-P 或 R-R 间期＞1.0 s；④窦性心律不齐时 P-P 间期不等，最长与最短的 P-P 间期之差＞0.12 s，常与窦性心动过缓同时存在。

（二）期前收缩

期前收缩(premature beats)又称过早搏动，由异位起搏点兴奋性增高，发出的冲动提前使心脏收缩所致，是临床上最常见的心律失常。按其起源部位不同，分为房性、房室交界性、室性三类，其中以室性最为常见。此外，依据期前收缩出现的频率不同，分为偶发和频发；如与正常基础心律交替出现，可呈现二联律、三联律。在同一导联的心电图上室性期前收缩的形态不同，称为多源性室性期前收缩。

期前收缩可发生于健康人精神或体力过分疲劳、情绪紧张、烟酒过量、饱餐时，为生理性期前收缩；也常见于各种心脏病患者，如冠心病、风湿性心脏病（简称风心病）、心肌炎、心肌病、二尖瓣脱垂等，属病理性期前收缩。此外，药物、电解质紊乱亦可引起。偶发期前收缩患者可无症状，部分患者有心悸或心跳暂停感；当期前收缩频发或连续出现时，可出现心悸、乏力、头晕、胸闷、憋气、晕厥等症状，并可诱发或加重心绞痛、心力衰竭。如出现上述症状，护理人员应观察其程度、持续时间以及给日常生活带来的影响。期前收缩患者易过于注意自己脉搏和心跳的感觉，加之症状引起的不适而紧张、思虑过度。

期前收缩心电图表现如下。

1. 房性期前收缩 ①提前出现 P′波，形态与窦性 P 波略有不同；②P′-R 间期≥0.12 s；③P′波后的 QRS 波群形态多正常，其后常可见一不完全代偿间歇（图 6-1-12）。

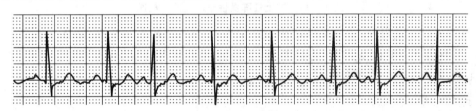

图 6-1-12 房性期前收缩

2. 房室交界性期前收缩 ①提前出现的 QRS 波群，形态与窦性激动的 QRS 波群基本相同；②逆行 P′波可出现于 QRS 波群前、后或埋于 QRS 波群中；③P′-R 间期＜0.12 s 或 R-P′间期＜0.20 s；④期前收缩后多见一完全代偿间歇。

3. 室性期前收缩 ①提前出现 QRS 波群，其前无相关 P 波；②提前出现的 QRS 波群形态异常，时间≥0.12 s；③T 波与 QRS 波群主波方向相反；④期前收缩后可见一完全代偿间歇（图 6-1-13）。

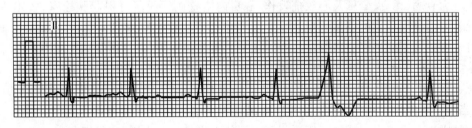

图 6-1-13 室性期前收缩

（三）阵发性心动过速

阵发性心动过速(paroxysmal tachycardia)是一种阵发、快速而规律的异位心律,由三个或三个以上连续发生的期前收缩形成,又称异位性心动过速。根据异位起搏点的部位不同,可分为房性、房室交界性和室性阵发性心动过速。由于房性与房室交界性阵发性心动过速在临床上常难以区别,故统称为室上性阵发性心动过速,简称室上速。临床特点为突然发作、突然终止,可持续数秒、数小时甚至数日,自动停止或经治疗后停止。

1.室上性阵发性心动过速 发生于无明显器质性心脏病的患者,也可见于风心病、冠心病、甲状腺功能亢进、洋地黄中毒等。发作时患者可感心悸、头晕、胸闷、心绞痛,严重者发生晕厥、黑蒙、心力衰竭、休克。听诊心律规则,心率可达 150～250 次/分,心尖部第一心音强度一致。

2.室性阵发性心动过速 发生于有器质性心脏病的患者,最常见于冠心病急性心肌梗死,也见于心肌病、心肌炎、风心病、洋地黄中毒、电解质紊乱、奎尼丁或胺碘酮中毒等,少数发生于无器质性心脏病者。患者多有低血压、心绞痛、呼吸困难、晕厥、抽搐,甚至猝死等。评估时对有晕厥史的患者应详细询问发作的诱因、时间及过程。室性阵发性心动过速发作时病情重,患者常有恐惧感。听诊心律略不规则,心率多在 140～220 次/分,第一心音强度可不一致。

3.阵发性心动过速心电图表现

(1) 室上性阵发性心动过速:①频率为 150～250 次/分,节律规则;②QRS 波群形态正常(伴有室内差异性传导或原有束支传导阻滞者可增宽变形);③P 波常不易辨认(图 6-1-14)。

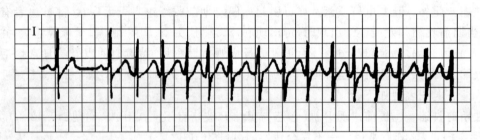

图 6-1-14　室上性阵发性心动过速心电图

(2) 室性阵发性心动过速:①频率一般为 140～220 次/分,节律可不规则;②QRS 波群宽大畸形,时限大于 0.12 s,继发 ST-T 改变,T 波方向常与 QRS 波群主波方向相反;③如能发现 P 波,则 P 波与 QRS 波群无关,即有房室分离现象。

（四）扑动与颤动

当自发性异位搏动的频率超过阵发性心动过速的范围时,心脏搏动形成扑动或颤动。根据异位搏动起源的部位不同,可分为心房扑动与颤动(atrial flutter and atrial fibrillation)、心室扑动与颤动(ventricular flutter and ventricular fibrillation)。心房颤动是仅次于期前收缩的常见心律失常,远较心房扑动多见。心室扑动与颤动是极危重的心律失常。

(1) 心房扑动与颤动的病因基本相同,绝大多数见于器质性心脏病患者,最常见于风湿性心脏病二尖瓣狭窄,也可见于冠心病、心肌病及甲状腺功能亢进、洋地黄中毒。心房颤动多有心悸、胸闷、乏力,严重者可发生心力衰竭、休克、晕厥及心绞痛发作,心房内附壁血栓脱落可引起脑栓塞、肢体动脉栓塞、视网膜动脉栓塞等而出现相应的临床表现。患者可因体循环动脉栓塞致残而忧伤、焦虑。心房扑动者听诊时心律可规则亦可不规则。心房颤动者查体第一心音强弱不等,心室律绝对不规则,有脉搏短绌。

(2) 心室扑动与颤动常为器质性心脏病及其他疾病患者临终前发生的心律失常,临床上多见于急性心肌梗死、心肌病、严重低血钾、洋地黄中毒以及胺碘酮、奎尼丁中毒等。心室扑动与颤动的临床表现无差别,相当于心室停搏。一旦发生,患者立即出现阿-斯综合征,表现为意识丧失、抽搐、心跳呼吸停止。心室颤动听诊心音消失,脉搏、血压测不到。评估心房颤动的患者,应仔细测定心率、心律、脉率,时间应在 1 min 以上。

扑动与颤动心电图表现如下。

（1）心房扑动：①P 波消失，代之以间隔均匀、振幅相等、形状相似的 F 波（扑动波），频率为 250～350 次/分；②QRS 波群与 F 波成某种固定的比例，心室律规则，最常见的比例为 2：1；有时比例关系不固定，则引起心室律不规则；③QRS 波群形态一般正常。

（2）心房颤动：①P 波消失，代之以间隔不均匀、振幅不等、形状不同的 F 波，频率为 350～600 次/分；②QRS 波群间隔绝对不规则，心室率通常在 100～160 次/分；③QRS 波群形态一般正常（图 6-1-15）。

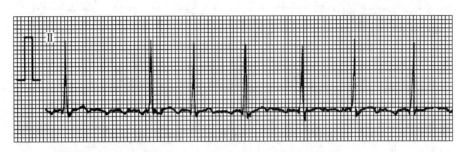

图 6-1-15　室性阵发性心动过速心电图

（3）心室扑动：①QRS-T 波群消失，代之为连续、相对规则、振幅较大的心室扑动波；②频率为 150～300 次/分。

（4）心室颤动：①QRS-T 波群完全消失，代之为连续快速、大小不等、极不规则的心室颤动波；②频率为 150～500 次/分（图 6-1-16）。

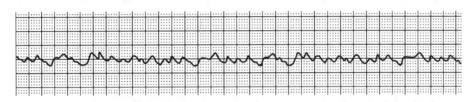

图 6-1-16　心室颤动心电图

（五）房室传导阻滞

房室传导阻滞（atrioventricular block）是指窦性冲动从心房传入心室过程中受到不同程度阻滞的现象。阻滞可发生在心房结间束、房室交界区、房室束、双侧束支等部位。根据阻滞的程度分为三度，一度、二度称为不完全性房室传导阻滞，三度称为完全性房室传导阻滞。二度房室传导阻滞又分为Ⅰ型（文氏现象和莫氏Ⅰ型）和Ⅱ型（莫氏Ⅱ型），Ⅱ型易发展成完全性房室传导阻滞。

正常人在迷走神经张力增高时，可出现不完全性房室传导阻滞。临床上常见于器质性心脏病患者，如冠心病（急性心肌梗死）、心肌炎、心内膜炎、心肌病、先天性心脏病、高血压等；亦可见于药物中毒（洋地黄）、电解质紊乱、心脏手术、甲状腺功能减退等。一度房室传导阻滞患者常无症状；二度Ⅰ型可有心悸与心脏停顿感；二度Ⅱ型患者有乏力、头晕、胸闷、活动后气急、短暂晕厥感；二度房室传导阻滞时，脉搏、心律不规则；三度房室传导阻滞可出现心力衰竭和脑缺血症状，严重时出现阿-斯综合征，甚至猝死。听诊心律慢而规则，第一心音强弱不等，可闻及大炮音，心率通常为 20～40 次/分，血压偏低。

房室传导阻滞心电图表现如下。

1. 一度房室传导阻滞　①P-R 间期＞0.20 s；②每个 P 波后均有 QRS 波群（图 6-1-17）。

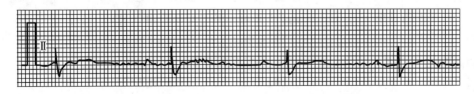

图 6-1-17　一度房室传导阻滞心电图

2.二度房室传导阻滞

（1）Ⅰ型：①P-R间期逐渐延长，直至P波后QRS波群脱落一次，周而复始；②最常见的房室传导比例为3：2或5：4（图6-1-18）。

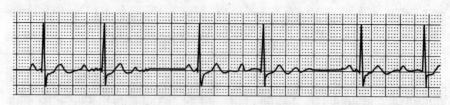

图6-1-18　二度Ⅰ型房室传导阻滞心电图

（2）Ⅱ型：①P-R间期固定，可正常或延长；②部分P波后QRS波群脱落，呈2：1或3：1脱落（图6-1-19）。

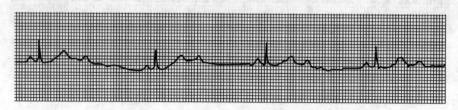

图6-1-19　二度Ⅱ型房室传导阻滞心电图

3.三度房室传导阻滞　①P-P间隔相等，R-R间隔相等，P波与QRS波群无关；②P波频率大于QRS波群频率；③QRS波群形态可正常（心室起搏点在希氏束分支以上）或增宽畸形（起搏点在希氏束分支以下）（图6-1-20）。

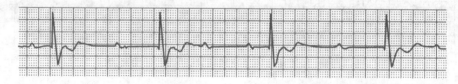

图6-1-20　三度房室传导阻滞心电图

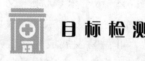 **目 标 检 测**

单选题

1.由心房除极所产生的波是（　　）。

A.P波　　　　　　　　B.Q波　　　　　　　　C.R波　　　　　　　　D.S波　　　　　　　　E.T波

2.反映心室除极过程中电位与时间变化的是（　　）。

A.P波　　　　　　　　B.QRS波群　　　C.T波　　　　　　　　D.U波　　　　　　　　E.ST段

3.描记aVR导联时，探查电极应连接于（　　）。

A.左上肢　　　　　　　　　　　　B.右上肢　　　　　　　　　　　　C.左下肢

D.右下肢　　　　　　　　　　　　E.胸骨右缘第4肋间

4.当心电图纸移动速度为25 mm/s时，纸上每小格的横向距离代表（　　）。

A.0.04 s　　　　　B.0.2 s　　　　　C.1 s　　　　　　D.0.1 mV　　　　　E.0.5 mV

5.QRS波群只表现为一个向下的大波时，其命名应该是（　　）。

A.S波　　　　　　　　B.Q波　　　　　　　C.QS波　　　　　　D.qS波　　　　　　　E.q波

6.关于心电图的价值，下列哪项不正确？（　　）

A.能确诊心律失常　　　　　　　　　　　　　　　　　　　　B.能确诊心肌梗死

C.辅助诊断房室肥大　　　　　　　　　　　　D.辅助诊断电解质紊乱

E.能反映心功能状态

7.下列哪项提示 P 波异常?(　　　)

A.Ⅱ导联 P 波直立　　　　　　　B.Ⅲ导联 P 波双向　　　　　　　C.aVR 导联 P 波倒置

D.aVL 导联 P 波不明显　　　　　E.V₅导联 P 波倒置

8.关于房室传导阻滞的描述,下列哪项是错误的?(　　　)

A.一度房室传导阻滞,主要为 P-R 间期延长

B.二度房室传导阻滞分为两种类型,分别为二度Ⅰ型房室传导阻滞和二度Ⅱ型房室传导阻滞

C.一度房室传导阻滞,P-R 间期恒定(正常或延长),部分 P 波后无 QRS 波群

D.二度Ⅰ型房室传导阻滞又称文氏现象

E.三度房室传导阻滞,又称完全性房室传导阻滞

9.关于 ST 段的描述,下列哪项是错误的?(　　　)

A.自 QRS 波群的终点至 T 波起点间的线段,代表心室缓慢复极过程

B.在任何导联,ST 段下移一般不超过 0.05 mV

C.ST 段上抬在 V₁～V₂导联一般不超过 0.3 mV

D.ST 段上抬在 V₃导联一般不超过 0.5 mV

E.ST 段上抬在 V₄～V₆导联一般不超过 0.3 mV

10.QRS 波群在正常心电图中,下列描述哪项是正确的?(　　　)

A.QRS 波群代表心房肌复极的电位变化

B.QRS 波群代表心房肌除极的电位变化

C.QRS 波群代表心室肌复极的电位变化

D.QRS 波群代表心室肌除极的电位变化

E.没有多大意义

任务二　X 线检查评估

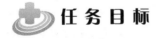

任务目标

知识目标

1.掌握 X 线检查前的准备与处理。

2.熟悉 X 线的检查方法。

能力目标

1.掌握 X 线检查前的准备与处理。

2.运用 X 线检查手段为老年人进行 X 线检查评估。

素质目标

具有尊重老年人、保护老年人隐私的意识,具有良好的伦理道德行为。

　　X 线成像是目前临床应用最广泛的检查技术。常规的胸透、X 线摄影、X 线胃肠检查及 X 线计算机断层扫描(CT)检查均属于 X 线成像。X 线检查是利用 X 线的特性,使人体内部结构在荧光屏上或 X 线照片上显影,直接观察其解剖、生理、病理形态等改变,达到诊断疾病目的的一种方法。X 线诊断在临床中主要应用于骨关节系统及胸部。虽然一些先进的影像检查技术,例如 CT、磁共振成像(MRI)检查等,对一部分疾病的诊断显示出了很大的优势,但它们并不能取代 X 线检查。

一、X 线临床应用的基本知识

X 线是一种波长很短的电磁波,由高速运行的自由电子束撞击某一特定物质后被突然阻止而产生。医学诊断上使用的 X 线波长为 0.0008~0.031 nm。它是一种光子,为肉眼不可见的,介于 γ 射线与紫外线之间的射线。

(一)X 线特性

1. 穿透性 穿透性是 X 线成像的基础。X 线可以穿透可见光不能穿透的物体,但在穿透过程中部分 X 线被吸收,即衰减。穿透力的强弱与 X 线管两端的电压和阳极靶面的材料有关。X 线穿过物体后衰减的程度与所穿过物质的密度和物体的厚度(X 线在该物质内行进的长度)有关。

2. 荧光效应 荧光效应是 X 线透视的基础。X 线波长很短,肉眼看不见,但照射在某些化合物(如钨酸钙、硫氧化钆等)被其吸收后,就可发生波长较长且肉眼可见的荧光,荧光的强弱和所接受的 X 线量成正比,与被穿透物体的密度及厚度成反比。

3. 摄片效应(感光作用) 摄片效应是 X 线摄片的基础。X 线和日光一样,对摄影胶片有感光作用。感光强弱和胶片接受的 X 线量成正比。胶片涂有溴化银乳剂,感光后放出银离子(Ag^+),经暗室显影定影处理后,胶片感光部分因银离子沉着而显黑色,其余未感光部分的溴化银被清除而显出胶片本色,亦即白色。

4. 电离效应 电离效应是放射防护学和放射治疗学的基础。X 线通过物质被吸收时,可使组成物质的分子分解成阴、阳离子,称为电离效应,离子的多少和物质吸收的 X 线量成正比。通过空气或其他物质产生电离作用,利用仪表测量电离的程度就可以计算 X 线的量。同样,X 线通过人体被吸收,也产生电离作用,并引起体液和细胞内一系列生物化学作用,使组织细胞的机能形态受到不同程度的影响,这种作用称为生物效应。

(二)X 线成像原理

由于 X 线具有穿透性、荧光效应和摄片效应,当 X 线穿过人体不同组织结构时,密度高、组织厚的部分吸收 X 线多,密度低、组织薄的部分吸收 X 线少,到达荧光屏或胶片上的 X 线量有差异,因此形成黑白明暗不同的影像。人体组织按密度的高低可分 4 类,依次为骨骼、软组织(包括液体)、脂肪和含气组织。

利用人体组织和器官自然存在的密度差别来形成明暗对比的影像,称为自然对比。人体有些部位相邻器官(如腹部各器官、肌肉、血管、软骨等)的密度相仿,不能形成天然对比,可将一些密度更高(如硫酸钡、碘剂等)或更低的物质(如空气等)引入被检组织器官,形成人为的密度差异,称为人工对比,这种检查方法称为造影检查(contrast examination),用作造影的对比剂称为造影剂(contrast medium)。

(三)X 线图像特点

X 线图像是 X 线束穿透某一部位的不同密度和厚度组织结构后的投影总和,是该穿透路径上各层投影相互叠加在一起的影像,能使体内某些组织结构的投影因累积增益而得到很好的显示,也可使体内另一些组织结构的投影因减弱抵消而较难或不能显示。X 线束是从 X 线管向人体作锥形投射,因此,将使 X 线影像有一定程度放大并产生伴影。伴影使 X 线影像的清晰度降低。

二、X 线检查方法

(一)普通检查

1. 透视(fluoroscopy) 利用荧光屏显影进行直接观察的 X 线检查方法,多用于胸部检查和胃肠道钡剂造影检查。其优点是简便、经济、灵活、快速,可对器官进行多方位形态的动态观察。主要缺点是不能显示细微病变,且无法留下影像资料进行复查对照,长时间照射对人体有一定损害。

2. 摄片(photography) 利用透过人体的 X 线使胶片感光摄取影像的检查方法,用于胸部、腹部、四肢、骨盆及脊柱的检查。其优点是成像清晰,可作为客观记录留存,便于复查时对照。缺点是检查范围受胶片大小的限制,且仅为瞬时影像,难以了解动态功能改变。

3. 数字 X 线成像(digital radiography,DR) 将普通 X 线装置与电子计算机结合起来,使 X 线成像由模拟图像转换成数字图像的成像技术。数字化图像对骨结构、软组织的显示和胃肠黏膜皱襞的显示均优于传统的 X 线图像;对肺部结节性病变的检出率高于传统的 X 线图像。数字化图像信息可光盘存储或远程传输。

(二)造影检查

造影检查是将造影剂引入器官内或其周围,使之产生人工对比,以显示其形态和功能的方法。造影剂包括高密度造影剂和低密度造影剂,其特性与临床应用如下。

(1)高密度造影剂:原子量大、密度大。例如钡剂(硫酸钡),主要应用于消化道造影。

(2)低密度造影剂:原子量小、密度小。如氧、二氧化碳等气体,现已少用。

造影的方法如下。

(1)直接引入法:将造影剂通过人体自然腔道或体表穿刺等方法注入体内的造影方法,如胃肠道钡餐检查、钡灌肠、支气管造影、心血管造影、关节造影等。

(2)生理排泄法:使造影剂经口服或静脉注射等方式引入体内后,选择性地经某一器官的生理排泄、积聚和浓缩作用,暂时停留在其通道内,从而使器官显影的方法,如口服胆囊造影、静脉尿路造影等。

(三)特殊检查

特殊检查包括软线摄影、体层摄影、荧光摄影和放大摄影等。自 CT 等现代成像技术应用以来,目前只有乳腺软线摄影(mammography)还在应用。软线摄影也称钼靶 X 线摄影。软线是指 40 kV 以下低能量的 X 线,易被软组织吸收,有利于观察软组织,特别是乳房的形态变化以及肿瘤等疾病。

(四)X 线检查中的防护

随着 X 线检查应用越来越广泛,接触 X 线的人也越来越多。由于 X 线具有电离效应,在进行过量照射后可以给人体组织带来辐射危害,所有可能接触到 X 线的人员都需要认识到 X 线辐射的危害性,并注意防护。

1. 工作人员的防护 注意规范操作程序。工作时不随意暴露在 X 线下,利用铅屏风、铅墙等遮挡。定期做身体检查。非放射专业的医护人员接触 X 线机会增加,X 线防护的指导更显其重要性。

2. 患者的防护 ①合理选择检查种类:曝光检查的时间越长损伤越大。损伤顺序为摄片<透视<造影。②控制检查次数。③特别防护:男童用铅板遮盖小腹,避免外生殖器受照射,孕妇注意遮盖腹部保护胎儿等。

3. 设备防护 要求 X 线源与人员之间放置阻隔 X 线的物质,如铅板等。X 线球管的窗口需要遮挡,以减少对受检者的照射;机房的墙壁需要用硫酸钡混凝土。

三、X 线检查的准备与处理

(一)X 线常规检查的准备

检查前向患者说明检查的目的、方法和注意事项,消除其紧张和恐惧心理;指导患者充分暴露检查部位,并采取正确的体位与姿势;协助患者去除身上的金属饰品、敷料、膏药、发卡等影响检查的物品。

(二)X 线造影检查准备与处理

1. 钡剂造影检查

(1)上消化道造影检查:①检查前 3 天禁服不透 X 线(如钙剂、铁剂、铋剂等)和影响胃肠功能的药物;②检查前 1 天进食少渣易消化的食物,禁食、禁水 12 h;③肌内注射抗胆碱药如山莨菪碱等,以降低胃肠张力,以便显示胃肠道黏膜皱襞细微结构及微小病变,但心动过速、青光眼、前列腺增生的患者禁用;④肌内注射新斯的明或口服多潘立酮促进胃肠道蠕动,以缩短造影检查时间;⑤近期有上消化道大出血者,应在出血停止后 10~15 天进行检查;⑥疑有胃肠道穿孔、肠梗阻的患者,禁止检查。

(2)结肠造影检查:检查前 2 天无渣饮食,遵医嘱口服缓泻剂,如硫酸镁或甘露醇等清洁肠道;检查前 24 h 内禁服影响肠道功能及 X 线显影的药物。

2. 碘剂造影检查

(1) 检查前准备:①检查前一定要充分了解患者有无药物过敏史和造影检查的禁忌证;向患者介绍检查的目的、方法、不良反应和注意事项等,以取得充分合作;②使用碘对比剂前,患者或其监护人应签署"碘对比剂使用患者知情同意书";③现一般无须做碘过敏试验,除非产品说明书特别要求;④尽量选用非离子型造影剂,因其在体内不发生解离、对体液的干扰小、副作用少,糖尿病患者检查前 48 h 停用双胍类药物;⑤检查前后给予患者充足的水分,以利于碘对比剂的排出;⑥常规配备抢救物品和药物,并建立相应的抢救应急快速增援机制。

(2) 检查后处理:①留院观察:使用碘对比剂后,患者需留院观察至少 30 min,高危患者应留院观察更长时间。②碘对比剂副作用的分级与处理:根据碘对比剂反应的程度将其分为轻度、中度和重度三度。

轻度:主要表现为发热、恶心、皮肤瘙痒、皮疹等,对症处理即可。

中度:主要表现为寒战、高热、头疼、眩晕、胸闷、心悸、皮疹、呕吐等,应对症处理,立即终止检查。

重度:主要表现为胸闷、心悸、冷汗、面色苍白、意识丧失、血压下降等,应对症处理,立即终止检查,并及时给予抗过敏、扩容和吸氧等抗休克处理。

四、X 线特殊检查前的准备

主要是钼靶 X 线摄影。①检查前告知患者穿柔软的开襟衣服,以方便检查;②钼靶 X 线摄影需要拍摄双侧轴位、双侧斜位或侧位片,患者要有耐心;③检查过程中因机器压迫板的压迫而使乳房产生不适,请患者心里有所准备。

 目 标 检 测

单选题

1. 常用 X 线检查方法不应包括（　　）。

A. 透视　　　　　　　　　B. 磁共振成像　　　　　　　　C. 计算机断层扫描

D. 造影检查　　　　　　　E. 摄片

2. X 线碘剂造影检查前要进行的准备不包括（　　）。

A. 造影前要做碘过敏试验　　B. 危重症者要安排随行监护人员　　C. 了解有无过敏史

D. 了解有无心、肾疾病　　　E. 备皮

3. 下列哪项宜做胃肠钡餐造影?（　　）

A. 疑有消化性溃疡者　　　　B. 反复上腹部疼痛原因不明者　　C. 疑有胃肠穿孔者

D. 腹部有肠蠕动者　　　　　E. 近来服用铁剂治疗者

4. 王先生,70 岁,近 2 个月来感上腹部疼痛,尤以空腹和夜间加剧。进食后可缓解,为明确病因,该患者最需要做的检查是（　　）。

A. 腹部超声　　　　　　　　B. 胃肠钡餐检查　　　　　　　C. 心电图检查

D. CT　　　　　　　　　　E. X 线胸透

5. 做胃肠钡餐检查前,下列准备错误的是（　　）。

A. 检查前 3 天禁服影响胃肠道功能的药物　　　　B. 检查前 3 天禁服含钠、镁、钙等的药物

C. 禁食 10 h 以上　　　　　　　　　　　　　　D. 禁食 8 h 以上

E. 有幽门梗阻者检查前先抽出胃内容物

项目七　老年健康评估护理文书书写

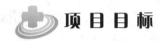

项目目标

知识目标

1.掌握老年健康评估资料分析内容。

2.熟悉老年健康评估护理诊断的意义。

3.了解老年健康评估护理文书的书写方法。

能力目标

能运用所学的知识对老年健康评估文书进行正确书写。

素质目标

严守老年健康评估护理文书的秘密,保护老年人的隐私;关爱老年人。

老年健康评估护理文书是对老年健康评估过程进行整理、记录的重要方法。健康评估通过健康史、躯体评估、心理评估、社会评估、实验室检查评估以及其他各种器械检查,收集必要的、准确的临床资料,将所收集的资料,运用正确的临床思维方法进行综合、分析、推理,得出符合客观实际的结论。这是老年健康评估的两个紧密相连、不可分割的过程。这一过程要记录、整理,以便反复调查、研究、分析、形成假设等,正确运用评估方法,可以防止误诊、漏诊,提高评估水平,对诊断老年疾病及评估老年人身体状况提供科学依据。

任务一　老年健康资料的分析与护理诊断的提出

评估、诊断、计划、实施、评价是护理程序的五个步骤,也就是说在会谈、健康史采集、躯体评估及实验室检查评估这些健康资料收集完后,要对所得的资料进行归纳、整理、分析,然后提出护理诊断(nursing diagnosis),为临床护理打下基础。

一、健康资料的整理与分析

对健康资料进行整理、分析是非常重要的,它直接影响护理诊断的提出及护理计划的制订和实施。疾病表现是复杂多样的,患者因受神经精神类型、性格特点、文化素养、知识层次、心理状态和社会因素等的影响,所述的健康史常常是琐碎、凌乱、不确切、主次不分、顺序颠倒,甚至有虚假、隐瞒或遗漏等现象。因此,评估者必须对健康资料进行整理并加以分析,使健康资料具有真实性、系统性和完整性,只有这样的健康资料才能为正确的诊断提供可靠的依据。通过对健康资料进行整理、分析,评估者对护理对象的健康状况、疾病症状或病理改变对患者日常活动的影响,以及心理社会反应等有一个清晰明确的认识,可为提出护理诊断打下基础。

（一）整理资料

1. 资料的核实 全面、真实、准确地收集资料是做出正确护理诊断的基础,在进行资料整理时首先要做的是检查所收集的资料是否全面、真实、准确,要求逐项检查有无遗漏,利用交谈、观察和躯体评估的方法对资料进行补充。发现收集到的资料出现自相矛盾的问题时,应首先分析可能出现资料自相矛盾的原因,再澄清事实。

2. 资料的分类 健康评估常用的资料分类方式有以下几种。

（1）生理、心理及社会系统模式：将资料按生理系统、心理系统和社会系统进行分类。该模式源于传统的身体系统模式,按组织器官的功能将身体分为呼吸系统、循环系统、消化系统、泌尿系统、血液系统、内分泌代谢系统、风湿系统、神经精神系统等。另外,还增加了心理、社会内容,形成了目前国内健康评估较常用的生理、心理及社会系统模式。

（2）功能性健康型态模式：按照 Marjory Gordon 的 11 个功能健康型态对资料进行分类组织,由于该模式能够帮助护理人员顺利找出护理诊断而受到越来越广泛的应用。

（3）Maslow 的需要层次模式：将资料按人的需要层次由低到高依次分为生理需要、安全需要、爱与归属的需要、尊重的需要、自我实现的需要五个方面。在满足较高层次的需要前必须首先满足较低层次的基本生理需要。

（4）Orem 的自理需要模式：根据 Orem 的自理理论,人具有完成一般性自我照顾需要的自理能力；当一个人不能完成这些需求时,便出现了自理缺陷；护理的目的就是帮助患者克服和战胜其自理缺陷,恢复自理能力。

（5）人类反应型态模式：人类反应型态是北美护理诊断协会为使护理诊断标准化而发展的一种护理诊断分类系统,包括九个人类反应型态。后来该型态也被作为健康评估资料的分类模式。

资料的分类方式有多种,每种方式都有自己的优点和不足之处,评估者可根据自己的知识基础、临床经验以及个人的护理理念有不同的选择。无论按何种方法分类,评估者自始至终应采用同一框架完成资料收集。

（二）资料分析

在完成上述工作后,则进入另一个关键步骤,即对资料进行深入的分析与综合,以判断护理对象可能存在的健康问题及其相关因素。

1. 寻找有意义的资料和线索 首先是根据护理对象的具体情况对所收集的资料做出哪些是正常的,哪些是异常的判断。能否做出准确的判断取决于护理人员所具有的医学基础知识、护理学知识、人文及社会学知识和临床经验等。护理人员不仅要熟练掌握各种健康指标的正常标准或范围,还要充分考虑个体的差异。在明确正确与否的基础上,找出各资料之间的相互关系并对资料做进一步的分析、判断,保留有意义的资料,去除其他无关资料。评估者必须具有敏锐的观察力才能够抓住所有有意义的资料和线索。

2. 找出可能的护理诊断和相关因素/危险因素 根据所找出的有意义的资料及其相互关系,做出可能的合理解释,形成假设,经过进一步的分析和推理,提出可能的护理诊断及其相关因素/危险因素,然后再根据所提出的护理诊断及其相关因素/危险因素,寻找其他可能支持或否定的资料和线索。找出相关因素/危险因素可指导护理人员制订相应的护理措施。

二、护理诊断的确立

经过反复分析、综合、推理、判断,对所提出的可能护理诊断进行评价筛选,最后对照相应的护理诊断标准做出恰当的护理诊断。所确立的护理诊断是否全面、准确与资料的收集、整理和分析过程密切相关。因此,每个环节都不能疏忽,其中资料的整理与分析过程是一个复杂的发现问题、分析问题和解决问题的临床思维过程,需要在实践过程中不断培养和提高。对于初学者更需要在学习和实践过程中有意加强这方面的能力训练,反复实践,逐渐熟练掌握和运用。

（一）护理诊断的组成

护理诊断是护理人员针对个体、家庭、社区对现存的或潜在的健康问题或生命过程的反应所做的临床诊断。北美护理诊断协会（NANDA）将护理诊断分为现存的护理诊断、健康的护理诊断、可能的护理诊断和综合的护理诊断五种类型。不同的护理诊断，其组成亦不相同。

1. 现存的护理诊断（actual nursing diagnosis） 现存的护理诊断是护理人员对个体、家庭或社区已出现的健康问题或生命过程的反应所做的描述。现存的护理诊断由名称、定义、诊断依据和相关因素四个部分组成。

（1）名称：现存的护理诊断是对个体、家庭或社区目前正出现的健康状况或生命过程反应的描述。如"清理呼吸道无效""活动无耐力"等。

（2）定义：现存的护理诊断是对护理诊断的一种清晰、精确的描述，并以此与其他护理诊断相区别。如"压力性尿失禁"定义是个体在腹内压力增加时立即无意识排尿的一种状态；"急迫性尿失禁"定义是个体在突发的强烈排尿欲望下无意识排尿的一种状态。

（3）诊断依据：现存的护理诊断是做出护理诊断的判断标准，是一组可表明护理诊断的症状和体征，来自所获得的有关患者健康状况的主观资料和客观资料。

①主要依据：做出某一护理诊断必须具备的依据。如"体温过高"主要依据是体温高于正常范围。

②次要依据：对做出某一护理诊断有支持作用，但不是必须具备的依据。如"体温过高"次要依据是皮肤发红，触之有热感，呼吸增快，心动过速，痉挛或惊厥。

（4）相关因素：现存的护理诊断是指导致个体、家庭或社区健康状况改变的因素，是促成护理诊断成立和维持的原因或情境。相关因素可以来自五个方面。

①病理生理学因素：如"体液过多"的相关因素可能是肾脏功能受损。

②心理因素：如"便秘"可由患者应激事件所致的情绪剧烈波动所致。

③与治疗有关的因素：如年轻患者接受肾上腺皮质激素治疗后出现库欣综合征，可使患者出现"自我形象紊乱"问题。

④情境因素：涉及环境、家庭、社区、个人生活和角色等诸方面影响健康的因素。如"睡眠型态紊乱"的相关因素可以是环境改变、工作压力过重或焦虑等。

⑤成熟发展因素：指与年龄相关的各方面，包括认知、生理、心理、社会、情感的发展状况，比单纯年龄因素所包含的内容更广。如"沐浴或卫生自理缺陷"的相关成熟因素可以是因老化所致的活动和运动减退。

一个现存的护理诊断可涉及多个相关因素，如"睡眠型态紊乱"这一护理诊断可由疾病导致尿频引起，可由手术后伤口疼痛引起，可因住院后环境改变或环境嘈杂引起，在儿童还可由恐惧黑暗引起。确定相关因素可以为护理措施的制订提供依据。

2. 有危险的护理诊断（risk nursing diagnosis） 有危险的护理诊断是针对一些易感的个体、家庭、社区，对其健康状况或生命过程可能出现的反应的描述。对有危险的护理诊断要求护士具有预见性。当患者有导致易感性增加的危险因素存在时，要能够预测到可能会出现哪些问题。有危险的护理诊断由名称、定义和危险因素组成。

（1）名称：有危险的护理诊断是在对患者改变的健康状况简明的描述中，冠以"有……危险"，如咯血的患者，存在"有窒息的危险"。

（2）定义：有危险的护理诊断与现存的护理诊断的定义相同。在有危险的护理诊断中应清楚、准确地表明某一诊断的意义。

（3）危险因素：有危险因素是确认有危险的护理诊断的依据。

3. 健康的护理诊断（wellness nursing diagnosis） 健康的护理诊断是护理人员对个体、家庭或社区具有加强更高健康水平潜能的描述。健康是生理、心理、社会各方面完好的状态，护理人员的任务之一是帮助健康人促进健康。健康的护理诊断是护理人员在为健康人群提供护理时可以采用的护理诊断。健康的护理诊断仅包含一个部分而无相关因素。名称由"潜在……增强"与更高的健康水平组成。如

"潜在的精神健康增强""潜在的社区应对增强""潜在的婴儿行为调节增强"等。

4. 可能的护理诊断（possible nursing diagnosis） 可能的护理诊断是指已有资料支持这一护理诊断，但资料尚不充分，需进一步收集资料予以排除或确认某一现存的或有危险的护理诊断。可能的护理诊断由可能的护理诊断名称及使护士怀疑这一诊断的相关的资料两个部分组成。如"自我概念紊乱的可能：与化学治疗后有脱发现象有关"。

护理人员一旦做出可能的护理诊断，应从以下两个方面对护理对象进行进一步的评估：①有无与现存的护理诊断有关的必须具备的症状和体征；②有无与有危险的护理诊断有关的危险因素。经额外资料的收集、分析和综合后，护理人员可确定或排除可能的护理诊断。对可能的护理诊断的确认包括现存的或有危险的护理诊断两种形式。

5. 综合的护理诊断（syndrome nursing diagnosis） 综合的护理诊断是指由特定的事物或情景引起的一组现存的或有危险的护理诊断，如"废用综合征"。

（二）护理诊断的陈述

护理诊断的陈述是对个体或群体健康状态的反应及其相关因素/危险因素的描述，可分为三部分陈述、两部分陈述、一部分陈述三种形式。

1. 三部分陈述 三部分陈述用于现存的护理诊断。问题为陈述的第一部分，原因为陈述的第二部分，诊断依据即症状和体征为陈述的第三部分，即 PES 公式，P（problem，问题）即护理诊断的名称，E（etiology，病因）即相关因素，S（symptoms 或 signs，症状或体征）包括实验室检查结果。如气体交换受损（P）：发绀、呼吸困难、PaO_2 60 mmHg（S），与气道阻塞、通气不足有关（E）。

2. 两部分陈述 两部分陈述常用于有危险的护理诊断和可能的护理诊断。即 PE 公式，只有护理诊断名称和相关因素，无临床表现。如有皮肤完整性受损的危险（P）：与长期卧床有关（E）。

3. 一部分陈述 多用于健康的护理诊断和综合的护理诊断。仅由 NANDA 的诊断名称构成。即 P 公式，如"母乳喂养有效""寻求健康行为""强暴创伤综合征"等。

书写护理诊断问题及注意事项见表 7-1-1。

表 7-1-1　书写护理诊断问题及注意事项

诊断问题	护理诊断要点	注意事项
首要问题	指会威胁到老年人生命，需要立即解决的问题。如清理呼吸道异物、有暴力行为的危险、体液严重不足等。在紧急情况下，可以同时存在几个首要问题	有危险但尚未出现的问题不一定都是不应首先考虑的问题。 护理诊断的名称应尽量统一、护理观念贯彻整体
中间问题	指虽不直接威胁老年人生命，但也能够导致身体不健康或情绪变化的问题	虽不直接威胁老年人生命，但要注意动作轻柔，不要伤害老年人，如活动无耐力、身体移动障碍、皮肤完整性受损、有感染的危险等。 用词要恰当
最后问题	指老年人在应对发展和生活中的变化时产生的问题。这些问题并非不重要，而是指在护理安排中可以放在后面考虑。与上述问题的不同之处，还在于老年人只需较少的帮助就能解决这些问题。如营养失调：高于机体需要量、缺乏娱乐活动等。	应该注意的是主次顺序在疾病的全过程中随着病情的发展而变化。 在护理过程中体验老年人的感受。 相关因素的陈述必须准确、具体。 描述的是护理对象的健康问题。 注意关于"知识缺乏"这一护理诊断的陈述

护理诊断的问题包括首要问题、中间问题及最后问题。在提出护理诊断过程中，一定要注意，不能出现遗漏问题。另外，还有以下注意事项。

①诊断名称要规范：尽可能使用 NANDA 认可的护理诊断名称，不要随意创造护理诊断或将医疗诊断、药物副作用、患者需要等作为护理诊断名称。

②陈述相关因素应使用"与……有关"的方式:在护理计划中制订的护理措施很多是针对相关因素的,相关因素越具体和直接,护理措施越有针对性。不可将医疗诊断作为相关因素提出来,如"疼痛:与阑尾炎有关",应改为"疼痛:与手术切口有关"。

③知识缺乏的诊断这一护理诊断的陈述方式是"知识缺乏:缺乏……方面的知识",如"知识缺乏:缺乏呼吸锻炼知识"。下面的陈述是不合适的,如"知识缺乏:缺乏冠心病知识",护理人员没有必要让患者掌握所有冠心病的知识,这样护理人员无法明确需将哪一部分冠心病的知识重点教给患者。

（三）合作性问题

合作性问题是需要护士监测以及时发现的某些疾病过程中的并发症,护士以执行医嘱性措施和采用护嘱性措施,减少其发生的可能性。它是一类要与其他健康保健人员,尤其是医生共同合作解决的问题,但是并非所有的并发症都属于合作性问题,有些可以通过护理措施预防和处理的属于护理诊断,如"有皮肤完整性受损的危险"。而那些护理人员不能预防和独立处理的并发症才属于合作性问题,如急性心肌梗死患者的"潜在并发症:心律失常"是通过护理措施无法预防,而只能通过心电监测及时发现的并发症。

所有合作性问题的陈述方式均以"潜在并发症"开始,其后方为潜在并发症的名称。如"潜在并发症:低钾血症"。

一旦被护士诊断为潜在并发症,就意味着患者可能发生或正在发生某种并发症,无论是哪一种情况,护士都应将病情监测作为护理的重点,以及时发现并与医生合作共同处理。

（四）常用的护理诊断

NANDA 确定的护理诊断有 128 个,常用的护理诊断如下。

1.知识缺乏 缺乏特定方面的知识。

2.疼痛 与生物的、化学的、物理的损伤因素、心理因素有关。

3.焦虑 与有关生命的各种因素(食物、睡眠)的冲突、自我概念的威胁(社会地位、事业、财物、伦理道德等)、健康的威胁、死亡的威胁、失去或离开亲朋好友的威胁、环境及人际关系的威胁、安全的威胁、不能满足需要等有关。

4.活动无耐力 与供氧障碍性疾病(如心肺疾病、贫血)、慢性消耗性疾病、长期卧床、工作生活负荷过重、药物影响等因素有关。

5.有感染的危险 与皮肤损害、白细胞减少、炎症反应受抑制、免疫抑制、免疫缺陷、营养不良、慢性病、创伤性检查或治疗、药物因素、预防知识缺乏等有关。

6.恐惧 与躯体部分残缺或功能丧失、疾病晚期或濒临死亡、环境因素、心理因素等有关。

7.生活自理缺陷 与活动无耐力、神经肌肉受损、骨骼肌肉受损、疼痛不适、严重的抑郁或焦虑、移动能力受限等有关。

8.营养失调:低于机体需要量 与摄入食物困难、消化食物困难、营养物质吸收障碍、代谢需要量增多、厌食或食欲减退、缺乏饮食知识、节食减肥过度、呕吐腹泻、异食癖有关。

9.营养失调:高于机体需要量 与缺乏基本的营养知识、不良饮食习惯、活动量少、代谢紊乱、药物的副作用所致的食欲亢进等有关。

10.体温过高 与暴露于高热环境中、剧烈活动、药物或麻醉、衣着不当、代谢率增高、疾病或外伤、脱水、排汗能力降低或丧失等有关。

11.清理呼吸道无效 与呼吸道感染分泌物多且黏稠、支气管阻塞(如肿瘤、呼吸道平滑肌痉挛、误吸异物等)、惧怕咳嗽疼痛、体质虚弱无力咳嗽、神经系统疾病所致咳嗽反射减弱、药物影响抑制咳嗽中枢等有关。

12.睡眠型态紊乱 与疾病因素(如心肺疾病所致的供氧不足、神经衰弱)心理应激、工作等负荷过重、环境改变、焦虑、恐惧等有关。

13.气体交换受损 与肺部感染所致的呼吸道阻塞、呼吸道机械性梗阻、肺部广泛病变所致的有效呼吸面积减少、肺组织弹性下降、肺泡表面活性物质减少、血红蛋白变性及携氧能力下降、供氧不足等有关。

14. 有皮肤完整性受损的危险　与环境温度过高或过低、机械因素、化学因素、放射治疗、感觉障碍、躯体活动障碍、环境潮湿、大小便失禁、营养不良(肥胖或消瘦)、血液循环不良、免疫因素、代谢因素、药物因素、年龄因素等有关。

15. 便秘　与液体摄入量不足、饮食中缺乏粗纤维、活动量少、日常生活规律改变、药物影响(滥用缓泻剂或药物副作用)、害怕排便时疼痛(存在痔疮、肛裂)、妊娠、神经性疾病所致感觉运动障碍、代谢障碍、应激事件所致的情绪剧烈波动等有关。

16. 躯体移动障碍　与肌力下降、疼痛、感知或认知受损、神经肌肉受损、骨骼肌肉受损、严重的抑郁或焦虑等有关。

17. 有受伤的危险　与适应和调节功能降低(感觉功能紊乱、效应器功能紊乱、神经功能紊乱)、免疫功能异常、缺氧、营养不良、贫血、个体活动能力障碍、环境中有不安全因素存在、缺乏安全防护知识、药物影响、年龄因素等有关。

18. 腹泻　与肠道感染性疾病、营养障碍或吸收不良、内分泌代谢疾病、饮食不当、药物副作用、放疗反应、高应激状态等有关。

19. 排尿异常　与泌尿系统感染、结石、肿瘤、外伤有关;与前列腺肥大、先天性尿路畸形、神经性损伤或疾病所致的感觉、运动障碍有关;与药物影响、环境影响、膀胱容量的减少有关。

20. 体液过多　与液体摄入量过多、钠盐摄入过多、肾衰竭、心功能衰竭、肝功能衰竭、营养不良、内分泌疾病、蛋白质丢失过多、药物影响、妊娠、体位等有关。

21. 体液不足　与液体丢失过多、液体摄入量不足、调节机制障碍、代谢增高等有关。

22. 有液体不足的危险　与有体液丢失过多的因素(如腹泻、呕吐、失血、多尿、出汗过多、留置导管引流)存在、有影响液体摄入和吸收的因素(如昏迷、禁食、躯体活动障碍)存在、有液体需要量增加的因素(如代谢增高状态)存在、药物影响(如利尿剂的使用)、液体储存能力差、体重过重或过轻等有关。

23. 组织灌注量改变　与心脏负荷加重、心肌收缩力减弱、心动过速或过缓、心律失常、缺氧、药物的影响等有关。

24. 低效性呼吸型态　与神经肌肉损伤、疼痛、骨骼肌肉受损、焦虑、疲乏无力、气道阻塞等有关。

25. 有废用综合征的危险　与瘫痪、机械因素限制不能活动、医嘱限制不能活动、剧烈疼痛、意识障碍等有关。

26. 组织完整性受损　与疾病因素(如某些风湿性疾病、传染病、心力衰竭、肝肾衰竭、出血性疾病、营养不良、水肿、皮肤病等)、化学性损伤(如排泄物、分泌物、药物以及其他有害物质)、温度异常(如烫伤、烧伤、冻伤)、机械性损伤(如挤压伤、牵拉伤、擦伤、刀割伤)、放射性损伤、医疗操作损伤(如手术切口、插管、穿刺)、其他损伤(如虫咬伤、电击伤等)有关。

27. 口腔黏膜改变　与口腔感染、头颈部放疗、脱水、化学性损伤(如酸性食物、药物、有害物质)、机械性损伤(如不合适的义齿、支架、鼻饲管、气管插管)、禁食超过 24 h、口腔卫生不良、用口呼吸、营养不良等有关。

28. 个人应对无效　与外界环境发生重大变化、感情受到严重挫折、个人处境不佳、心理素质不佳、各种压力负担过重、躯体功能障碍等有关。

(姚月荣)

任务二　老年健康评估护理文书的书写

一、老年健康评估护理文书

老年人的健康评估医疗与护理文件包括老年健康评估记录单、老年健康评估问卷记录单、医嘱单、整体护理记录文件、老年护理记录单、病室护士交班报告,是医院和老年患者及老年人重要的档案资料。护士要明确医疗与护理文件、老年健康评估文件记录的重要意义,并在医疗与护理文件和老年健康评估的记录和管理过程中做到认真细致、严谨、负责、书写规范。

（一）老年健康评估护理文书记录的意义

1.有利于信息交流　文书是关于老年人健康状况的评价,老年患者病情变化、诊断治疗和护理过程的记录。通过阅读记录资料,便于老年护理人员及医护人员全面、及时、动态地了解老年人的身体状况及老年患者的病情,以确保诊疗、老年人的日常照护、护理工作的连续性和完整性,加强医护间的合作与协调。

2.提供评价依据　完整的老年健康评估和医疗与护理文书记录资料可以较全面地反映养老机构及医院的医疗水平及护理质量。因而,记录的资料既可以衡量养老机构及医院的医疗护理的管理水平,也可以衡量养老机构及医院医护人员的服务质量和业务水平。

3.提供教学与科研资料　标准、完整的老年健康评估文书及医疗与护理文书记录体现了理论在实践中的具体应用,是临床教学的最好教材,可以供学生进行个案分析与讨论。完整的老年健康评估文书及医疗与护理文书是科研的重要资料,对回顾性研究更有参考价值。同时,它为流行病学研究、传染病管理、疾病调查等提供了统计学方面的资料,也是养老机构及卫生机构制订施政方针的重要依据。为老年护理及医疗护理提供法律依据。老年健康评估文书及医疗与护理文书记录属合法性文件,是为法律所认可的证据。在法律上可作为老年护理及医疗纠纷、人身伤害、保险索赔、犯罪刑事案件及遗嘱查验的证明。凡涉及以上诉讼案件,调查处理时都要将病案作为依据加以判断,以明确养老机构及医院医护人员法律责任,因此,护理人员在书写老年人在养老机构和老年患者住院期间的病情、治疗、护理措施等记录时,应按照有关医疗与护理文书的书写要求进行,以保障护理人员自身和老年人及老年患者的合法权益。

（二）老年健康评估文书及医疗与护理文书记录的要求

1.需及时　老年健康评估文书及医疗与护理文书记录时必须及时,不得拖延或提早,更不能漏记、错记以保证记录的时效性和维持最新资料。

2.需清晰　老年健康评估文书及医疗与护理文书按要求分别使用红、蓝、黑墨水钢笔书写,字迹清晰,字体端正,保持表格整洁,不得涂改、剪贴和滥用简化字。

3.需准确　老年健康评估记录的内容和时间必须真实、准确,以作为法律证明文件。对患者的主诉和行为应进行详细、客观的描述。有书写错误时应在错误处用所书写的钢笔划双横线,并在上面签全名,不得采用刮、粘、涂等方法修改错误,应保证原记录清晰。

4.需简要　老年健康评估文书及医疗与护理文书记录内容应尽量简洁、流畅、重点突出。应使用医学术语和公认的缩写,避免笼统、含糊不清或过多修辞。

5.需完整　老年健康评估文书及医疗与护理文书不得丢失、随意拆散、外借、损坏,眉栏、页码必须填写完整。各项记录,尤其是护理表格应按要求逐项填写,避免遗漏。记录应连续,不留空白。每项记录后签全名,以示负责。

（三）老年健康评估文书及医疗与护理文书的保管

老年健康评估文书及医疗与护理文书是养老机构和医院重要的档案资料,因此,养老机构及医院必须建立严格的病案管理制度,并要求各级养老机构的护理人员及医院的医护人员严格遵守。病案由养老机构及医院的门诊病历和住院病历两部分组成。门诊病历包括首页、副页和各种检查报告单,随住院病历放置。住院病历包括医疗记录、护理记录、检查记录和各种证明文件等。病案是医护人员临床实践的原始文件记录,在老年护理、医疗、护理、教学、科研、法律等方面都至关重要,故无论是在老年人入住养老机构或老年患者住院期间还是出院后均应妥善保存和管理。

1. 住院老年患者的护理文件管理要求

(1)各种老年健康评估文书及医疗与护理文书应按规定放置,记录和使用后必须放回原处。

(2)必须保持老年健康评估文书及医疗与护理文书的清洁、整齐、完整,防止污染、破损、拆散、丢失,取回的化验单、检验报告应及时进行粘贴。

(3)根据《医疗事故处理条例》规定,患者及家属有权复印体温单、医嘱单及护理记录单。

老年健康评估文书及医疗与护理文书应妥善保存。体温单、医嘱单、特别护理记录单等应作为病历的一部分随病历放置,老年人不住在养老机构及患者出院后送病案室长期保管。

2. 住院老年患者的病案排列顺序

(1)住院期间老年患者病案排列顺序如下。

①体温单:按时间先后倒排。

②医嘱单:长期医嘱单和临时医嘱单均按时间先后倒排。

③入院记录。

④病史及体格检查记录。

⑤病程记录:含查房记录、病情记录、手术记录、分娩记录等。

⑥会诊记录:疑难病例讨论记录、教授查房记录等。

⑦各种检验和检查报告单。

⑧护理记录单。

⑨住院病历首页。

⑩住院证。

⑪门诊或急诊病例。

(2)出院或转科、死亡后患者病案排列顺序(死亡者加死亡报告单)如下。

①住院病历首页。

②住院证:死亡者加死亡报告单。

③出院或死亡记录。

④入院记录。

⑤病史及体格检查。

⑥病程记录(含查房记录、病情记录、手术记录、分娩记录等)。

⑦会诊记录(疑难病例)。

⑧各种检验和检查报告单。

⑨护理记录单。

⑩医嘱单(长期医嘱单和临时医嘱单均按时间先后顺排)。

⑪体温单(按时间先后顺排)。

门诊病历一般由患者自行保管。

二、老年健康评估护理计划单

老年健康评估护理计划单是护理人员为患者住院期间所制订的个体化护理计划及效果评价的全面记录。其内容包括确立护理诊断或合作性问题的时间、名称、预期目标、护理措施、停止时间、效果评价和护士签名。

为了减轻书写负担、节约书写时间,将每种疾病最常见的护理诊断及相应的护理措施、预期目标等进行综合,形成了"标准护理计划"。

其优点如下:

(1)标准护理计划的使用减轻了护士书写护理计划的负担。

(2)有利于护理人员将更多的时间和精力用于分析与判断患者的健康状况、制订护理计划和提供直接的护理措施。

(3)为初学者提供了一个学习、逐渐熟练掌握系统化整体护理的机会。

其缺点是可能阻碍护士主动思考以及为患者提供个体化护理的积极性。

三、老年健康评估文书的记录

(一)护理记录

护理记录是指患者在整个住院期间健康状况及护理过程的全面记录。包括患者的主观感受、生命体征、意识、瞳孔、排泄物、出入液量、病情动态变化、有关诊断性检查的结果、主要护理诊断、实施的治疗和护理措施及其效果等。

(二)护理记录的要求与评价

1.要求 评价真实可靠、全面而又重点突出,对患者的病情变化及护理过程前后的记录要连贯。

2.时间与签名 记录前应注明日期和时间,记录后签名。

3.记录频次

(1)记录的频率依病情而定。

(2)一般要求Ⅰ级护理的患者每班至少记录1次。

(3)Ⅱ级护理的患者每周至少2次。

(4)Ⅲ级护理的患者每周至少1次。

(5)若患者病情变化应随时记录。

4.患者评估表和PIO护理记录 住院患者评估表、出院患者评估表和PIO护理记录单。

P为problem(问题),是指护理诊断或合作性问题。

I为intervention(措施),是指所执行的护理措施。

O为outcome(结果),是指措施实施后对患者的效果评价。

5.一般患者、危重患者护理记录和手术护理记录

(1)一般患者护理记录是指护士根据医嘱和病情对一般患者住院期间护理过程的客观记录。

一般情况下每周至少记录1次,手术前1天、手术当天要有记录,手术后前3天每班至少记录1次,病情变化应随时记录。

(2)危重患者护理记录是指护士根据医嘱和病情对危重患者住院期间护理过程的客观记录。危重患者护理记录应当根据相应专科的护理特点书写。记录时间应当具体到分钟。详细记录出入液量,准确记录生命体征。

一般情况下每4h至少记录1次,病情变化要随时记录。手术患者还应记录麻醉方式、手术名称、患者返回房间情况、伤口、引流情况等。

(3)手术护理记录是指巡回护士对手术患者术中护理情况及所用器械、敷料的记录,应当在手术结束后及时完成。

手术所用无菌包的灭菌指示卡及植入体内医疗器具的标识、经检验后粘贴于手术护理记录的背面。

养老机构老年人能力评估表见表7-2-1,医养结合医院老年人入院护理评估单见表7-2-2。

表 7-2-1　老年人能力评估表(养老机构)

老人姓名　张××　　评估编号　20　　评估基准日期:2020 年 2 月 5 日

评估原因	1 第一次评估√　2 常规评估　3 状况变化后重新评估　4 其他_____		
信息提供者	吴××	与老年人的关系	女儿
老年人性别	1 男　2 女√	出生日期	1940 年 5 月 18 日
身份证号	2111 0319400518××× ×	社保卡号	LS317820347922 × × × ×
本人电话	1500427×× × ×	联系人姓名　吴××	联系人电话　1510427× × × ×
民族	1 汉族　2 少数民族√	宗教信仰	0 无　1 有 √佛教
文化程度	1 文盲及半文盲　2 小学√　3 初中　4 高中/技校/中专　5 大学/专科及以上　6 不详		
职业	1 国家机关/党群组织/企业/事业单位负责人　2 专业技术人员　3 办事人员和有关人员　4 商业、服务业人员　5 农、林、牧、渔、水利业生产人员√　6 生产、运输设备操作人员及有关人员　7 军人　8 不便分类的其他从业人员		
婚姻状况	1 未婚　2 已婚　3 丧偶√　4 离婚　5 未说明的婚姻状况		
医疗费用支付方式	1 城镇职工基本医疗保险　2 城镇居民基本医疗保险　3 新型农村合作医疗√　4 贫困救助　5 商业医疗保险　6 全公费　7 全自费　8 其他_____		
居住状况	1 独居　2 与配偶/伴侣居住　3 与子女居住　4 与父母居住　5 与兄弟姐妹居住　6 与其他亲属居住　7 与非亲属关系的人居住　8 养老机构√		
经济来源	1 退休金/养老金　2 子女补贴√　3 亲友资助　4 其他补贴		

疾病诊断	痴呆	0 无　1 轻度√　2 中度　3 重度
	精神疾病	0 无　1 精神分裂症　2 双相情感障碍　3 偏执性精神障碍　4 分裂情感性障碍　5 癫痫所致精神障碍　6 精神发育迟滞伴发精神障碍　无
	其他	高血压
近 30 天内意外事件	跌倒	0 无　1 发生过 1 次√　2 发生过 2 次　3 发生过 3 次及以上
	走失	0 无　1 发生过 1 次　2 发生过 2 次　3 发生过 3 次及以上　无
	噎食	0 无　1 发生过 1 次　2 发生过 2 次　3 发生过 3 次及以上　无
	自杀	0 无　1 发生过 1 次　2 发生过 2 次　3 发生过 3 次及以上　无
	其他	无

表 7-2-2　盘锦××医院(医养结合)

科室:内科

老年人入院护理评估单

床号:5930　　　姓名:李×　　　住院号:　3568　　　诊断:肺炎

一般资料	性别:男　年龄:　75 岁　职业:工人　民族:汉　婚姻状况:已婚　文化程度:初中 入院方式:( )步行　( )扶行　( )轮椅　(√)平车　( )抱入 过敏史:(√)无　( )有　过敏史描述:
护理体检	神志:(√)清楚　( )嗜睡　( )模糊　( )昏睡　( )昏迷 语言沟通:(√)正常　( )障碍　障碍描述: 肢体活动:(√)正常　( )全瘫　( )截瘫　( )偏瘫　( )其他　其他情况: 吞咽:(√)正常　( )困难　情况描述: 视力:( )正常　( )近视　( )远视　( )失明　(√)其他　其他情况: 听力:( )正常　(√)弱听　( )失聪　( )其他　其他情况: 皮肤:(√)正常　( )压疮　( )异常　异常描述: 导管:(√)无　( )有　种类:
生活状态	排尿方式:(√)自行　( )留置导管　( )造　( )失禁　( )潴留 排便方式:(√)自行　( )造　( )造口部位　( )失禁 吸烟:( )无　(√)有　( )已戒 饮酒:( )无　(√)有　( )已戒

四、老年健康评估健康教育计划的书写

健康教育是促进患者健康恢复、提高患者自我保健意识、恢复期最佳健康水平的重要环节。

(一) 健康教育的内容

(1) 疾病的诱发因素、发生与发展过程。

(2) 可采取的治疗、护理方案。

(3) 有关检查目的及其注意事项。

(4) 饮食与活动的注意事项。

(5) 疾病的预防及康复措施。

(二) 健康教育的方式

健康教育的方式应根据患者的文化层次、认知能力等具体情况而定。可采用以下方式。

1.讲解、示范、模拟　提供书面或视听材料以及患者之间的经验交流等方式,进行一次或多次的教育。

2.出院计划单　可根据住院期间患者对有关健康教育知识的掌握情况,重点填写出院后的康复指导内容,预防复发。

 目 标 检 测

一、多选题

护理诊断的基本原则是( )。

A. 实事求是原则

B. "一元论"原则

C. 用发病率和疾病谱观点选择诊断的原则

D. 首先考虑器质性疾病的诊断,然后考虑功能性疾病的原则

参考答案

Note

173

E. 首先考虑可治的疾病原则

二、单选题

1. 下列与老年人交谈方式合理的是（　　）。

A. 你头痛伴有呕吐吗？　　　　　　B. 你有失眠吗？　　　　　　　　C. 你是经常头痛吗？

D. 你一般在什么时候发热？　　　　E. 你是不是下午热？

2. 与老年人交谈，下列哪项是属于暗示性提问或诱问？（　　）

A. 您哪儿不舒服？　　　　　　　　　　　　　　B. 您腹痛有多久？

C. 您什么时间开始起病的？　　　　　　　　　　D. 您的大便是黑色的吗？

E. 您曾经有过类似的腹痛吗？

3. 下列哪项属于老年健康评估记录内容？（　　）

A. 老年人年龄　　　　　　　　　　B. 职业　　　　　　　　　　　　C. 家庭状况

D. 习惯、嗜好　　　　　　　　　　E. 生育史

4. 老年患者住院病历排在首页的是（　　）。

A. 化验结果报告　　　　　　　　　B. 长期医嘱单　　　　　　　　　C. 临时医嘱单

D. 入院记录　　　　　　　　　　　E. 体温单

5. 老年患者出院后护理文件应保管于（　　）。

A. 出院出　　　　　B. 住院处　　　　　C. 医务处　　　　　D. 护理部　　　　　E. 病案室

（苏晗）

参考文献

CANKAOWENXIAN

[1] 朱建宏.诊断基础[M].北京:科学出版社,2003.
[2] 王芳,陈荣凤,马锦萍.基础护理技术(含实训)[M].武汉:华中科技出版社,2012.
[3] 陈峥.老年病多学科整合管理[M].北京:中国协和医科大学出版社,2013.
[4] 宋岳涛.老年综合评估[M].北京:中国协和医科大学出版社,2012.
[5] 李小妹.护理学导论[M].4版.北京:人民卫生出版社,2017.
[6] 金梅,梁菁,李敏.健康评估[M].北京:科学技术文献出版社,2013.
[7] 孙玉梅,张立力.健康评估[M].4版.北京:人民卫生出版社,2018.
[8] 刘成玉.健康评估[M].4版.北京:人民卫生出版社,2018.
[9] 何军,魏娜.老年照护[M].北京:中国人口出版社,2019.
[10] 化前珍,胡秀英.老年护理学[M].4版.北京:人民卫生出版社,2017.
[11] 杨莘,程云.老年专科护理[M].北京:人民卫生出版社,2019.
[12] 李小寒,尚少梅.基础护理学[M].5版.北京:人民卫生出版社,2014.
[13] 余昌妹,仝丽娟.老年护理学[M].北京:中国协和医科大学出版社,2013.
[14] 尤黎明,吴瑛.内科护理学[M].5版.北京:人民卫生出版社,2016.
[15] 万学红,卢雪峰.诊断学[M].9版.北京:人民卫生出版社,2018.